臨床検査医学総論	1
生理機能検査	2
臨床検査総論	3
化学検査	4
病理総論	5
病理検査	6
微生物検査	7
免疫・輸血検査	8
血液検査	9
医用工学	10
情報科学	11
公衆衛生学	12
関係法規	13

日常の心得5ヵ条

1. 「すみません」という　　　　　　反省の心
2. 「はい」という　　　　　　　　　素直な心
3. 「おかげさまで」という　　　　　謙譲の心
4. 「私がいたします」という　　　　奉仕の心
5. 「ありがとう」という　　　　　　感謝の心

必須挨拶ことば

1. おはようございます
2. よろしくお願いいたします
3. はい
4. すみません，申しわけございません
5. 私がいたします，かしこまりました
6. おかげさまで
7. ありがとうございます
8. お先に失礼します（失礼いたします，失礼いたしました）
9. お疲れさまです（お疲れさまでした）
10. さようなら

実習時間内の心得

1. 実習時間内は実習先の主任技師の指示に従う．
2. 社会人としての礼節を十分わきまえ，朝夕の挨拶，言葉づかい，礼儀作法には十分に留意する．
3. 実習中の雑談および他人に迷惑をかける行為は厳に慎む．
4. 患者および職員等の悪口，批判は言わない．
5. 患者に接する場合は寛大にして細心の注意をはらい，自分自身と思い対応する．
6. 電話を受ける場合には「○○検査室の学生の☆☆です」と受け，「担当の技師と変わりますので，少々お待ちください」といって取り次ぐ．
7. 無断で席をはずさない．
8. 実習中に知り得た秘密事項は外部に漏らさない（秘密を守る義務）．

臨床検査
臨地実習
マニュアル

狩野元成　鈴木敏恵
今井　正　三村邦裕
　　大西英文
　　　編　著

第3版

医歯薬出版株式会社

This book was originally published in Japanese under the title of :

RINSHOKENSA RINCHIJISSHU MANYUARU
(Manual for Training on the Clinical Laboratory)

Editors :
KANOH, Motonari et al.
KANOH, Motonari
Department of Health Science
Faculty of Sports and Health Science
Daito Bunka University

© 2000 1st ed., © 2006 3rd ed.

ISHIYAKU PUBLISHERS. INC.
 7-10, Honkomagome 1 chome, Bunkyo-ku,
 Tokyo 113-8612, Japan

第3版の序

　臨床検査技師教育の大綱化に基づいて新カリキュラムが 2000 年 4 月から実施され，臨地実習 7 単位 (315 時間以上) が義務づけされました．

　そこで本書は，これから臨地実習に出ようとしているすべての学生諸君によきパートナーとしての参考書という趣旨で，ほぼ同時期の 2000 年春に第 1 版 (Ver. 1-0) が発行されました．また，2002 年 7 月に発表された臨床検査技師国家試験出題基準 (いわゆる国試ガイドライン) に対応して内容を全面的に検討し，2003 年 1 月には第 2 版が発行されました．

　(1)さて，今回の改訂にあたっては，第 2 版の内容を全面的に見直しましたが，第 2 版の序文 (ご参照下さい) の❶から❺までは踏襲いたしました．

　(2)執筆陣は第 2 版と同じく臨床検査技師教育施設，大学病院および臨地実習病院の第一線の先生方に参画していただくとともに今版から新たに 6 名の先生方に加わっていただきました．

　(3)また，過去 3 年間の国家試験出題内容も参考に内容の見直しを行い，とくに，「病理検査」および「輸血検査」の大部分を新たに書き直しました．

　(4)また本書では，臨地実習科目以外に「臨床検査医学総論」「医用工学」「情報科学」「公衆衛生学」「関係法規」についても取り上げ重要項目を記載しておりますが，第 3 版ではこのうち「医用工学」「公衆衛生学」「関係法規」の全体を書き直しました．

(5)今回の改訂によってさらに内容のある使いやすいマニュアル書になったと思います．学生諸君はじめ教育指導にあたられる諸先生方に微力ながらお役に立てれば幸甚です．

(6)今版も発行にあたり多くの方々にご協力をいただきました．厚く御礼申し上げます．多くの読者諸氏の忌憚のないご意見を賜れば幸いでございます．

2006年4月

編者一同

Ver. 1-0 の序

　本書は，臨床検査技師を目指す学生が，❶臨地実習に出たとき，❷いつもポケットに携帯し，❸必要に応じて取り出してチェック，確認しながら実習内容をより充実したものにするのに役立てるものです．かつ，❹実習指導者，先生，先輩，から聞いた重要なことがらをメモ欄に記録して自分の実習マニュアルを完成させる「**自主制作型実習マニュアル書**」を意図したものです．

　新カリキュラムでは，❺臨地実習の多様化と充実を目途としており，何をどう効率よく実習して身につけるかが，学校，病院，および，検査関連施設の実習の場で重要な課題となっています．

　そこで本書は，執筆するにあたって，❻最初に，実習施設でどのような項目が，どの位の期間で，どのように行われているかを，数十カ所調査しました．❼次に，現在実習を行っている学生，および，卒後3年，5年，10年目で，第一線で活躍している臨床検査技師の方々に，臨地実習で何が重要かについてアンケート調査にご協力を頂きました．

　これらをベースに，❽臨床検査技師学校教員，病院等の実習施設の第一線指導者らが執筆した最新の「臨床検査臨地実習マニュアル書」です．

　また，本書は，❾臨床検査技師国家試験を意識し，臨地実習科目以外に，臨床病理学総論，医用工学概論，情報科学概論，公衆衛生学，関係法規についても，この時期に知っておくべき重要項目を記載しました．

　❿これから臨地実習に出ようとしている学生諸君はじめ，教育指導にあたられる諸先生方にも微力ながらお役

に立てればこれに優る喜びはありません.

❶発行にあたり,多くの方々にご協力を頂きましたことを心より感謝いたします.

また,多くの読者諸氏の忌憚のないご意見,ご叱正を賜れば幸いに存じます.

    2000 年　春

編　　者

第 2 版の序

　本書は，2000年4月からスタートした臨床検査技師教育の大綱化に基づいた新カリキュラムによる教育，その中でも，臨地実習7単位(315時間以上)の必須化にあわせた参考書として同時期に発行されたものでありますが，

　(1) 2002年7月に発表された，臨床検査技師国家試験出題基準（いわゆる国試ガイドライン）に対応して内容を全面検討いたしました．

　(2) 新規執筆陣に教育施設および臨地実習施設の指導者10人に加わっていただいて，全般的に改訂を行いました．

　(3) 改訂にあたっては，第1版 (Ver. 1-0) の序文（ご参照下さい）❶から❻までを踏襲いたしました．

　(4) 実際に使用した学生や臨地実習施設の指導者の方々にアンケート調査にご協力いただきまして，改訂の要・不要，新規追加項目，使いやすさなどのご意見を取り込む作業を行いました．

　(5) 目次の教科科目名は，国試ガイドラインおよび教育・臨地実習施設の実態にそって若干変更いたしました．

　(6) この小さなマニュアル書は，臨床検査技師教育施設校16校，大学病院および臨地実習病院13施設，総勢40人の執筆者からなる，内容の凝縮した書籍ではないかと自負しております．

　(7) また，約50頁，第1版より増頁になりましたが，本の厚さは逆に第1版より5 mmうすくし，白衣の胸のポ

ケットに入るよう工夫いたしました．

(8) これから臨地実習に出ようとしている学生諸君はじめ，教育指導にあたられる諸先生方に微力ながらお役にたてればさいわいです．

(9) 今版も発行に当たりまして多くの方々にご協力をいただきました．衷心よりお礼申し上げます．

◎ そして，多くの読者諸氏の忌憚のないご意見を賜れば幸いです．

2003年1月

編　者

著者一覧

編 集

狩野元成(元大東文化大学スポーツ・健康科学部健康科学科)

今井　正(香川県立保健医療大学名誉教授)

大西英文(元昭和医療技術専門学校)

鈴木敏惠(元文京学院大学保健医療技術学部臨床検査学科)

三村邦裕(千葉科学大学大学院危機管理学研究科)

著 者

小山高敏(東京医科歯科大学医学部臨床教授(血液内科))

市村輝義(元関西医療大学保健医療学部)

鈴木敏惠(元文京学院大学保健医療技術学部臨床検査学科)

狩野元成(元大東文化大学スポーツ・健康科学部)

小川善資(元北里大学医療衛生学部)

中野尚美(元熊本保健科学大学)

鈴木　悦(つくば臨床検査教育・研究センター)

古屋周一郎(筑波大学附属病院)

日野浦雄之(元宮崎大学医学部附属病院)

今井　正(香川県立保健医療大学名誉教授)

遠藤松雄(緑野クリニック)

堂満憲一(大東文化大学スポーツ・健康科学部)

大西英文(元昭和医療技術専門学校)

高加国夫(元東京都済生会中央病院)

川畑貞美(元順天堂大学医学部附属順天堂浦安病院)

吾妻美子(元高知学園短期大学・高知赤十字病院病理診断科部)

羽山正義（信州大学医学部付属病院臨床検査）
長沢光章（国際医療福祉大学成田保健医療学部）
笠原美和（日本大学医学部附属板橋病院）
利光　央（美萩野臨床医学専門学校）
武田裕子（東京都済生会中央病院）
髙山成伸（大東文化大学スポーツ・健康科学部）
三村邦裕（千葉科学大学大学院危機管理学研究科）
大澤俊也（順天堂大学医学部附属順天堂医院）
只野智昭（大東文化大学スポーツ・健康科学部）
木村　明（北里大学保健衛生専門学院）
森田耕司（杏林大学保健学部）
山田　久（美萩野臨床医学専門学校）
加藤亮二（純真学園大学保健医療学部）
永尾暢夫（元神戸常盤大学保健科学部）
相原隆文（美萩野臨床医学専門学校）
宮沢清治（東京電子専門学校）
片山博雄（埼玉医科大学短期大学名誉教授）
城田惠次郎（志学会学院，東武医学技術専門学校）

（執筆順）

目 次

第3版の序 ·· iii
Ver. 1-0 の序 ··· v
第2版の序 ·· vii
著者一覧 ·· ix
前見返し（臨地実習心得10ヵ条, 他）
後見返し（元素の周期表, 他）

1. 臨床検査医学総論

○循環器疾患 ··· 2
○呼吸器疾患 ··· 2
○消化器疾患 ··· 2
○肝・胆・膵疾患 ······································· 2
○血液・造血器疾患 ···································· 4
○内分泌疾患 ··· 4
○泌尿器疾患 ··· 5
○神経・筋疾患 ··· 5
○感染症 ··· 5
○アレルギー・膠病原・免疫疾患 ················· 6
○悪性腫瘍 ·· 6
○代謝・栄養障害 ······································· 6
○基準値・基準範囲 ···································· 7

—xi—

2. 生理機能検査

《循環機能》
- ○心電図検査準備 …………………………8
- ○心電図検査 …………………………………8
- ○心音図 ……………………………………15
- ○脈波 ………………………………………16

《神経・筋機能》
- ○脳波 ………………………………………17
- ○誘発電位 …………………………………26
- ○筋電図 ……………………………………27
- ○誘発筋電図 ………………………………29

《呼吸機能》
- ○呼吸 ………………………………………32
- ○血液ガス …………………………………36
- ○基礎代謝 …………………………………36

《感覚機能》
- ○平衡機能検査 ……………………………38
- ○眼底検査 …………………………………38
- ○その他 ……………………………………40

《画像診断》
- ○超音波 ……………………………………42
- ○乳房の超音波検査 ………………………50
- ○甲状腺の超音波検査 ……………………50
- ○頸動脈の超音波検査 ……………………53
- ○磁気共鳴画像検査 ………………………55
- ○熱画像検査 ………………………………56

目 次

3. 臨床検査総論

《尿》
- ○尿の生成と一般的性状 ……………57
- ○尿保存法 ……………58
- ○試験紙による尿検査 ……………58
- ○尿の化学検査 ……………58
- ○腎機能検査 ……………62
- ○尿沈渣 ……………63

《便》
- ○糞便検査 ……………67
- ○寄生虫検査 ……………67
- ○潜血反応 ……………71
- ○胆汁成分 ……………72
- ○ヨードでんぷん反応 ……………72
- ○脂肪染色 ……………72

《精液》
- ○精液検査 ……………73

《髄液》
- ○髄液検査 ……………74
- ○化学的検査 ……………75

《その他》
- ○穿刺液検査 ……………76
- ○喀痰検査 ……………77
- ○胃液検査 ……………78
- ○採血 ……………79

4. 臨床化学検査

《無機質》
- ナトリウム，カリウム ……………………………80
- クロール ……………………………………………81
- カルシウム …………………………………………81
- 無機リン ……………………………………………82
- マグネシウム ………………………………………83
- 鉄 ……………………………………………………84
- 銅 ……………………………………………………85

《糖質》
- 血糖 …………………………………………………86
- 乳酸，ピルビン酸 …………………………………88
- ヘモグロビン A_{1c} ………………………………88

《脂質》
- 脂質 …………………………………………………90
- 総コレステロール …………………………………90
- HDL-コレステロール ………………………………93
- トリグリセリド ……………………………………95
- リン脂質 ……………………………………………99
- 遊離脂肪酸 …………………………………………101

《非蛋白性窒素成分》
- 非蛋白性窒素成分 …………………………………104
- 尿素窒素 ……………………………………………104
- クレアチニン ………………………………………106
- 尿酸 …………………………………………………108
- アンモニア …………………………………………110

目　次

- ○ビリルビン ……………………………………112

《蛋白質》
- ○血清総蛋白 ……………………………………115
- ○血清アルブミン ………………………………115
- ○アルブミン/グロブリン比 …………………116
- ○血清蛋白分画 …………………………………116

《酵素》
- ○アルカリ性ホスファターゼ …………………118
- ○酸性ホスファターゼ …………………………118
- ○コリンエステラーゼ …………………………119
- ○アミラーゼおよびアイソザイム ……………119
- ○クレアチンキナーゼ …………………………120
- ○γ-グルタミルトランスペプチダーゼ ………121
- ○乳酸脱水素酵素 ………………………………121
- ○ロイシンアミノペプチダーゼ ………………122
- ○トランスアミナーゼ …………………………122
- ○リパーゼ ………………………………………123
- ○LDアイソザイム ………………………………124
- ○ALPアイソザイム ……………………………124
- ○CKアイソザイム ………………………………125

《ホルモン》
- ○主要ホルモン …………………………………126

《血中薬物》
- ○血中薬物濃度検査 ……………………………128

《その他》
- ○血液ガス ………………………………………129
- ○血漿浸透圧 ……………………………………130
- ○生体機能検査 …………………………………130

5. 検査管理総論

《誤差》
- 正確さと精密さ …………………………………… 134
- 誤差の分類 ………………………………………… 135
- 誤差の許容限界 …………………………………… 136

《精度管理法》
- 内部精度管理 ……………………………………… 137
- 外部精度管理法 …………………………………… 139

《検査法の評価》
- 技術的評価 ………………………………………… 141
- 検査法の比較評価 ………………………………… 141
- 検査法の感度と特異度 …………………………… 141
- カットオフ値 ……………………………………… 142
- ROC曲線 …………………………………………… 142

《感染性(医療)廃棄物》
- 感染性(医療)廃棄物 ……………………………… 144

《基礎実習》
- ピペット検定 ……………………………………… 147
- 吸光光度法の基礎と分光光度計 ………………… 148
- 酵素反応分析法と酵素法 ………………………… 151

《用手法》
- 試薬を調製して用手法での実習 ………………… 157

《検査の標準化》
- 検査の標準化と測定体系 ………………………… 163

目　次

6．病理検査

《病理組織学的検査》
- ○病理組織学的検査の意義 …………………………165
- ○病理組織検査 ………………………………………165
- ○臓器組織の固定 ……………………………………166

《病理解剖》 …………………………………………………169
《固定法》 ……………………………………………………171
《脱脂法，脱灰法》 …………………………………………173
《包埋法》
- ○パラフィン包埋 ……………………………………175

《薄切法》
- ○パラフィンブロックの薄切 ………………………176
- ○ミクロトームについて ……………………………176

《凍結切片》 …………………………………………………177
《電子顕微鏡検査》 …………………………………………178
《分子病理学》 ………………………………………………179
《免疫組織化学染色》 ………………………………………180
《一般染色》
- ○HE染色 ……………………………………………182

《結合組織染色》
- ○アザン染色法 ………………………………………185
- ○マッソン・トリクローム染色法 …………………185
- ○エラスチカ・ワンギーソン染色法 ………………186
- ○ビクトリア青染色法 ………………………………187
- ○細網線維染色法(渡辺の鍍銀法) …………………187

《糖質(グリコーゲン，糖蛋白，プロテグリカン)染色》
- ○アルシアン青染色法 ………………………………189

○ PAS 反応(染色法) ……………………………………190
《核酸染色》
○フォイルゲン反応 …………………………………192
○メチル緑・ピロニン染色法 ………………………192
《無機物の染色》
○コッサ反応(染色法) ………………………………193
○ベルリン青染色法 …………………………………194
《生体内色素の染色》
○フォンタナ・マッソン染色法 ……………………195
《組織内病原体の染色》
○細菌染色法 …………………………………………196
○真菌：グロコット染色法 …………………………196
○ウイルス：オルセイン染色法 ……………………196
《腎臓の染色》
○PAM 染色法 ………………………………………197
○マッソン・トリクローム染色法 …………………197
《神経組織の染色》
○クリューバー・バレラ染色法 ……………………199
○ボディアン染色法 …………………………………199
《アミロイドの染色》
○コンゴー赤染色法 …………………………………200
《内分泌細胞の染色》
○グリメリウス染色法 ………………………………201
○フォンタナ・マッソン染色法 ……………………201
《脂肪染色》
○ズダンⅢ染色・ズダン黒 B・オイル赤 O 染色法
　…………………………………………………………202
○ナイル青染色法 ……………………………………202

目 次

《横紋筋の染色》
○ PTAH 染色 …………………………………203
《ヘリコバクター・ピロリの染色》
○ギムザ染色 …………………………………204
○酵素抗体法 …………………………………204
《細胞診》
○細胞診の意義 ………………………………205
○細胞診の目的 ………………………………205
○細胞診検査法 ………………………………205
○術中細胞診 …………………………………206
《各種検体処理法》
○集細胞法 ……………………………………207
○細胞塗抹法 …………………………………207
○固定法 ………………………………………208
《細胞診の染色》
○パパニコロウ染色法 ………………………210
○ギムザ染色法 ………………………………211
○その他特殊染色の目的 ……………………212
《細胞診と組織診の違い》 ……………………214
《標本の見方》
○鏡検(標本観察)上,熟知し留意すべき点 …215
○異型度判定 …………………………………215
○異型度の記載法 ……………………………215
《鏡検の実際》
○悪性度判定のための核所見 ………………216
○診断に有用な特徴的核所見 ………………216
○悪性度判定のための細胞質所見 …………216
○診断に有用な特徴的細胞質所見 …………217

- ○細胞質内顆粒 …………………………………217
- ○細胞質内あるいは背景にみられる物質 …………217
- ○脂質を有する腫瘍 ………………………………218
- ○砂粒小体(石灰化小体)を伴う腫瘍 ……………218
- ○特徴的な細胞所見とその病変 …………………218
- ○特徴的な細胞配列と集塊像 ……………………219
- ○特徴的な背景 ……………………………………219

7. 微生物検査

- ○染色法 ……………………………………………220
- ○培地の種類と作製 ………………………………225
- ○培養方法 …………………………………………228
- ○鑑別・同定検査 …………………………………229
- ○滅菌と消毒 ………………………………………231
- ○微生物検査 ………………………………………233
- ○材料別検査の進め方 ……………………………235
  - 尿 235／便 237／喀痰 238／咽頭粘液, 鼻腔, 扁桃 240／血液 242／髄液 243／膿, 分泌液, 穿刺液 245
- ○一般細菌の同定 …………………………………246
- ○薬剤感受性検査法 ………………………………253
- ○薬剤耐性菌の検出 ………………………………257
- ○抗酸菌検査 ………………………………………259
- ○真菌検査 …………………………………………261
- ○その他の検査 ……………………………………264

目　次

8. 免疫・輸血検査

《自動分析機》
- ○試験管内抗原抗体反応と応用例 ……………267
- ○血清の取り扱い方法 ……………………………267
- ○免疫化学的分析 …………………………………268

《感染症》
- ○梅毒 ………………………………………………270
- ○細菌感染症 ………………………………………272
- ○ウイルス・マイコプラズマ感染症 ……………273

《アレルギー》……………………………………………282

《自己抗体》………………………………………………283
- ○自己免疫疾患 ……………………………………283

《腫瘍関連抗原(腫瘍マーカー)》………………………286

《血漿蛋白・他》…………………………………………288
- ○急性期反応物質 …………………………………288
- ○液性免疫 …………………………………………288
- ○ IgG の基本構造 …………………………………289

《補体》……………………………………………………292

《細胞性免疫検査》………………………………………293

《内分泌(免疫化学的検査法)》…………………………294

《輸血検査》………………………………………………295

9．血液検査

《採血》
- 採血法と抗凝固剤 …………………………309

《細胞数》
- 赤血球・白血球・好酸球数 ………………310
- 好塩基球数 …………………………………310
- 網赤血球数 …………………………………310

《血算一式》
- ヘモグロビン濃度 …………………………313
- ヘマトクリット値 …………………………313

《普通染色》 ……………………………………314
《特殊染色》 ……………………………………316

《血液像》
- 末梢血液像 …………………………………318
- 赤血球形態異常 ……………………………319
- 白血球形態異常 ……………………………320
- 血小板形態異常 ……………………………320
- 骨髄像 ………………………………………321
- FAB分類 ……………………………………322

《血小板》
- 血小板数 ……………………………………324
- 血小板粘着能 ………………………………324
- 血小板凝集能 ………………………………325
- 血小板第3因子能 …………………………326
- 血餅収縮能 …………………………………326
- 毛細血管抵抗試験 …………………………327
- 出血時間 ……………………………………327

目　次

《凝固線溶/凝固系の検査》
- プロトロンビン時間 …………………………………329
- 活性化部分トロンボプラスチン時間 …………331
- トロンビン時間 ………………………………………332
- フィブリノゲン測定 …………………………………332
- 血漿カルシウム再加凝固時間 ……………………333
- 第XIII因子量 …………………………………………333
- 因子欠乏の同定 ………………………………………334
- トロンボエラストグラフ …………………………334
- PIVKA …………………………………………………335

《凝固線溶/線溶系の検査》
- ユーグロブリン溶解時間 …………………………336
- プラスミノゲン ………………………………………336

《凝固線溶/凝固・線溶系亢進のマーカー》
- トロンビン・アンチトロンビンIII複合体 ……338
- 可溶性フィブリンモノマー複合体 ………………338
- フィブリン分解産物 …………………………………339
- プラスミン・プラスミンインヒビター複合体 …340

《凝固線溶/凝固・線溶系の阻止因子》
- アンチトロンビン ……………………………………341
- プロテインC …………………………………………341
- プラスミンインヒビター …………………………342

《自動分析機》
- 自動血球計数機 ………………………………………343
- 網赤血球自動計数器 …………………………………344
- 自動凝固機器 …………………………………………344
- 自動塗抹標本作製機器 ……………………………345
- 自動白血球分類装置 …………………………………345

《その他》
- ○染色体分析 ……………………………………346
- ○FISH 法 ………………………………………346
- ○貪食能と殺菌能検査 …………………………348
- ○赤血球抵抗試験 ………………………………348
- ○LE 細胞試験 …………………………………349
- ○骨髄検査 ………………………………………349
- ○表面マーカー(フローサイトメトリー) ……350
- ○血液・造血器腫瘍細胞抗原分析 ……………351

10. 医用工学

- ○電気に関する法則など ………………………353
- ○受動素子 ………………………………………353
- ○能動素子 ………………………………………355
- ○増幅器 …………………………………………358
- ○濾波回路(フィルター回路) …………………362
- ○電源回路 ………………………………………362
- ○マルチバイブレーター ………………………363
- ○トランジューサー(変換器) …………………363
- ○電気的安全対策 ………………………………365

目 次

11. 情報科学

- ○情報科学の概念 …………………………………367
- ○情報処理 …………………………………………368
- ○演算子の種類 ……………………………………368
- ○基本動作方式 ……………………………………370
- ○基本構成 …………………………………………371
- ○ソフトウエア ……………………………………373
- ○ネットワークトポロジ …………………………376
- ○ネットワークの規模 ……………………………376
- ○通信プロトコル …………………………………376
- ○インターネットでできること …………………378
- ○セキュリティ ……………………………………378
- ○バッチ処理 ………………………………………378
- ○リアルタイム処理 ………………………………379
- ○タイムシェアリングシステム …………………379
- ○オンライン処理 …………………………………379
- ○病院情報システムを構成するサブシステム …379
- ○地域医療情報システム …………………………381

12. 公衆衛生学

- ○公衆衛生学の意義 ………………………………382
- ○人口統計と健康水準 ……………………………382
- ○疫学 ………………………………………………383
- ○環境と健康 ………………………………………383

- ○健康の保持増進 …………………………………385
- ○衛生行政 …………………………………………387
- ○国際保健 …………………………………………387
- ○臨地実習見学実習施設 …………………………387

13. 関係法規

- ○臨床検査技師等に関する法律 …………………389
- ○医事法規 …………………………………………392
- ○薬事法規 …………………………………………393
- ○保健衛生法規 ……………………………………393
- ○予防衛生法規 ……………………………………393
- ○環境衛生法規 ……………………………………394
- ○労働衛生法規 ……………………………………394

付図, 付表

○内分泌腺とその機能 …395 ○生化学的検査 …396 ○血液学的検査 …398 ○髄液検査 …399 ○免疫学的検査 …400

和文索引	……401
欧文索引	……414

臨床検査
臨地実習
マニュアル

第3版

1. 臨床検査医学総論／2
2. 生理機能検査／8
3. 臨床検査総論／57
4. 臨床化学検査／80
5. 検査管理総論／134
6. 病理検査／165
7. 微生物検査／220
8. 免疫・輸血検査／267
9. 血液検査／309
10. 医用工学／353
11. 情報科学／367
12. 公衆衛生学／382
13. 関係法規／389

臨床検査医学総論

ここでは，各種疾患の診断に役立つ検査のうち，もっとも重要なものをまとめた．

循環器疾患
急性心筋梗塞
① 心電図：ST上昇，異常Q波，冠性T，高い陽性T波，R波の高さの減少などの異常が現れた誘導部位により，梗塞の部位診断ができる．V_1，V_2，V_3，V_4前壁中隔，II，III，aV_F下壁，など．
② 血液・生化学検査：発症6時間以内に，白血球，CK，CK-MB，ミオグロビン(Mb)，心筋型脂肪酸結合蛋白(FABP)(2時間後)，心筋トロポニンT(TnT)(2時間後)，ASTなどが上昇．LD_1，心筋ミオシン軽鎖I(MLC-I)，赤沈値はやや遅れて上昇し，3週間ぐらい上昇が持続する．

呼吸器疾患
呼吸機能障害
① 閉塞性換気障害：1秒率70％未満
② 気管支喘息，肺気腫，慢性気管支炎
③ 拘束性換気障害：％肺活量80％未満
④ 肺線維症(間質性肺炎)，広範な無気肺，肺癌，胸水貯留

消化器疾患
消化管出血
便潜血の免疫反応法は，ヒトヘモグロビン(Hb)を特異的に検出する．
① 胃・十二指腸潰瘍：黒色タール様便
② 結腸・直腸の潰瘍や癌，痔：新鮮血便や便への血液付着

肝・胆・膵疾患
閉塞性黄疸

— 2 —

① 上昇↑：血清ビリルビン(特に直接型)・ALP・LAP・γ-GTP・LD₅, 尿中ビリルビン, コレステロール
② 減少↓：便中ビリルビン・ウロビリノゲン

B型肝炎の経過

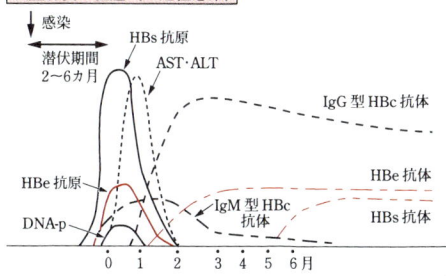

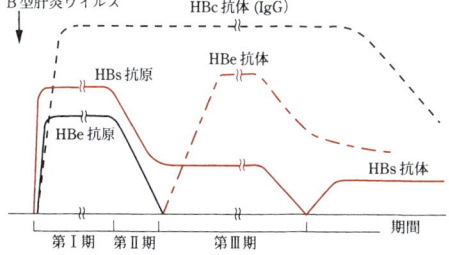

第Ⅰ期：多量のウイルスが存在するが, 無症候の時期. 第Ⅱ期：肝炎状態の時期. 第Ⅲ期：ウイルスが減少し, 感染力も衰える時期

血液・造血器疾患
貧血
① 小球性：鉄欠乏性貧血，鉄芽球性貧血，サラセミア
② 大球性：悪性貧血，巨赤芽球性貧血（ビタミン B_{12} や葉酸の欠乏，MDS など）
③ 溶血性貧血：血清間接ビリルビン・$LD_{1,2}$・糞尿中ウロビリン体・網赤血球↑，血清ハプトグロビン↓

白血病
① 染色体異常：CML t(9;22)（相互転座で短くなった22番染色体を Ph 染色体とよび，ALL の一部にもみられる），AML M3 t(15;17)，AML M2 t(8;21)

内分泌疾患
ホルモンの増減と疾患
① バセドウ病（甲状腺機能亢進症）：T_3・T_4↑，TSH↓
② 原発性甲状腺機能低下症〔クレチン症（先天性），慢性甲状腺炎〕：T_3・T_4↓，TSH↑，粘液水腫の症状
③ 巨人症，末端肥大症：GH↑
④ クッシング病（クッシング症候群でもっとも多い原因）：ACTH↑
⑤ 副腎腫瘍によるクッシング症候群：ACTH↓
⑥ シーハン症候群（分娩後下垂体前葉壊死）：GH・TSH・ACTH・LH・FSH↓
⑦ アジソン病（副腎皮質機能低下症）：コルチコイド（アルドステロン，コルチゾール）↓，ACTH↑
⑧ 尿崩症：ADH↓
⑨ 褐色細胞腫：カテコラミン（代謝産物 VMA など）↑

⑩ ゾリンガー・エリソン症候群:ガストリン↑
ホルモンの増減と血清電解質異常
① クッシング症候群,原発性アルドステロン症:K↓, Na↑
② アジソン病:K↑, Na↓
③ 原発性副甲状腺機能亢進症:Ca↑, P↓
④ 副甲状腺機能低下症:Ca↓, P↑

泌尿器疾患
慢性腎不全
① 血清中濃度上昇↑:尿素窒素,クレアチニン,尿酸, K, P, Mg, β_2-ミクログロブリン
② 減少↓:Ca, Na

ネフローゼ症候群
① 蛋白尿(3.5 g/日以上),低蛋白血症(血清総蛋白 6.0 g/dl 以下ないし血清アルブミン 3 g/dl 以下),脂質異常症(血清総コレステロール 250 mg/dl 以上),浮腫

神経・筋疾患
各種髄膜炎の髄液所見

	細胞	蛋白	糖
正常	5以下/μl	15〜45 mg/dl	50〜80 mg/dl
細菌性(化膿性)	好中球↑	↑	↓
ウイルス性	リンパ球↑	↑	→
結核性	リンパ球・単球↑	↑	↓

結核性では,ADA↑, Cl↓, トリプトファン反応(+)

感染症
ウイルス・細菌以外の感染症
① リケッチア:発疹チフス,ツツガムシ病
② 原虫:アメーバ赤痢,マラリア

③ スピロヘータ：梅毒, ライム病, ワイル病(黄疸出血性レプトスピラ病)
④ クラミジア：オウム病, 鼠径リンパ肉芽腫症(性行為感染症)

アレルギー・膠原病・免疫疾患

自己免疫疾患に特異性の高い自己抗体

① 関節リウマチ：抗 CCP 抗体
② 全身性エリテマトーデス(SLE)：抗 Sm 抗体
③ シェーグレン症候群：抗 SS-B 抗体
④ 混合性結合組織病(MCTD)：抗 RNP 抗体
⑤ 重症筋無力症：抗アセチルコリン受容体抗体
⑥ 橋本病(慢性甲状腺炎)：抗サイログロブリン抗体

悪性腫瘍

腫瘍マーカー

① CEA：大腸癌など消化管の癌, 膵癌, 肺腺癌, 甲状腺髄様癌など
② AFP：原発性肝細胞癌
③ CA 19-9：膵癌, 胆管細胞癌
④ CA 125：卵巣・子宮癌, 子宮内膜症, 胆管細胞癌
⑤ ACP, PAP, PSA, γ-Sm：前立腺癌
⑥ PIVKA-II：原発性肝細胞癌
⑦ VMA(尿・血液中)：神経芽細胞腫, 褐色細胞腫
⑧ CA 15-3：乳癌
⑨ NSE, ProGRP：肺小細胞癌
⑩ SCC：肺扁平上皮癌, 食道癌, 子宮頸癌
⑪ CYFRA：肺扁平上皮癌
⑫ SLX：肺腺癌
⑬ カルシトニン：甲状腺髄様癌
⑭ 可溶性 IL-2 レセプター：悪性リンパ腫

代謝・栄養障害

糖尿病 HbA1c は，HbA1 の最大分画で，その測定では，過去 1～3 カ月間の血糖コントロール状態を把握できる．

ビタミン欠乏症
① A 欠乏症：夜盲症
② B_1 欠乏症：脚気
③ C 欠乏症：壊血病
④ D 欠乏症：くる病，骨軟化症
⑤ ニコチン酸欠乏：ペラグラ

酸-塩基平衡
① 急性腎不全乏尿期・糖尿病：ケトン体↑，血中乳酸↑，$[HCO_3^-]$↓，代謝性アシドーシス
② 急性呼吸不全：$PaCO_2$↑，呼吸性アシドーシス
③ 激しい嘔吐：HCl 喪失，$[HCO_3^-]$↑，代謝性アルカローシス
④ 過換気症候群：$PaCO_2$↓，呼吸性アルカローシス

基準値・基準範囲

基準値性差
① 男性値＞女性値：赤血球数，Hb，血清 Cr，尿酸，CK，Fe，フェリチン
② 女性値＞男性値：血清中 Cu
③ 新生児期の値＞成人の値：赤血球数，Hb，LD，ビリルビン

(memo)

生理機能検査 ≪循環機能≫

心電図検査準備
① アース：断線を点検し，電源を入れる前に必ず接続．ベッドアース，絶縁シートマットも使用するとよい．すべてのアースは1点に接地する．
② 心電計：時定数 3.2 秒，記録感度 10 mm/mV，ペーパースピード 25 mm/秒（刻時点を確認する），ペン圧 3～4 g，ダンピングチェック，患者保護ヒューズ 5 mA
③ 被験者：上半身は裸で，靴下，装身具を取り，仰臥位にさせる．
④ アーチファクトの除去
  ・生体由来：呼吸，発汗，筋電図など
  ・交流障害（モレ電流，静電誘導，電磁誘導）：誘導コード，アースの断線，接触抵抗などをチェック
⑤ 検査室の温度と湿度：各 25～26℃と約 60%

心電図検査
心電図記録
❶ 標準 12 誘導法（電極位置）
① 双極肢誘導は以下の2点間の電位差を表す．
  ・Ⅰ誘導：左手（黄，陽極）−右手（赤，陰極）
  ・Ⅱ誘導：左足（緑，陽極）−右手（赤，陰極）
  ・Ⅲ誘導：左足（緑，陽極）−左手（黄，陰極）
  ・中性電極右足（黒）
② 単極肢誘導（ゴールドバーガーの増大単極誘導法）
  ・$_aV_R$：右手（赤，関電極）⎫
  ・$_aV_L$：左手（黄，関電極）⎬基準電極（不関電極）
  ・$_aV_F$：左足（緑，関電極）⎭
③ 単極胸部誘導（水平断面電位）：ウィルソンの結合電極を不関電極（基準電極）としている（コード色）．
  ・V_1：第4肋間胸骨右縁（赤色）

- V_2：第4肋間胸骨左縁(黄色)
- V_3：V_2とV_4の中点(緑色)
- V_4：第5肋間左鎖骨中線との交点(茶色)
- V_5：V_4の高さで左前腋窩線との交点(黒色)
- V_6：V_4の高さで左中腋窩線との交点(紫色)

❷ **追加誘導**(右室梗塞,右室肥大,右胸心など)
- V_{3R}-V_{6R}：左胸部位置と対称の右胸部位置

❸ **特殊誘導**
- 高位誘導：高位側壁梗塞など
- 低位誘導：肺気腫などで心臓が下部へ押されて位置している場合など
- 食道誘導：不整脈・P波検出,後壁電位誘導など

心電図波形(正常値)

① 心拍数：60〜100回/分
② P波：幅0.1秒以内,波高0.25 mV以内
③ PQ時間：0.12〜0.2秒
④ QRS時間：肢誘導で0.08〜0.1秒,胸部誘導で0.06〜0.11秒
⑤ ST区間：心室興奮極期
⑥ T波：心室再分極波
⑦ QT時間：0.35〜0.44秒(Bazettの式でQTcを出し心拍数の補正をする)
⑧ 心室興奮時間(VAT)：V_1で0.035秒以内,V_5, V_6で0.045秒以内.長いと虚血や心室肥大を疑う.
⑨ 電気軸：正常$-30°$〜$+110°$
- 左軸変位：左室肥大,腹水,妊娠など
- 右軸変位：右室肥大,やせなど

心電図判読

❶ **主な調律異常**
① 頻脈：100回以上/分,徐脈：60回以下/分

② 期外収縮：(図1)
・心房，心室性：虚血などで異常自発興奮を生じたもの．QRS 幅は心房性が正常，心室性は拡大．
③ 心室細動：不規則な心室の震えが 150〜200 回/分みられる．心停止直前の心電図(図2)

図1 心室性期外収縮 Ⅱ誘導

図2 心室細動 Ⅱ誘導

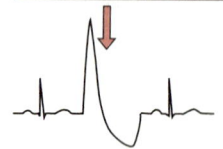

④ 心室粗動：波はヘアピン状で，心室細動より規則的だが，③と同様に重症で放置すれば死に至る．
⑤ 心房細動：基線の細かい動揺(f 波 300〜700/min)，P 波はみられない．
⑥ 心房粗動：基線上に規則的鋸切波(F 波 150〜250/min)がみられる．P 波はみられない．

❷ 興奮伝導障害

① 洞不全症候群：高度の洞徐脈，洞停止や洞房ブロック，徐脈・頻脈症候群の3つに分類される．
② 房室ブロック
・第1度：PQ 時間が 0.2 秒以上あるが QRS は脱落しない．
・第2度：ウエンケバッハ型は PQ 時間がだんだん延長し QRS が脱落する(図3)．モビッツⅡ型は PQ 時間は延長せず QRS が突然脱落する(図4)．
・第3度：完全房室ブロック．心房と心室の興奮が全く関係なく起こる．P-P, R-R 間隔は整(図5)．R

≪循環機能≫

図3 第2度 房室ブロック，ウエンケバッハ型　II誘導

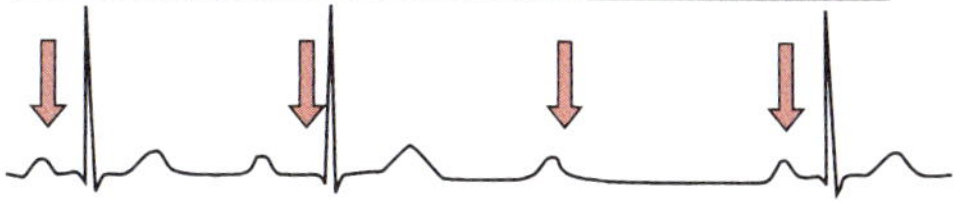

図4 第2度 房室ブロック，モビッツII型　II誘導

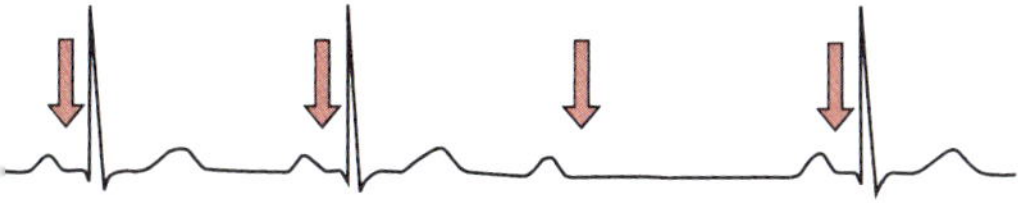

図5 第3度 完全房室ブロック　II誘導

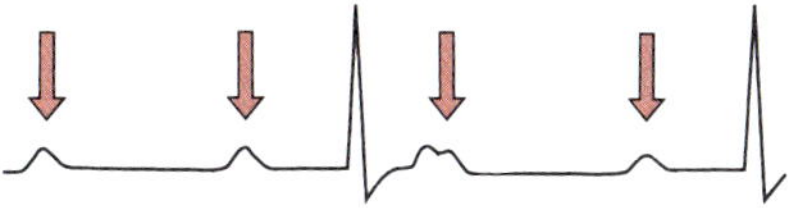

図6 右脚ブロック　V_1誘導

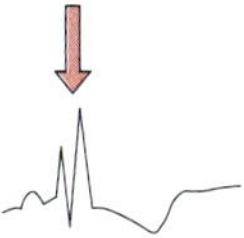

図7 左脚ブロック　V_6誘導

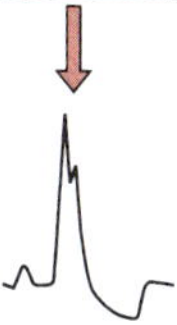

波の数はP波の半分位.
③ 完全右脚ブロック：V_1で2峰性R波．QRSは0.12秒以上(図6)
④ 完全左脚ブロック：V_5で2峰性R波．QRSは0.12秒以上(図7)．他に左脚ヘミブロック型がある．
⑤ 早期興奮症候群
  ・WPW症候群：PQ時間短縮，副伝導路あり(KENT束)．V_1の波形によりA，B，Cの3型に分ける．幅広いQRS波(図8)．デルタ波(＋)，頻拍発作あり

❸ 主な波形の変化
① 左室肥大：$V_{5,6}$でR波が26 mm以上，ST低下など．高血圧，大動脈弁狭窄症など(図9)
② 右室肥大：V_1でR波が7 mm以上など．肺高血圧症，肺動脈弁狭窄症など
③ 右心房負荷：肺高血圧などでII，III，V_1などに先鋭化した肺性Pとよばれる波がみられる(図10)．
④ 左心房負荷：僧帽弁狭窄などで僧帽性Pとよばれる幅広のP波(図11)．V_1で±の二相性P波
⑤ 心筋梗塞(冠動脈血栓による梗塞と支配筋壊死)
  ・3大特徴波形(図12)
    (1)異常Q波(幅1 mm，0.04秒以上，深さはR波高の25％以上)
    (2)ST上昇(上に凸に上昇)
    (3)冠性T(左右対称の陰性T波)
⑥ 異常Q波の出現部位
  ・前壁：V_3，V_4
  ・前壁中隔：V_1，V_2，V_3，V_4
  ・下壁：II，III，$_aV_F$
  ・左室側壁：I，$_aV_L$，V_5，V_6
  ・高位後壁：V_1，V_2で高いRとT波，ST低下

《循環機能》

図 8 WPW症候群 A型 V₁誘導

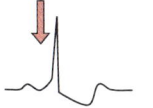

図 9 左室肥大 V₅誘導

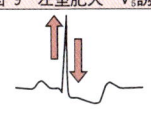

図 10 右心房負荷 Ⅱ誘導

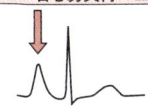

図 11 左心房負荷 Ⅱ誘導

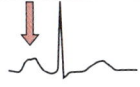

図 12 心筋梗塞 Ⅱ誘導

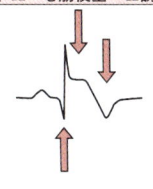

図 13 高K血症 V₅誘導

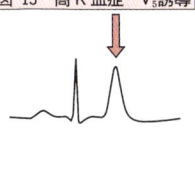

⑦ 心筋梗塞以外でST上昇が認められる場合：心膜炎，異型狭心症，各種の心筋炎
⑧ 冠不全：STの盆状降下(ジギタリス効果も同様の波形)
⑨ 粘液水腫：低電位
⑩ 高K血症：テント状T波増高，QRS幅延長，心停止(図13)
⑪ 低K血症：T波の減高，ST低下，U波の増高
⑫ 高Ca血症：QT短縮がみられる．
⑬ ブルガダ症候群：$V_{1,2}$にて右脚ブロック様の心電図波形と特徴的なST上昇を伴い特発性心室細動を起こす(図14)．

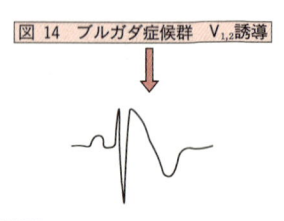

図 14　ブルガダ症候群　$V_{1,2}$誘導

ホルター心電図　24時間心電図ともいう．
① 誘導法と目的：CM_5(またはCC_5)は左室虚血，NASA誘導は不整脈の検出のため2つの記録をする．
② 記録器：カセットテープレコーダーまたはICカード方式がある．
③ 再生解析器：解析は15分程度，STトレンドや不整脈などの全心拍解析が可能．行動記録が必要

負荷心電図　(医師の立ち会いが必要)
❶ **マスター2階段運動(シングル)負荷試験**

≪循環機能≫

階段昇降により労作性狭心症の診断が可能.
① 負荷回数:**年齢, 性別, 体重**により決定する.
② 負荷時間:1分30秒
(ダブル負荷は時間, 回数が2倍)

❷ **トレッドミル法**:負荷法はブルース法が一般的. 誘導法は Mason-Likar 法, 心電図, 血圧をモニターする. 陽性基準, 中止基準が大切.
・目標心拍数(亜最大心拍数)とは
　　=(220−年齢)×0.85〜0.9(施設により異なる)

ベクトル心電図 三次元で心起電力を表現できる.
❶ **誘導法**:フランク誘導. 感度はスカラー心電図の5倍. QRS, T, P環の大きさ, 向きにより判定する.
❷ **判読**
① 心筋梗塞:初期ベクトルは梗塞部位の逆向きとなる.
② 伝導障害:脚ブロックなどではコメット間隔が短い.

ペースメーカー 徐脈性不整脈の治療に使用される. 機能別に3〜4文字で型を表す.
・1文字目:刺激部位(心房 A, 心室 V, 両方は D)
・2文字目:検知部位(同上)
・3文字目:抑制 I, 心拍同期抑制 T または両方 D
・4文字目に R がある場合はレート対応型で, 自動的に夜間は心拍低下, 運動時は心拍は上昇する.

心音図 弁膜症などの診断に使用されている.
心音の成分
① I音:房室弁(僧帽弁, 三尖弁)の閉鎖音が主
② II音:動脈弁(大動脈弁, 肺動脈弁)の閉鎖音
③ III音:血液流入, 心室拡張音. 通常は聴取できない.

④ IV音:心房収縮音.僧帽弁狭窄で大きくなる.

代表的な心雑音
① 僧帽弁狭窄症:ランブル雑音,OS,前収縮期雑音
② 大動脈弁閉鎖不全症:オースチンフリント雑音など
③ 動脈管開存症,バルサルバ洞動脈瘤破裂:連続性雑音

脈波
① 頸動脈:大動脈に拍出された血液による圧脈波
② 心尖拍動波:心臓の拍動に伴う心室容積変動波
③ 指先容積脈波:拍動に伴う指先の血液量変化をヘモグロビンに吸収される光量変化で検出したもの
④ ABI(足関節上腕血圧比):下肢動脈の狭窄・閉塞の評価に有用.0.9以下は異常
⑤ PWV(脈波速度検査):上下肢のカフにセンサを置き,脈波速度を検出する.動脈硬化で速度が速くなる.基準値は 1400 cm/s 以下.
⑥ その他:頸静脈波,肝拍動図などがある.

memo

≪神経・筋機能≫

脳波
脳波記録の手順
① 脳波計の準備点検(TC 0.3秒, HPF off, ペーパースピード 3.0 cm/秒)
② 電極の装着
③ 記録の手順(例)
　(1)記録前の確認:依頼票の項目, 患者属性の記入
　(2)校正波形の記録〔ペン圧調整, 50 μV=5 mm(7 mm)〕
　(3)脳波記録:単極・双極誘導(決められたパターン)
　(4)賦活試験:光・過呼吸・睡眠など(通常単極誘導を用いる)
　(5)校正波形の記録

電極の位置と導出法
❶ 電極の種類

電極の種類	材質	分極電圧	特徴
皿	銀・塩化銀	0.1 mV	一般的
直針	ステンレス	30 mV	容易, 感染注意
コロジオン	銀・塩化銀	0.1 mV	長時間記録用

※電極装着は, 接触抵抗 10 kΩ 以下が望ましい.

❷ 電極の配置:10/20法(「国際脳波臨床神経生理学会」推奨)(図15)
❸ 導出方法
　・活性電極(関電極):脳波活動のある部位に接着
　・不活性電極(不関電極):脳波活動のない部位に接着
　① 単極誘導:左右の耳朶電極(基準電極)と活性電極間の電位差
　② 双極誘導:頭皮上の2つの活性電極間の電位差
❹ モンタージュ:検査目的と脳波計の素子数によって

図15 10/20法による電極部位

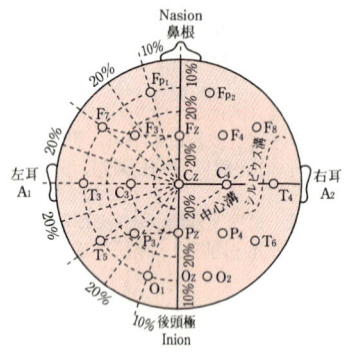

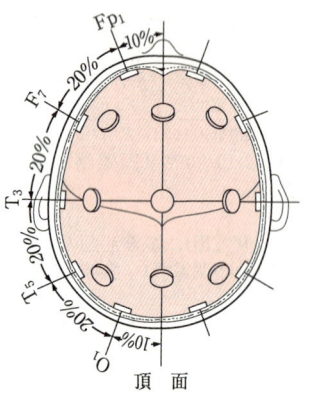

頂　面

≪神経・筋機能≫

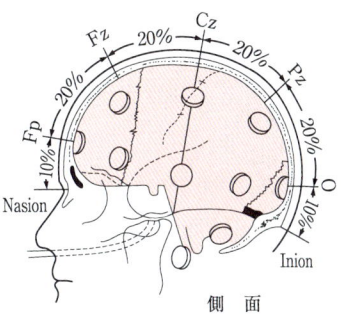

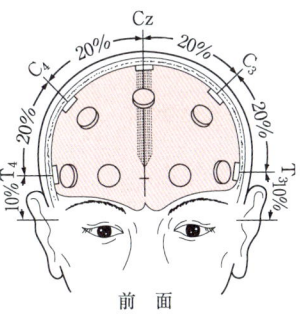

側　面

前　面

Fp₁, Fp₂：左右の前頭極(frontal pole)
F₃, F₄：左右の前頭葉(frontal lobe)
F₇, F₈：左右の前頭葉側面で側頭葉の前部
C₃, C₄：左右の中心部(central area)で中心溝(ローランド溝)の近く
T₃, T₄：左右の側頭葉(temporal lobe)の中央
P₃, P₄：左右の頭頂葉(parietal lobe)の後方
O₁, O₂：左右の後頭葉(occipital lobe)の後方
T₅, T₆：左右の側頭葉(temporal lobe)の後方
Fz：正中前頭部(midline frontal)
Cz：正中中心部(頭頂点)(midline central)(vertex)
Pz：正中頭頂部(midline parietal)
A₁, A₂：左右の耳垂（耳朶 ear)
(臨床検査学講座　生理機能検査学. p 121)

電極を組織的に組み合わせた導出パターン．心電図をパラメータとして用いることが多い．

モンタージュは各施設，検査目的により異なる．

賦活法　一般的には単極誘導で記録する．

❶ **開閉眼**
- 閉眼時の記録中に開眼させる．
- 開閉眼を 10 秒ごと数回連続して行う．健常者では開眼により α 波が減衰する．

❷ **閃光刺激**
- ストロボスコープを眼前 15～30 cm のところに置いて点滅させる．
- 点滅の周波数を 10 秒間隔で変えて刺激する．低いほうから 3 または 2 Hz 間隔で 30 Hz 程度まで行う．
- 被検者は通常，閉眼，覚醒状態で行う．
- 健常者でも後頭部に光駆動反応がみられる．
- ミオクローヌスてんかんや光源性てんかんで誘発されやすい．

❸ **過呼吸**
- 通常，1 分間に 20～30 回のペースで 3 分間行う．
- 呼吸性アルカローシスとなり，てんかんなどの発作波が誘発されやすい．
- 過呼吸中の記録中は，開始，終了，途中時間(30 秒ごとくらい)，被検者の状態など記録紙上に記録する．過呼吸終了後，少なくとも 2～3 分は回復過程を記録する．HV により振幅増大，徐波化(build up)を認めることがある．終了後 30 秒以上持続する場合は異常．小児では健常者でも認める場合が多い．

❹ **睡眠賦活**：睡眠脳波の方法には，自然睡眠と薬物(抱水クロラール，トリクロリール)を用いた誘発睡眠がある．てんかん患者で棘波，鋭波などの焦点性てんかん

≪神経・筋機能≫

波が増強・誘発されやすい．

脳波検査上の注意点　検査前には洗髪，整髪料を禁止し，不安を抱かせないよう十分な説明をする．てんかん患者が発作を起こす可能性があるため，開口器，舌引器，鎮痙剤の準備をし医師との連絡体制を整える．脳波は微小電流のためアーチファクトの除去がポイントとなる(表1)．

脳波の判定基準

① 判定基準：脳波は健常者の場合でも諸要因(年齢，意識状態，開眼・閉眼，精神状態，生理学的環境，薬物など)により変動を示す．
② 小児：とくに幼少時期には年齢によって著しい差異を示す(表2)．
③ 睡眠時脳波：脳波パターンは意識水準(睡眠深度)で変動する(表3)．

脳波波形と脳の状態 (上：生理的，下：病的)

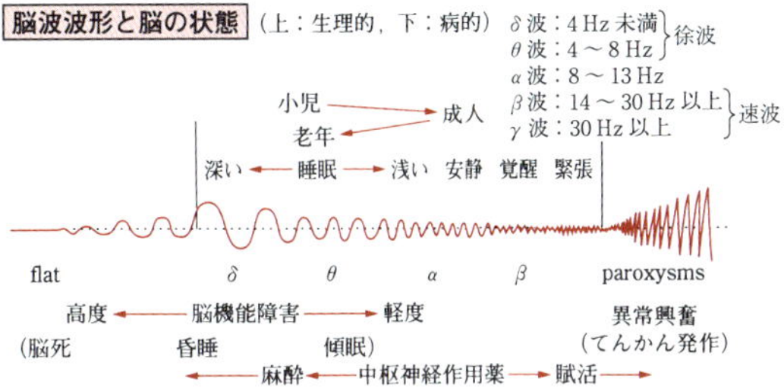

徐波
- δ 波：4 Hz 未満
- θ 波：4～8 Hz
- α 波：8～13 Hz

速波
- β 波：14～30 Hz 以上
- γ 波：30 Hz 以上

小児 → 成人
老年 →
深い ← 睡眠 → 浅い　安静　覚醒　緊張

flat　　δ　　θ　　α　　β　　paroxysms

高度 ← 脳機能障害 → 軽度　　　　異常興奮
(脳死　昏睡　　　　傾眠)　　　　(てんかん発作)
　　　　　← 麻酔 — 中枢神経作用薬 — 賦活 →

memo

表 1 主なアーチファクトの対処法

アーチファクト	対処法
心電図	耳朶電極を多少移動,両耳朶短絡
筋電図	リラックスさせる,高域遮断フィルター使用
呼吸	腹式呼吸の指示,腹や胸にリード線がかからないよう確認
発汗	通風・冷房,基線揺れ電極の付け直し,TC↓
交流障害	電極付け直し,1点アース,リード線交換,停止可能な周辺機器の電源を切る(プラグを抜く),ACフィルター・高域遮断フィルターON
リード線断線	交換

周期(持続)と振幅(電圧)

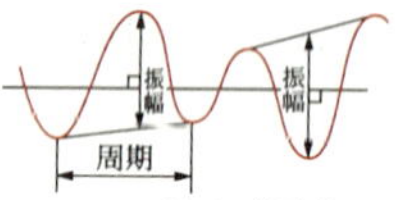

$20\mu V$ 以下:低電位
$100\mu V$ 以上:高電位

周波数帯域

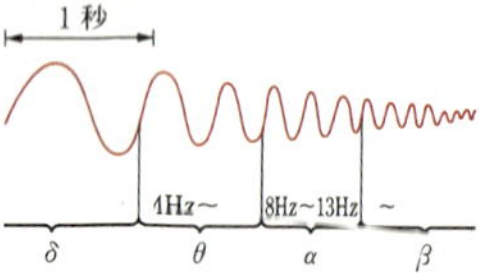

1秒

$4Hz\sim$ $8Hz\sim13Hz$ $\sim$

δ θ α β

位相

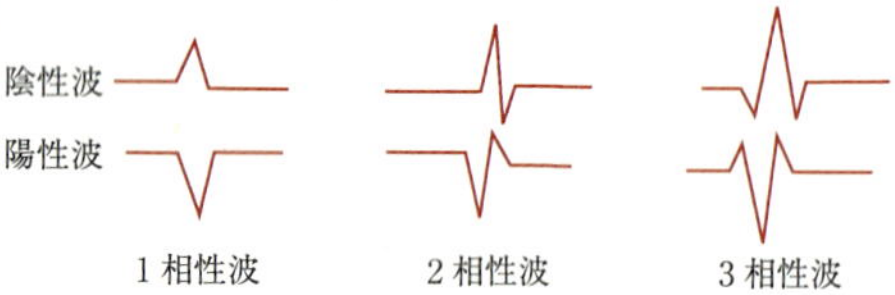

陰性波
陽性波

1相性波 2相性波 3相性波

分布

- 広汎性:広範囲に出現
- 焦点性,局在性:限られた場所に出現
- 両側性:左右の大脳半球の同じ場所に出現
- 一側性:片方の大脳半球部にだけ出現

≪神経・筋機能≫

左右差
- 健常成人では左右差はほとんどない．
- 基礎となる波の周波数が異なっていたり，50%以上振幅が異なっている場合は異常と考える．
- 片方で欠如している場合(lazy activity)は異常．

疾患と脳波　異常脳波は異常所見の出現形式により，基礎活動の異常，間欠性異常，突発性異常，周期性放電などに分けることができる．

①てんかん(表4)，②脳の器質性疾患(脳腫瘍，脳血管性傷害，脳損傷)，③脳の炎症(脳炎，髄膜炎)，④脳代謝疾患〔肝性脳症(3相性波)，腎性脳症，薬物中毒〕

平坦脳波　定義：脳波計の内部雑音レベル異常(最大感度で3μV以下)の脳波がまったく認められない状態をいう(日本脳波・筋電図学会「臨床脳波判定基準」1988年)．

平坦脳波は脳死判定基準の必須条件で，その測定ポイントは，①少なくとも単極・双極とも4導出同時記録，②電極間距離10 cm以上，③接触抵抗5 kΩ以下，④感度通常の4倍，などである．

memo

表 2 年齢による脳波の変化

年齢	優位周波数
3カ月〜1歳6カ月	全領域 3〜6 Hz の高振幅波中に 9〜10 Hz 波が散在
2歳	4〜7 Hz の高振幅波中に散在性に 2〜3 Hz および 9〜12 Hz 波混入
3歳	前頭, 頭頂優位, 4〜6 Hz 高振幅波中に 2〜3, 9〜12 Hz 波混入
6歳	後頭優位の 4〜6 Hz 高振幅波中に 7〜9 Hz 波混入
7歳	後頭, 頭頂優位の 5〜7 Hz 波, 散在性に 4〜6 Hz 波混入および 9〜12 Hz 波
9歳	10 Hz 前後の α 波優勢になる, 4〜7 Hz 波散在
10歳	後頭優位の 7〜10 Hz 波に 4〜6 Hz 波散在
12歳	後頭優位の 8〜10 Hz 波に少量の 5〜7 Hz 波混入
14歳	後頭優位の 9〜10 Hz 波に残存性の 5〜7 Hz 波
成人以後〜老年期	脳波の遅い成分は減少する. 速波は増加, 60歳以降は徐波成分が微増. α 波の周波数は低下傾向となる

memo

≪神経・筋機能≫

表 3 睡眠段階と脳波の特徴

国際分類	特徴的な脳波波形	
覚醒		覚醒
Stage 1	入眠期　抑制波　さざなみ波 軽睡眠初期　頭蓋頂鋭波　瘤波	
Stage 2	軽睡眠期　瘤波, 紡錘波(spindle)の混合 音刺激　K-複合(K-complex)	non REM 睡眠期
Stage 3	中等度睡眠　紡錘波, 丘波の混合	
Stage 4	深睡眠期　丘波	
Stage REM	REM 睡眠期　低振幅 θ 波 REM	

表 4 主なてんかん発作と脳波特徴

	てんかん発作	脳波特徴
部分発作	・部分性運動発作 ・精神運動発作 　(側頭葉てんかん) ・自律神経発作	・発作時に傷害部位に局在して棘波・徐波出現. しだいに広範囲へ ・側頭・前側頭部に局在して棘波散発 ・14 と 6 Hz の陽性棘波
全般発作	・大発作型てんかん ・欠神発作 ・ミオクローヌス発作 ・ウエスト症候群 ・レノックス症候群	・広汎, 左右同期性徐波, 棘波, 棘徐複合, 特発性徐波 ・左右同期性, 3 Hz 棘徐波複合 ・多棘徐波複合 ・ヒプスアリスミア(高振幅徐波, 多焦点性棘波, 不規則波) ・棘波群発, 多棘波, 遅棘徐波

誘発電位

誘発電位とは，音・電気・光などの感覚刺激を生体へ与え，その刺激に反応した脳波を加算信号処理をして波形を得る．刺激の種類や導出部位，潜時（刺激開始から応答が始まるまでの時間）などで分類される記録には平均加算法を用いるが，アーチファクトの鑑別と除去が重要．

視覚誘発電位（VEP）
① 刺激：光〔フラッシュ光（1 Hz 間隔），パターンリバーサル光〕
② 記録部位：後頭結節（inion）の上方5 cmと左右2カ所ずつで計5カ所
- 網膜受容器に光刺激を与えたときに大脳皮質後頭部（視覚野）に生じる反応（500 ms以内に反応波形が認められる）
- P100とよばれる100 msの潜時をもった谷状波形
- 視覚神経路の障害の有無や半盲検査の診断補助として利用

聴性誘発電位（AEP）
① 刺激：音刺激（クリック音，0.1 msec 矩形波）
② 記録部位：頭頂中心部

反応潜時により，次の3つの成分に分類される．
(1) 聴性脳幹反応（ABR）：潜時8 msまで．6個の波の出現状態や潜時を計測
(2) 聴性中潜時反応（MLR）：潜時8〜50 ms
(3) 頭頂部緩反応（SVR）：潜時50〜300 ms以降

聴覚障害の判定に用いられるほか，脳幹障害の診断・予後や意識レベルのモニターとして活用．

体性感覚誘発電位（SEP）
① 刺激：電気刺激（上肢または下肢に行う）
② 記録部位：刺激と反対側の大脳皮質感覚野

≪神経・筋機能≫

・中枢伝導時間：(N13～N20) 波間潜時の計測．脳内血流量を反映．脳虚血などの疾病により延長
・末梢神経障害，脳幹障害，脊髄障害の診断や予後判定に応用

事象関連電位(ERP)

・ERP は精神作業の負荷によって生ずる反応の総称
・ERP は心理諸過程(予期，注意，知覚，識別，記憶など)による大脳活動を反映するといわれている．

① 記録部位：正中前頭部(Fz)，正中中心部(Cz)
② P 300：標的刺激により，刺激から 300 ms くらいに電位出現，認知機能と関連
③ CNV(随伴陰性反応)：クリック音(S_1)と視覚刺激(S_2)を使用する．

・認知症(アルツハイマー，老人性)，精神障害，自閉症などの判定に応用

筋電図

筋電図検査　運動単位の障害のため生ずる筋の活動電位(motor unit potential；MUP)の変化を検査する．

運動単位(motor unit)とは，1個の前角細胞，軸索，神経終板およびそれに支配される筋線維の総称をいう．

安静時には放電は現れず，弱い収縮で放電数は少なく，収縮が強くなるにつれて放電頻度が増す(干渉波形)．刺入時は一過性の電位(振幅 1～3 mV，100～300 msec)が出現し，すぐ消失する．

・筋電計：120 dB，20～1万 Hz，TC 0.03秒，ブラウン管オシロスコープ，スピーカ，電気刺激装置(誘発時)，1 mV＝2 cm，10～20 cm/秒(記録速度)

随意収縮時の MUP　諸条件で異なるが，正常筋の単一の MUP は以下のとおり．

① 振幅:0.2～2 mV,持続時間:2～15 ms,頻度:5～50 Hz
② 波形:2～3相性,リズム:規則的
③ 記録電極:同心型針電極(一般的),双極針電極(限局部位),皿電極(筋全体の活動電位導出)

異常放電

異常放電と疾患の関係

	異常放電	疾患
安静時	・線維自発発電:単一筋線維の自発収縮 ・陽性鋭波:陽性-陰性2相性 ・線維束電位:全または一部筋線維の自発収縮 ・群化放電:四肢筋震え,ダンゴ状放電 ・ミオトニー放電:筋強直性放電,100～150 Hz 高頻度発射(急降下爆撃音)	・脱神経病変 ・脱神経病変 ・脊髄前角細胞変性・破壊 ・パーキンソン病 ・筋強直性ジストロフィー
随意収縮時	・放電数の減少 ・低電位:振幅100～150 μV ・多相性電位 ・高振幅電位:振幅2～10 mV(5 mV 以上)	・神経原性萎縮 ・進行性筋ジストロフィー症 ・末梢神経病変 ・脊髄前角炎,筋萎縮性側索硬化症,進行性脊髄性筋萎縮症

検査が適応となる主な疾患

① 筋自体の障害:筋ジストロフィー,進行性筋萎縮症,多発性筋炎
② 神経筋接合部の障害:重症筋無力症
③ 中枢性の障害:脳血管疾患,パーキンソン症候群,多発性硬化症
④ 脊髄性の障害:急性灰白髄炎,筋萎縮性側索硬化症
⑤ 末梢神経性の障害:多発性神経炎,ギラン・バレー症候群

≪神経・筋機能≫

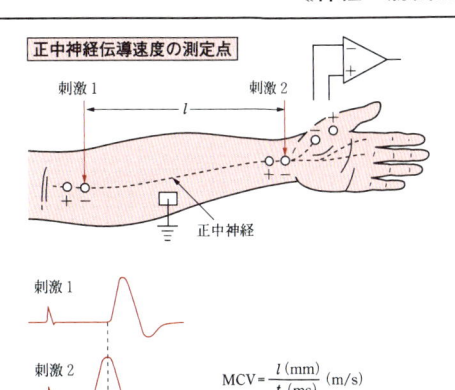

正中神経伝導速度の測定点

$$MCV = \frac{l \text{ (mm)}}{t \text{ (ms)}} \text{ (m/s)}$$

(t：M波の潜時の差，l：刺激電極間距離)

誘発筋電図

神経伝導速度は筋活動電位や神経活動電位の**潜時**を指標とする．

① 筋活動電位の指標：運動神経伝導速度(MCV)
② 神経活動電位の指標：知覚神経伝導速度(SCV)
・検査する神経：上肢…正中神経，尺骨神経
　　　　　　　　下肢…脛骨神経，腓骨神経

MCV M波を導出：2点の潜時の差より求める．

SCV

① 順行性測定法：末梢部で感覚神経を刺激．波形は3相性

memo

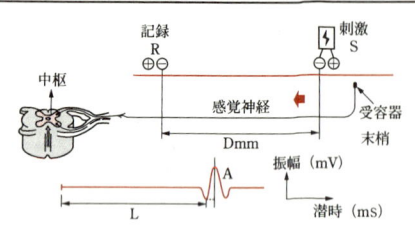

記録 R ⊕⊖　刺激 S
中枢 —— 感覚神経 ← 受容器
Dmm　末梢
振幅 (mV)　A
L　潜時 (mS)

② 逆行性測定法：中枢部で神経を刺激．波形は2相性．1点測定が可能

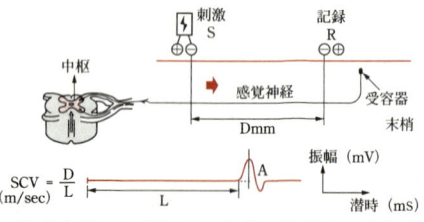

刺激 S　記録 R ⊕⊖
中枢 → 感覚神経 → 受容器
Dmm　末梢

$$SCV = \frac{D}{L} \text{ (m/sec)}$$

振幅 (mV)　A
L　潜時 (mS)

・臨床応用：末梢神経の損傷，神経炎，糖尿病などで検査され，疾患の程度を知ることができる．

・順行性に比べ得られる電位が大きく，健常者の場合，加算も必要としないが，運動神経も同時に刺激するため，アーチファクトの影響を受けることがある．

健常者データ（表5）　神経の伝導速度は，年齢や測定部位の温度が大きく影響する．

memo

《神経・筋機能》

表 5 神経伝導速度の基準範囲（20～30歳）

神経名		基準範囲（m/秒）	測定部位
正中神経	MCV	52.5～68.2	肘-手関節
	SCV	56.3～74.2 49.0～69.6	肘-手関節 手関節-指
尺骨神経	MCV	55.1～69.6	肘-手関節
	SCV	62.3～77.6 46.0～65.4	肘-手関節 手関節-指
脛骨神経	MCV	41.3～55.6	膝-足関節
腓骨神経	MCV	40.9～60.5	膝-足関節
腓腹神経	SCV	43.3～65.1	足関節-下腿

※表はだいたい20歳代の年齢範囲で求められた数値である．

（永木・西村による）

(memo)

≪呼吸機能≫

呼吸

肺気量分画　肺の容量は，胸郭の拡張により胸腔内の陰圧の大きさと，肺の弾性収縮力の均衡により変動する．その肺気量を4つの基本的な標準位で分画する(図1)．

図1　肺気量分画

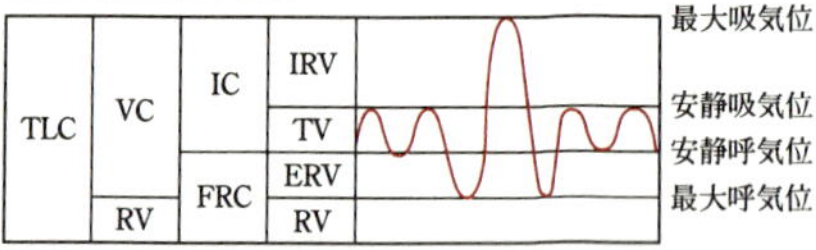

TLC	VC	IC	IRV	最大吸気位
			TV	安静吸気位 / 安静呼気位
		FRC	ERV	
	RV		RV	最大呼気位

TLC：全肺気量　IC：最大吸気量　IRV：予備吸気量
VC：肺活量　FRC：機能的残気量　TV：1回換気量
RV：残気量　ERV：予備呼気量

スパイロメトリー　スパイログラムの測定は，以前はベネディクトロス型が広く使われてきたが，現在では容積型と流速型が広く用いられる．容積型は閉鎖系スパイロメータで気量を測定し，対応する流速は容積変化を微分して求める．流速型は開放系呼吸流量計で気流速度を測定し，対応する気量は気流速度を積分して求める．

測定手技

❶ **肺活量**(vital capacity)
① 安静呼吸を3～5回行わせる．
② ゆっくり最大限呼出させる．
③ 引き続き最大限吸気させる．
④ 再び最大呼気位まで呼出させる．

❷ **努力性肺活量**(forced vital capacity)
① 安静呼吸を行わせる．
② 最大吸気位まで十分吸気させる．
③ 勢いをつけて残気量位まで完全に呼気させる．

≪呼吸機能≫

データの解釈　スパイログラムにより拘束性換気障害と閉塞性換気障害に分類することができる(図2)．しかし，スパイログラムは，肺そのものの異常よりも胸郭の力による影響を受ける．そのため，縦軸にフローを，横軸に肺気量をとったフローボリウム曲線に書き換える(図3)．スパイログラムとフローボリウム曲線は同じ現象をみているが，フローボリウム曲線は，より肺の異常が見出しやすい．

① 基準範囲：%VC…80%以上
　　　　　　 $FEV_{1.0}$%…70%以上

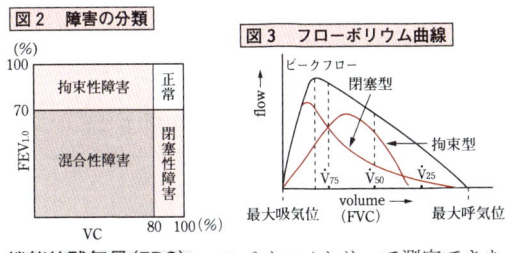

図2　障害の分類

	VC	
		80　100(%)
拘束性障害		正常
混合性障害		閉塞性障害

(縦軸 $FEV_{1.0}$：70，100(%))

図3　フローボリウム曲線

ピークフロー、閉塞型、拘束型、$\dot{V}_{75}$、$\dot{V}_{50}$、$\dot{V}_{25}$、最大吸気位、volume(FVC)、最大呼気位、flow

機能的残気量(FRC)　スパイロメトリーで測定できない肺気量分画．測定法には体プレチスモグラフ法とガス希釈法があり，ガス希釈法にはHeガスを指示ガスとした閉鎖回路法とN_2を指示ガスとした開放回路法(O_2によるN_2洗い出し法)とがある．

測定手技（閉鎖回路法）

① Heなどの指示ガスを7分間安静呼吸させる．
② 肺内でHeガスが平衡に達したら最大呼出させる．
③ 引き続いて最大吸気させる．
※ガス濃度からFRCを計算する．

データの解釈

① 基準範囲：予測値の±20%以内
② 増加(肺の過膨張)
- 肺気腫：肺の弾性収縮力の低下
- 気管支喘息：呼気時の気道の部分閉塞
- 胸郭の変形：胸郭の形状増大

拡散能力(DL_{co}) 吸気された酸素が末梢の気道へ至ると、ガスは濃度差により末梢気道から肺胞へ、肺胞から肺胞膜へと移動し、ヘモグロビンに結合する。このガスの濃度差による移動を**拡散**という。検査にはCOガスを使用する。

DL_{co}の測定には1回呼吸法と恒常状態法があるが、一般的に1回呼吸法が用いられる。

測定手技 (1回呼吸法)

① 安静呼吸後、最大呼気位まで呼出させる。
② 4種混合ガス(0.3% CO, 10% He, 20% O_2, 70% N_2)を最大吸気させる。
③ 10秒間息止めをさせる。
④ 一気に呼出させる。

※呼出された始めの750 ml は死腔分として捨て、残りの呼気をCO濃度は赤外線分光計で、He濃度はカサロメータなどで測定する。

データの解釈

① 基準範囲：10〜30 ml/分/mmHg
② 減少
- 肺気腫：肺胞壁の破壊
- 間質性肺炎、肺線維症：肺胞壁肥厚、間質の浮腫
- 貧血：Hb量の減少
③ 増加
- 多血症：Hb量の増加

≪呼吸機能≫

クロージングボリウム(CV) 呼気末期になると，生理的に換気が悪い肺尖(上)部から N_2 濃度の高いガスが排出される(Ⅳ期，図4)．この部分のガス量をクロージングボリウムという．肺気腫などにより換気が悪い部分が肺中葉，底部にできると，早めに N_2 濃度上昇をみるため，病気の検出に有効である．測定法には，レジデントガス法とボラス法とがあるが，一般的にレジデントガス法が用いられる．

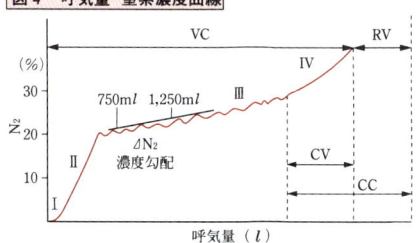

図4 呼気量-窒素濃度曲線

(図：横軸 呼気量(l)，縦軸 N_2(%)．VC，RV，Ⅰ，Ⅱ，Ⅲ，Ⅳ期，750ml，1,250ml，ΔN_2 濃度勾配，CV，CC を示す)

測定手技 (レジデントガス法)
① 安静換気を数回行わせる．
② 最大呼気位までゆっくり呼出させる．
③ 100% O_2 を最大吸気位量まで吸入させる．
④ 再び最大呼気位までゆっくり呼出させる．

※呼気時に呼気量-窒素濃度曲線(図4)を記録し，ΔN_2，CV，% CV などを求める．

データの解釈
① 基準範囲：ΔN_2…2.5%以内
② 増加
・慢性気管支炎：末梢気道の狭小化
・肺気腫：肺胞壁破壊による気道拡張張力の減少

血液ガス

ガス交換後の動脈血中の O_2, CO_2 の分圧と pH を測定することにより,呼吸機能の状態を知る手がかりを得ることができ,体内の酸-塩基平衡の状態も知ることができる.

測定法には,ガス気圧法の Van Slyke 法,電極法などがあるが,一般的に電極法が用いられる.

電極法
① PaO_2 測定:Clark 電極
② $PaCO_2$ 測定:Stow-Severinghaus 電極
③ pH 測定:ガラス電極
④ SO_2:95%以上

データの解釈
① 基準範囲:PaO_2…80〜100 mmHg(Torr)
　　　　　　$PaCO_2$…35〜45 mmHg(Torr)
　　　　　　pH…7.35〜7.45

PaO_2 が低下している場合,肺胞の低換気,換気血流比の不均等,拡散障害,shunt などを考える.

基礎代謝(BMR)

覚醒状態で生体維持に必要な最低限の代謝エネルギー量を基礎代謝量という.

測定法には直接法と間接法があり,間接法には有水式と無水式がある.一般的に無水式のサンボーン型分析装置が使用されている.

測定手技
① 前日の夕食後から飲食を禁止し,検査の 30 分前から安静仰臥位とする.
② 空腹安静時の酸素消費量を測定し,計算して基礎代謝量を求める.

≪呼吸機能≫

データの解釈
① 基準範囲：±15%以内
BMR は多くの生理的要因により変動を受けることに十分注意して結果を評価する．
② 増加：甲状腺機能亢進症，末端肥大症，Cusing 症候群，本態性高血圧，発熱，白血病など
③ 減少：甲状腺機能低下症，Addison 病，下垂体機能低下症，低栄養状態，ショック

memo

≪感覚機能≫

平衡機能検査

めまい
- 回転性 ―――――――――――― 末梢前庭障害
- 浮動性または動揺性(dizziness) - 中枢神経障害

検査
① 眼振, 異常眼球運動検査：前庭動眼系の評価
　(1)自発眼振検査, (2)注視眼振検査, (3)頭位眼振検査, (4)頭位変換眼振検査, (5)カロリックテスト, (6)**電気眼振図**(客観的かつ定量的な記録可)
② 体幹四肢平衡機能障害の検査：前庭脊髄路系の評価
　・**ロンベルグ現象陽性**：閉眼時に姿勢が維持できない.
　(1)直立検査, (2)足踏み検査, (3)重心動揺検査

眼底検査(無散瞳眼底カメラ)
特徴　スクリーニング検査に適する.
- 長所：散瞳薬は使用しない.
- 短所：散瞳径に制約がある(4 mm 以上必要).

正常眼底

[左目]

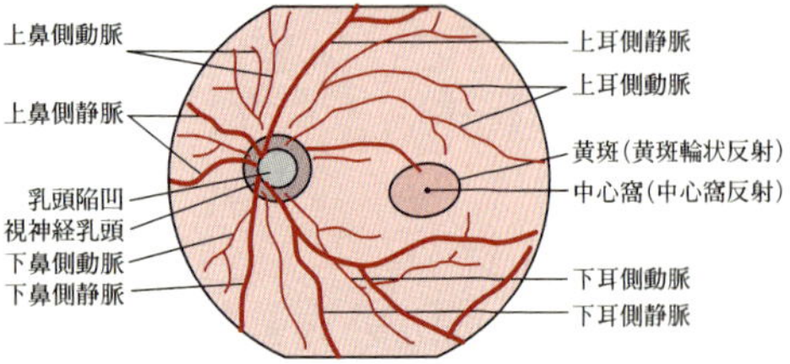

眼底図（左目）のラベル：
- 上鼻側動脈
- 上鼻側静脈
- 乳頭陥凹
- 視神経乳頭
- 下鼻側動脈
- 下鼻側静脈
- 上耳側静脈
- 上耳側動脈
- 黄斑(黄斑輪状反射)
- 中心窩(中心窩反射)
- 下耳側動脈
- 下耳側静脈

≪感覚機能≫

観察ポイント

① 視神経乳頭：色，腫脹の有無，乳頭陥凹の有無
② 黄斑部：黄斑円孔，浮腫，出血，白斑の有無
③ 網膜血管：全身の血管，とくに脳血管の状態を推定(動静脈交叉現象，高血圧症，動脈硬化分類)

網膜動静脈交叉現象の程度と血管変化

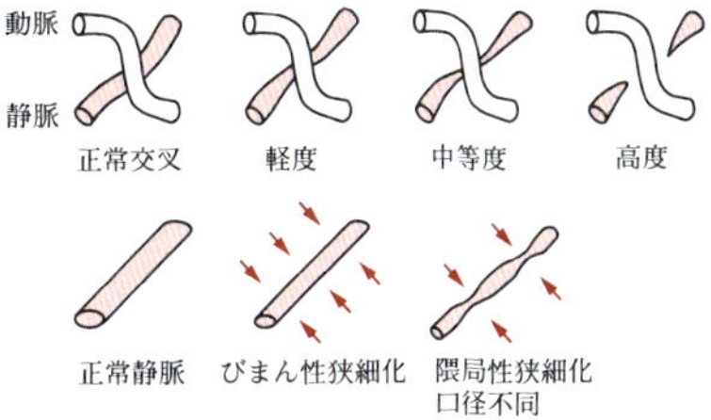

動脈／静脈

正常交叉　軽度　中等度　高度

正常静脈　びまん性狭細化　隅局性狭細化 口径不同

④ 網膜：出血，浮腫，萎縮，変性などの有無

諸種の眼底出血の形態

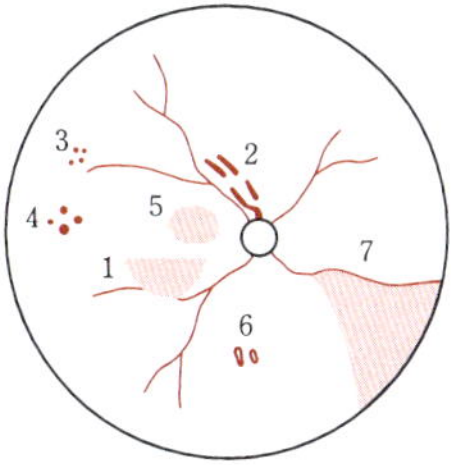

1. 網膜前出血
2. 線状，火陥状出血
3. 点状出血
4. 斑状，しみ状出血
5. 網膜下ー脈絡膜出血
6. ロート斑を伴う出血（白斑病など）
7. 硝子体出血

その他(聴覚・味覚・嗅覚)
聴覚検査

聴力障害 ─┬─ 伝音難聴(外・中耳伝音機能障害)
　　　　　└─ 感音難聴(内耳〜中枢の感音機能障害)

❶ 純音聴力検査
① 気導聴力:測定周波数は 125〜8,000 Hz. 7種の純音
② 骨導聴力:測定周波数は 250〜4,000 Hz. マスキング操作(プラトー法, 簡易法)が必要
  ・意義…伝音難聴:気導聴力のみ低下
　　　　　感音難聴:気導聴力と骨導聴力ともに低下
　　　　　混合性難聴:両者ともに低下し, 値に差がある. 値の差を AB gap と称する.

気導音と骨導音の伝導経路

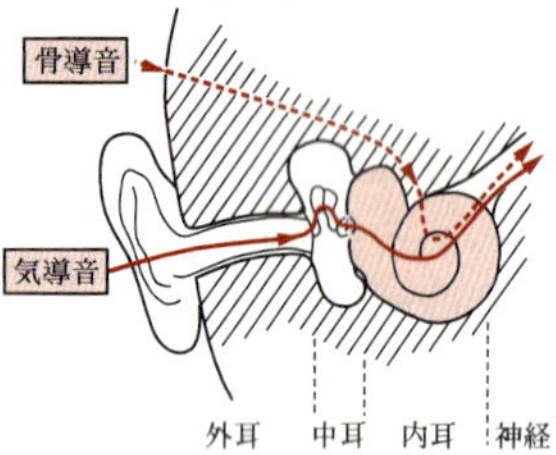

外耳　中耳　内耳　神経

❷ 閾値上検査
補充現象(音の強さの増強に対しての感覚的な音の大きさの増加が健常者の場合より大きくなること. 迷路性難聴で認める)を調べることを目的とする.
① ABLB 検査(両耳バランス検査)
② SISI 検査

《感覚機能》

・自記オージオメトリー(ベケシー型オージオメトリー)：限局した音域の難聴がみつかる．

❸ **語音聴力検査**
・日常生活に必要な言語の聴取能力を評価する．
・語音聴取閾値検査と語音弁別検査がある．

味覚検査 味の受容器は舌蕾で，複雑な神経支配がある．
① 定性検査：甘味…ブドウ糖(10%)，塩味…食塩(1%)，酸味…酒石酸(2%)，苦味…塩酸キニーネ(0.2%)
② 定量検査：電気味覚検査法(電気刺激する)

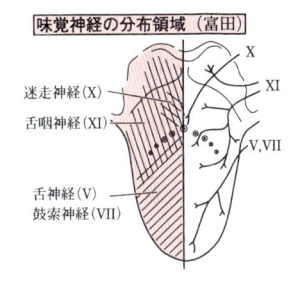

味覚神経の分布領域（富田）

迷走神経(X)
舌咽神経(XI)
舌神経(V)
鼓索神経(VII)

嗅覚検査
① 嗅細胞を感覚受容器としている．
② 呼吸性嗅覚障害，嗅粘膜性嗅覚障害，神経性嗅覚障害に分類される．
③ 基準嗅力検査法と静脈性嗅覚検査法がある．

(memo)

≪画像診断≫

超音波
超音波の基礎
❶ 表示法
① Aモード：反射強度を振幅で表す．
② Bモード：反射強度を輝度で表す．
③ Mモード：1つのビーム上の信号を時間とともに表す．
④ ドプラ法：血流の速度，強さを表す．

❷ ドプラ法
① カラードプラ法
・利点：どこにどのような流速の血流があるかを色で表示．向かってくる血流は赤，去る血流は青で表示．
・欠点：**平均流速**しか表示されず，流速が速いと**折り返し現象**を生じる．
② パルスドプラ法
・利点：目標とする1点の血流速度を測定．比較的速い血流に用いられ，血流波形や血流時相を表示．
・欠点：流速が速いと折り返し現象が生じる．
③ 連続波ドプラ法
・利点：速い流速でも測定可能で，速度，時相の精度が高い．
・欠点：反射源が特定できない．

❸ 使用探触子：一般的に(成人や標準体型)は下記の周波数および走査法を選択する．
① 腹部領域：周波数3.0～5.0 MHz(コンベックス電子走査)
② 心臓領域：周波数3.5～3.75 MHz(セクタ電子走査)
③ 体表領域：周波数7.0～10.0 MHzを使用(リニ

≪画像診断≫

ヤ電子走査)

装置設定の用語

① ゲイン：増幅度のこと．画像の輝度を調整．低いと暗く，高いと明るくなる．
② STC：深さによる減衰を補正調整
③ ダイナミックレンジ：ノズルに埋もれない最少と最大の輝度の範囲．狭いと明暗が強く粗雑になり，広いと階調性に富むがキメ細かく単調．

アーチファクト

① 多重反射：超音波が反射体の間を何度も往復するために起きる(コメットエコーなどにより虚像を生ずる)．
② サイドローブ：中心軸から外れて認められる放射波をいう(消化管ガスによる汚泥状の虚像など)．
③ ミラーイメージ：強い反射体を鏡とした鏡面像を形成する現象(強い反射体；横隔膜など)
④ レンズ効果：レンズ状の物体によりその後方が重複して見える(レンズ状の物体；腹直筋)．
⑤ 音響陰影：強いエコー反射の後方に起こる無エコー帯(強いエコー；結石，骨，肺，消化管ガス)
⑥ 音響増強：減衰の少ない腫瘍などの後方エコーが強くなる(減衰の少ない腫瘍；囊胞，胆囊)．
⑦ 外側陰影：周辺平滑な腫瘍側面の後方に起こる線状無エコー部(周辺平滑な腫瘍；肝細胞癌)囊胞は通常，後方エコー増強のため見えないことが多いが，ビームの屈折は起こるので，見えることもある．

(memo)

腹部 ①~⑥の順に検査を進める．

① **右肋骨弓下走査**
　肝内門脈　肝静脈　胆嚢

② **右肋間走査**
　胆嚢　肝右葉・右腎

③ **左肋骨弓下走査**
　脾・左腎　脾

④ **心窩部縦走査**
　肝左葉・大動脈　膵頭部

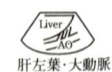

⑤ **右季肋部斜走査**
　総胆管　CBD：総胆管　PV：門脈

⑥ **上腹部横走査**
　膵頭~体部　膵体~尾部

memo

≪画像診断≫

腹部エコー基本断面

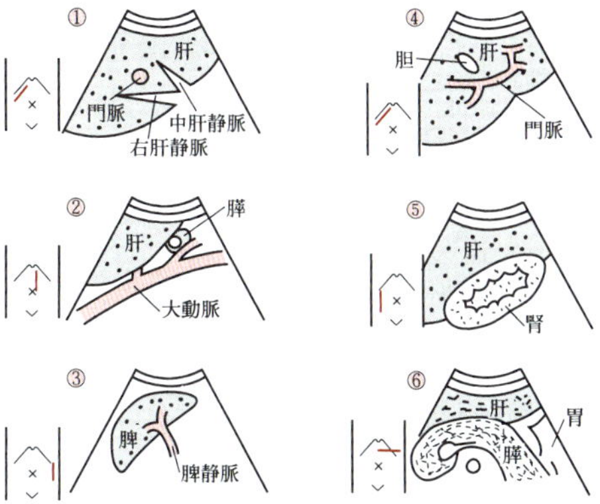

① 肝／門脈／中肝静脈／右肝静脈

② 肝／膵／大動脈

③ 脾／脾静脈

④ 胆／肝／門脈

⑤ 肝／腎

⑥ 肝／膵／胃

(国試問題より改変)

memo

心臓 ①〜⑤の順に検査を進める．
① 胸骨左縁長軸断面像
・Bモード：左室，左房，右室，大動脈，大動脈弁，僧帽弁，心室中隔
・Mモード：左室，僧帽弁，大動脈弁
② 胸骨左縁短軸断面像
・Bモード：大動脈レベル…大動脈弁，左房，右房，肺動脈弁，三尖弁
僧帽弁レベル…僧帽弁，左室，右室
腱索レベル…腱索，左室，右室
乳頭筋レベル…乳頭筋，左室，右室
心尖部レベル…左室，右室
・Mモード：三尖弁，肺動脈弁
③ 心尖部四腔断面像
・Bモード：左室，左房，右室，右房，三尖弁，僧帽弁，心室中隔（心房中隔）
④ 心尖部二腔断面像
・Bモード：左室，左房
⑤ 心尖部左室長軸断面像
・Bモード：左室，左房，右室，大動脈，大動脈弁，僧帽弁

memo

≪画像診断≫

正常心エコー像(長軸, 短軸, 四腔)

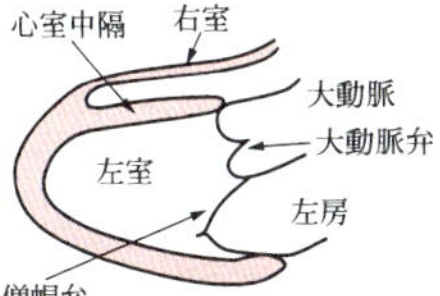

胸骨傍長軸
- 心室中隔
- 右室
- 大動脈
- 大動脈弁
- 左室
- 左房
- 僧帽弁

左室短軸断層図 乳頭筋レベル
- 後乳頭筋
- 前乳頭筋

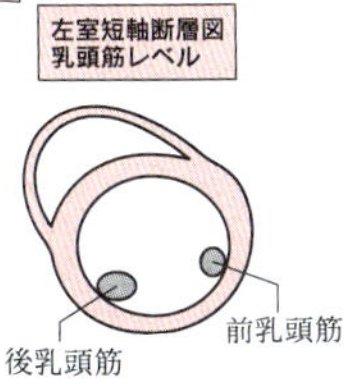

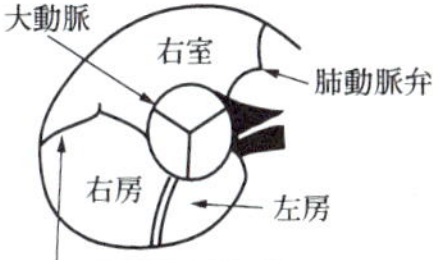

胸骨傍心基短軸
- 大動脈
- 右室
- 肺動脈弁
- 右房
- 左房

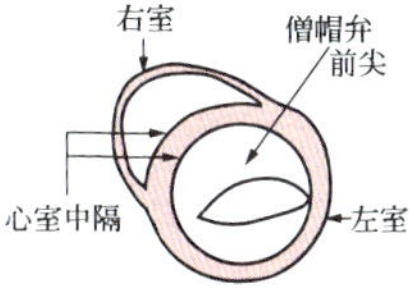

胸骨傍左室短軸
- 右室
- 僧帽弁前尖
- 心室中隔
- 左室

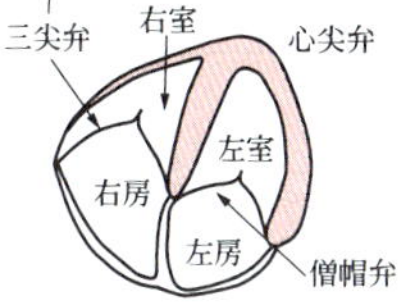

胸骨傍四腔
- 三尖弁
- 右室
- 心尖弁
- 右房
- 左室
- 左房
- 僧帽弁

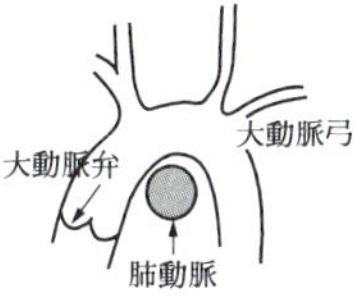

胸骨上窩長軸
- 大動脈
- 大動脈弓
- 肺動脈

(臨床検査臨床生理学, 医学書院より一部改変)

memo

Mモードスキャンの基本パターン

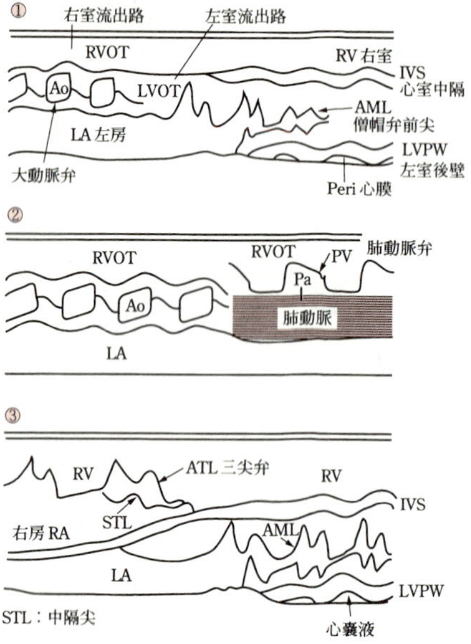

①

- RVOT 右室流出路
- LVOT 左室流出路
- RV 右室
- IVS 心室中隔
- Ao 大動脈弁
- LA 左房
- AML 僧帽弁前尖
- LVPW 左室後壁
- Peri 心膜

②

- RVOT
- Ao
- LA
- PV 肺動脈弁
- Pa
- 肺動脈

③

- RV
- ATL 三尖弁
- RA 右房
- STL
- LA
- IVS
- AML
- LVPW
- 心嚢液

STL：中隔尖

(臨床検査臨床生理学, 医学書院より一部改変)

memo

≪画像診断≫

膀胱,前立腺 体表・体内走査法がある.
① 体表走査法:仰臥位で膀胱内に尿がたまった状態で観察(充満法)
② 観察点:膀胱壁の厚さ,隆起性病変,腫瘤性病変,結石の有無など

子宮,卵巣 体表・体内走査法がある.
① 体表走査法:仰臥位で膀胱内に尿がたまった状態で観察
② 観察点:子宮の大きさ,腫瘍性病変,胎嚢,嚢胞性病変,ダグラス窩の液体貯留の有無など

(memo)

乳房の超音波検査

装置の選定　電子リニア走査型またはメカニカルセクタ走査型リアルタイム診断装置を使用して、高周波探触子（周波数 7.5 MHz 以上）を用いる。画質は他の要素も関係するので、自分で確認しておくことも大切である。

走査法　乳房全体をくまなく検索することが大切である。もっとも注意することは、皮膚に対して超音波ビームが**垂直**になるように当てることである。また、リンパ節の腫大の有無確認も重要である。「**日本超音波検査学会**」の提唱を参考に走査する。

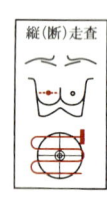

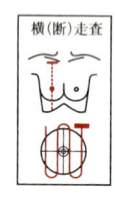

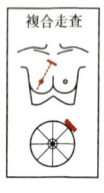

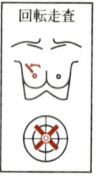

縦(断)走査	横(断)走査	複合走査	回転走査

表示方法　「㈳日本超音波医学会」の提唱する方法に従って表示する。

正常乳房の超音波画像　乳腺は加齢とともに変化する。加齢に伴い萎縮し、少しずつ脂肪に置換される。また、同年齢でも体格により個体差が大きく、妊娠、授乳期、月経周期などによっても超音波像が変化する。

乳房腫瘤像の評価　質的診断は、「㈳日本超音波医学会」により定められた「乳房超音波断層法の診断基準」がもっとも参考になる。

甲状腺の超音波検査

装置の選定　電子リニア走査型またはメカニカルセクタ走査型のリアルタイム診断装置を使用し、高周波探触

≪画像診断≫

表示方法

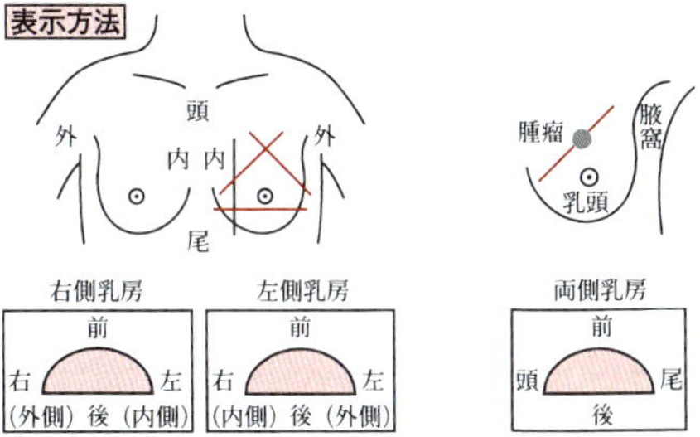

右側乳房 横断面像および斜断面像: 前、右(外側)、左(後)(内側)
左側乳房: 前、右(内側)、左(後)(外側)
両側乳房 縦断面像: 前、頭、尾、後

正常乳房像(模式図)

皮膚、浅在筋膜浅層、クーパー靱帯、皮下脂肪組織、乳腺、乳腺後脂肪組織、浅在筋膜深層、乳腺後隙、肋骨、大胸筋膜

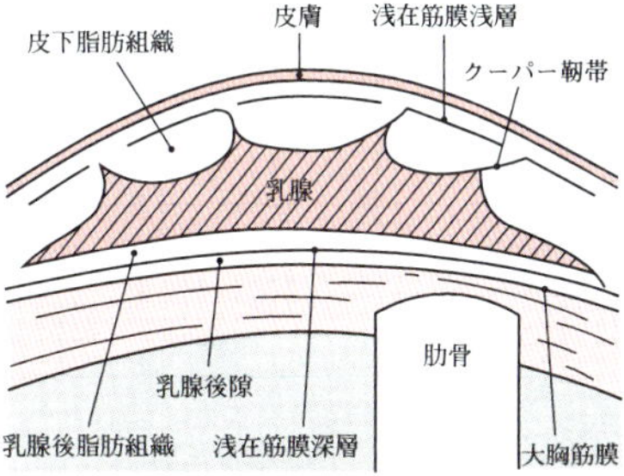

限局性病変の質的診断

腫瘍＼所見	形状	辺縁	境界エコー(像)	内部エコー(像)	後方エコー(像)	外側陰影	縦横比
良性 ↕ 悪性	整 不整	平滑 粗雑	なし 規則的線状 不規則帯状	なし 繊細均一 粗雑不均一	増強 不変 減弱 消失	著明 なし	小 大

子(7.5 MHz 以上)を用いる．

走査法および正常甲状腺像 検査体位は，仰臥位とし顎を上げて頸部を伸展させる．この際は頸部の下にタオルや枕を置くとよい．

横断走査	走査			
	描出後	Mus, Th, Tr, JV, CA, Eso, JV	Mus, CA, Th, JV	Mus, CA, Tr, Th, JV
縦断走査	走査			
	描出後	Th (isthmus), Tr	Tr, Mus	Tr, Mus

観察のポイント

① びまん性甲状腺腫の評価：甲状腺の形状，大きさ，エコーレベル，バスキュラリティー(血管の増生や血流の程度)を観察する．

② 正常甲状腺の大きさ：長幅 50 mm，厚さ 15 mm，幅 20 mm，峡部厚 3 mm を目安とし，これ以上であれば腫大とする．

③ 結節性甲状腺腫の評価：形状，内部エコー，後方エコー，境界エコー，前頸筋の変化，気管の変化な

≪画像診断≫

甲状腺の画像表示と計測方法

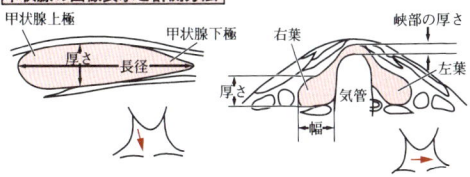

甲状腺上極　甲状腺下極　右葉　峡部の厚さ
厚さ　長径　厚さ　左葉
気管　幅

どを観察する．

頸動脈の超音波検査

装置の選定　7 MHz 以上のリニア型プローブを使用し，かつカラーおよびパルスドプラ機能を備えた装置が望ましい．

検査法

① 検査体位は仰臥位とし顎を挙げて頸部を進展させる．
② 記録は左右の総頸動脈，膨隆部と内・外頸動脈，椎骨動脈である．
③ 内・外頸動脈の鑑別は，個人差はあるが一般的に内頸動脈は分岐直後外側横方向に走行．

memo

頸動脈断面の様式図

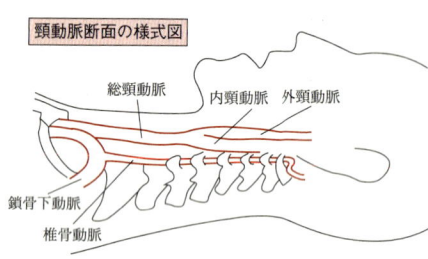

総頸動脈, 内頸動脈, 外頸動脈, 鎖骨下動脈, 椎骨動脈

表示方法

「(社)日本超音波医学会」提唱

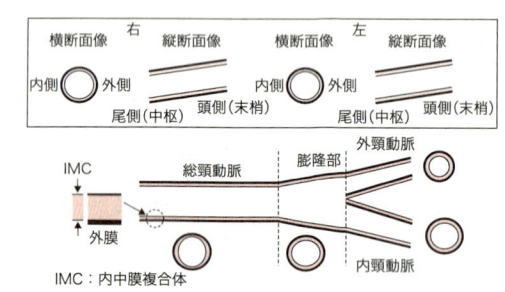

右： 横断面像（内側／外側）、縦断面像（尾側(中枢)／頭側(末梢)）
左： 横断面像（内側／外側）、縦断面像（尾側(中枢)／頭側(末梢)）

IMC／外膜／総頸動脈／膨隆部／外頸動脈／内頸動脈

IMC：内中膜複合体

観察のポイント

- Bモード法　：内中膜厚(IMT)，血管内径，血管走行，プラークの有無
- Mモード法　：血管の硬さ
- カラードプラ：血流腔の同定，ソフト型プラークの有無
- パルスドプラ：血流速度の計測や血流パターンの評価

≪画像診断≫

磁気共鳴画像検査
MRI(magnetic resonance imaging) 核磁気共鳴現象*を利用した画像診断法.
*NMR(核磁気共鳴):磁場にさらされた原子核が**特定の周波数(ラーモア周波数)**の電波に共鳴して,自ら電波(ラジオ波)を発信する現象.

```
NMRの対象となる原子核とMRIの対象となる原子核
                  原子核
       ┌───────────┴───────────┐
   陽子も中性子も          その他の原子核
   偶数($^{12}C$など)      ($^{1}H, ^{13}C, ^{23}Na$など)

   NMRの対象外              NMRの対象
                  ┌───────────┴───────────┐
              右以外の原子核        ・人体に十分存在する
                                    ・信号が強い
              NMRの対象外            ・医学的に有用

                                    MRIの対象($^{1}H$)
```

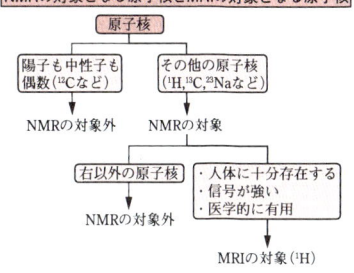

❶ スピンエコー法(T1・T2強調画像)
　① T1:縦緩和時間(スピン-格子緩和時間)
　　　信号放出能力が63.2%まで回復するのに要する時間
　② T2:横緩和時間(スピン-スピン緩和時間)
　　　信号が36.8%に減衰するのに要する時間

❷ 検査時の注意点
　① 磁気と電磁波の生体への影響:磁場強度は0.2〜3テスラが多く利用され,生体への影響はない.
　② 検査患者の体内金属
　　・体内金属は画像に影響を及ぼすので確認しておく.
　　・ペースメーカー,脳血管クリップの装着患者は検

査禁忌，ただしチタン製は可．
③ 体外の磁性体：MRI室内は，使用する金属性の備品はすべて非磁性体にしておく必要がある．

❸ MRI検査適応疾患
腫瘍，出血，ヘルニアなどの軟部組織の病変，脳内血管像など

❹ MRI検査適応のない疾患，骨全般，各種の結石など

熱画像検査

サーモグラフィ 人体の温度を検知し，その温度分布を熱画像として表現して臨床診断に用いる検査法(赤外線測定が一般的)

❶ 人体の温度
① 深部体温：理想測定部位は右心室-肺静脈系．測定は直腸温や食道温で代用．簡便には口腔や腋窩温
② 皮膚温：深部体温と環境温によって大きく変動する．

❷ 検査時に注意すべき事項
測定環境や生体の状態を一定にし，温度変化を生じる因子をできるだけ排除する．健側，患側を同一画像内に入れる．

❸ 負荷サーモ
温水，冷水，アルコール，薬物などを使用した方法がある．

❹ 赤外線感知素子
水銀カドミウムテルル，インジウムアンチモンなど．

❺ 測定原理
ステファンボルツマンの法則による $(M = \sigma T^4)$．

> memo

臨床検査総論　　　　《尿》

尿の生成と一般的性状
尿の生成　ネフロン(腎の最小機能単位)で生成.
腎小体(Bowman嚢＋**糸球体**)と**尿細管**よりなる.
　　　　　　　↓　　　　　　　　↓
　　　　血液 → 濾過(原尿) → 再吸収・分泌 → 尿

尿量
① 健常成人の尿量：800〜1,600 ml/日

乏尿	400 ml/日以下	腎炎, 急性腎不全, 急性尿細管壊死
無尿	100 ml/日以下	腎不全, 尿路閉塞
多尿	2,000 ml/日以上	尿崩症, 糖尿病, 慢性腎不全, 多飲

② 平均量：男性1,500 ml/日, 女性1,200 ml/日

色調
① 正常尿：淡黄褐色
　(ウロクロム, ウロビリン体による)
② 尿の色調は, 病気や薬剤投与により変化する.

尿比重
① 基準範囲：1.005〜1.030. 尿量により変化
② 尿中固形成分(尿素・食塩)の重量に比例
③ 腎の濃縮力をみる：**下垂体後葉ホルモン(ADH)**
　が関与…バソプレシン(水分再吸収を促進)
④ 測定：屈折計法, 試験紙法(比色法)

尿浸透圧
① 基準範囲：50〜1,300 mOsm/kg
　(通常：500〜800 mOsm/kg)
② 尿中固形成分の分子数(モル数)に比例：
　尿比重と相関

尿pH(尿反応)
① 基準範囲：pH 5.0〜7.5(平均6.3：弱酸性)
② 蛋白摂取時：酸性に傾く.

	尿比重	尿浸透圧	疾患*
低張尿	1.008 以下	200 mOsm/kg 以下	尿崩症, 腎盂腎炎
濃縮尿	1.030 以上	850 mOsm/kg 以上	脱水症, 糖尿病
等張尿	1.010 持続	280 mOsm/kg 持続	腎不全**

*尿量を併せて判断する, **血液浸透圧 280 mOsm/kg と同じ

植物性食品摂取時:アルカリ性に傾く.

尿保存法

採尿後,時間経過とともに変化(表1)が起こるため,新鮮尿で検査するのが原則である.保存する場合には検査目的に応じた方法(表2)で行う.

試験紙による尿検査 (表3)

尿の化学検査

尿蛋白

① 臨床的意義:陽性…糸球体障害, 尿細管障害
② 基準範囲:100 mg/日以下
③ 定性試験:(1) スルホサリチル酸法, (2) 煮沸法
④ 定量法:Pyrogallol Red(PO)法
⑤ Bence Jones 蛋白(免疫グロブリンの L 鎖):多発性骨髄腫やマクログロブリン血症で尿中に認める. 50〜58℃で凝固, 100℃で再び溶解…Putnum 法
⑥ 尿細管機能障害の指標:$α_1$-ミクログロブリン, N-アセチル-$β$-D-グルコサミニダーゼ(NAG)
⑦ 微量アルブミン尿(30〜299 mg/gCr):糖尿病性腎症の早期診断に有用…免疫学的測定法,蛋白誤差法.

尿糖(ブドウ糖)

① 臨床的意義:陽性…糖尿病(高血糖), 腎性糖尿
② 基準範囲:2〜20 mg/dl, 40〜85 mg/日
③ 糖尿:色淡く, 酸性, 高比重, 泡少なく, 果物腐敗臭

≪尿≫

表 1 放置による尿成分の変化

検査項目	変化	原因
色調	濃色化	ウロビリノゲンが酸化されウロビリン体に変化
混濁	混濁増強	塩類析出, 細菌増殖
比重	やや高比重化	濃縮
pH	アルカリ性化	細菌による尿素の分解（アンモニア生成）
ブドウ糖	減少	細菌により消費
ケトン体	減少	揮発, 細菌により消費
ビリルビン	減少	ビリベルジンに酸化, 分解
ウロビリノゲン	減少	ウロビリン体に酸化
潜血反応	やや亢進, やがて陰性化	初期は溶血により促進, ヘモグロビンが変性し POD 活性低下
白血球反応	陰性化	エステラーゼの変性, 活性低下
亜硝酸塩	やや増加やがて減少	初期は細菌による硝酸の還元促進, 長時間たつと分解
尿沈渣	観察困難	細胞・円柱は崩壊, 細菌増殖, 塩類析出

④ 定性試験：還元法…アスコルビン酸混入で**偽陽性**
 (1) Nylander 法（次硝酸ビスマス）
 (2) Benedict 法（硫酸銅）：糖代謝異常症の検出にも応用
⑤ 糖排出閾値：160～180 mg/dl

表 2 尿検査のための保存法

保存法	検査目的
無添加で冷暗所または 4℃ 保存 採尿後 6 時間くらいまで	日常尿検査では最適
ホルマリン添加 0.5 ml/100 ml	沈渣,細胞診
トルエン添加 1〜2 ml/蓄尿瓶	糖,蛋白,hCG
塩酸酸性(pH 1〜3)蓄尿	VMA, HVA, 5-HIAA, カテコールアミン,アミノ酸分析
炭酸ナトリウム(1%)添加遮光	ポルフィリン体,ウロビリノゲン
抗プラスミン剤+トロンビン	FDP
チモール 0.5 g 添加蓄尿	酸性ムコ多糖

ケトン体(アセトン,アセト酢酸,β-オキシ酪酸)
① 臨床的意義:糖尿病,高熱,飢餓時に尿中に出現
② 基準範囲:陰性…2 mg/dl 以下
③ 定性試験:ニトロプルシッドナトリウム反応…β-オキシ酪酸とは反応しない
(1) ランゲ法,(2) レガール法

ビリルビン(直接ビリルビン)
① 臨床的意義:黄疸(肝細胞性,閉塞性)尿に出現
② ビリルビン尿:黄褐色,泡立ちやすく泡まで黄染
③ 定性試験:酸化法…ビリルビンが酸化剤により緑色のビリベルジンに変化する反応
(1) グメリン法(硝酸),(2) ロザン法(ヨードチンキ)

ウロビリノゲン
① 臨床的意義:高値…肝機能障害,溶血性貧血
　　　　　　　低値…閉塞性黄疸
② 基準範囲:0.4〜1 mg/dl.健常者尿中にも少量存在.日内変動…午後 2〜4 時高値

<尿>

表 3 尿試験紙一覧

検査項目	反応原理	検出感度	偽陽性反応	偽陰性反応	備考
pH	pH指示薬法	pH 5.0〜8.5	古くなった尿（アルカリ性化）	塩酸酸性化での蓄尿	複合指示薬による
蛋白	pH指示薬の蛋白誤差	30 mg/dl(1+)	pH 8以上の強アルカリ性尿，クロルヘキシジン	塩酸蓄尿(pH3以下)，アルブミン以外の蛋白尿	Bence Jones蛋白，ムコ蛋白は測定されにくい
ブドウ糖	ブドウ糖酸化酵素法	100 mg/dl (1+)	酸化剤(過酸化水素，次亜塩素酸塩)	アスコルビン酸	
ケトン体	ニトロプルシッド反応	アセト酢酸 5〜10 mg/dl	L-DOPA, PSP, BSP セファロスポリン	古くなった尿(分解，細菌が消費)	アセト酢酸のみを検出，β-オキシ酪酸は検出されない
潜血	ヘモグロビンのペルオキシダーゼ様作用	Hb 0.06 mg/dl(1+) 赤血球 20個/μl(1+)	酸化剤(過酸化水素，次亜塩素酸塩)	アスコルビン酸	ミオグロビンも反応
ビリルビン	ジアゾ反応	直接ビリルビン 0.4〜0.8/dl	クロルプロマジン	古くなった尿，アスコルビン酸，亜硝酸塩	光・酸素により酸化，分解
ウロビリノゲン	アルデヒド反応 ジアゾ反応	0.1 Ehrlich単位/dl	ポルホビリノゲン，PAS，アドナ，フェナゾピリジン	古くなった尿，抗生剤の大量投与	陰性は検出できない
亜硝酸塩(細菌尿の検出)	グリース反応	細菌数として 10^5 CFU/ml	フェナゾピリジン	アスコルビン酸，6時間以上放置したとき(分解する)	膀胱に4時間以上貯留した尿であること
比重	尿陽イオンの検出	主としてNa$^+$ 1,000〜1,030	濃縮尿(pH 3以下)：高比重化 蛋白尿(100 mg/dl以上)	アルカリ性尿(pH 8以上)：低比重化	pH 6.5以上の尿では0.005加える
白血球	エステラーゼ反応	白血球 5〜10個/HPF	PSP, ホルマリン	リンパ球尿，高比重尿(糖尿+)，シュウ酸カルシウム	尿沈渣で確認．好中球エステラーゼ活性を検出
アスコルビン酸	インドフェノール反応	25 mg/dl			

③ 定性試験：アルデヒド反応…p-ジメチルアミノベンツアルデヒドと反応して赤色を呈する

潜血
❶ 血尿：腎・尿路の炎症，腫瘍，結石，出血性素因
❷ 血色素尿：血管内溶血(発作性ヘモグロビン尿症，熱傷)
① 潜血反応：ヘモグロビンのペルオキシダーゼ様作用
  ・酸化剤混入…偽陽性，アスコルビン酸…偽陰性
  ・ミオグロビンも陽性：鑑別…Blondheim の硫安塩析法

ポルフィリン体
① 臨床的意義：ポルフィリン症，ポルフィリン尿症の診断
② ポルフィリン尿：放置…赤ブドウ酒色，紫外線…紅色蛍光
③ 定性試験：糞便の混入を避けて採尿，遮光保存
(1)フィッシャーのブルグシュ変法
(2)ポルホビリノゲン：アルデヒド反応…水層陽性

妊娠反応
① 臨床的意義：妊娠，異常妊娠，絨毛性疾患の診断
② 定性試験：抗 β-hCG モノクローナル抗体を用いるヒト絨毛性性腺刺激ホルモン(hCG)の検出
  ・一般用(OTC 検査薬)：感度 50 μIU/l，妊娠 4 週後半から検査可

腎機能検査
推算糸球体濾過量(estimated GFR：eGFR)
① 臨床的意義：腎機能評価にはクレアチニン・クリアランスがよいが，蓄尿などが困難な場合代わりに性別，年齢と血清クレアチニン値(Cr)または血清シスタチン C 値(Cys-C)に基づく推算糸球体濾過量(eGFR)を用いる．

＜尿＞

② 計算式：血清クレアチニン値を用いた場合
男性 eGFRcreat(ml/分/1.73 m²)
　＝$104 \times Cr^{-1.094} \times 年齢^{-0.287}$
女性 eGFRcreat(ml/分/1.73 m²)
　＝eGFRcreat(男性)×0.739
③ 判定：基準範囲は 60 ml/分/1.73 m² 以上

尿沈渣

尿沈渣標本の作製法
早朝第一尿，中間尿が最適，均等に再浮遊させる．
① 尿 10 ml を 500 g，5 分間遠心（懸垂型遠心器）
② 上清を捨て，沈渣量を 0.2 ml とする．
③ 再浮遊後，スライドグラスに 15 μl 採り，カバーグラス(18×18)をかける．

観察法
① 弱拡大(100 倍, LPF)で全視野(WF)を観察…円柱数を確認
② 強拡大(400 倍, HPF)で最低 10 視野以上観察…血球や上皮細胞の種類と数を確認
　・無染色で観察，確認および判定困難な場合に染色

① Sternheimer(S)染色：超生体染色
　(アルシアン青，ピロニン B)
② Sternheimer-Malbn(SM)染色：超生体染色
　(クリスタルバイオレット，サフラニン)
③ Prescott-Brodie 染色：ペルオキシダーゼ染色
④ Sudan III 染色：脂肪染色

尿沈渣成分の分類
① 赤血球：腎・尿路系の出血性病変でみられる．
　・基準値：4個/HPF 以下
　(1) 沈渣赤血球と潜血反応の結果…必ずしも一致し

ない.
(2) 変形赤血球…糸球体腎炎を疑う.
(3) 均一赤血球…非糸球体由来.
② 白血球:腎・尿路系の感染症や炎症性疾患
  ・基準値:男女とも4個/HPF以下
  ・鑑別:トリコモナス原虫,尿細管上皮,赤血球
③ 尿中好中球:S染色およびSM染色の染色性により,濃染細胞(dark cell),淡染細胞(pale cell),輝細胞(glitter cell)に分けられる.PB染色陽性.

表4 尿中にみられる上皮細胞の分類

模式図	組織学的分類		備考
	表層型	扁平上皮細胞	薄い細胞質,S染色での染色性良好(赤紫色)
	中層型〜深層型細胞		円形,類円形,細胞質は厚く,深層部のものは球状,S染色での染色性不良
	被蓋細胞(表層型)	尿路上皮細胞(移行上皮細胞)	辺縁は角ばり,多辺形,黄色調,核の数が多い
	中層型〜深層型細胞		紡錘形,洋梨形,多辺形,黄色調,S染色での染色性良好(赤紫色)
	尿細管上皮細胞		腎実質疾患 扁平上皮・移行上皮の深層型との鑑別
	卵円形脂肪体		ネフローゼ症候群,脂肪顆粒細胞,Maltese crossを認めることあり
	細胞質内封入体細胞		ウイルス感染?

その他の上皮細胞:核内封入体細胞,異形細胞,円柱上皮細胞など

≪尿≫

④ 上皮細胞(表4):できるかぎり細胞学的に分類.判定困難な場合,形態分類することもある.
⑤ 円柱(表5):尿細管腔内でTamm-Horsfollムコ蛋白凝固物を基質として形成される病的成分.円柱の基質内に他の成分が含まれる場合,含有成分の量により鑑別する.

・細胞成分が3個以上…細胞(白血球,赤血球,上皮,

表5 円柱の種類と臨床的意義

種類	形態	染色性(S染色)	臨床的意義
硝子円柱	無構造透明の基質内に何も封入されていないか,2個以下の細胞成分,1/3以下の顆粒成分を封入	淡青~濃青色	健常者でも少数出現
赤血球円柱	基質内に赤血球を3個以上封入	青色の基質内に赤い赤血球	ネフロン内の出血(糸球体腎炎)
白血球円柱	基質内に白血球を3個以上封入	青色の基質内に白血球(核)	ネフロン内の感染や炎症(糸球体腎炎,腎盂腎炎)
上皮円柱	基質内に尿細管上皮細胞を3個以上封入	青色の基質内に尿細管上皮細胞	ネフローゼ症候群,急性尿細管障害
顆粒円柱	上皮円柱,血球円柱の細胞部分が変性して顆粒状となったものを1/3以上封入	ピンク色~濃赤紫色	ネフローゼ症候群,慢性腎炎
ろう様円柱	厚みや光沢,切れ込みがあり,淡黄色不透明.細胞成分を2個以下封入	淡~濃赤紫色または濃青色	長期間の尿細管栓塞(重症の腎機能障害)
脂肪円柱	卵円形脂肪体1個以上,同定可能な大きさの脂肪顆粒を3個以上封入	橙赤色~橙黄色	ネフローゼ症候群,ループス腎炎
その他の円柱	空胞変性円柱,ヘモジデリン円柱,ミオグロビン円柱,Beces Jones蛋白円柱,塩類・結晶円柱		

脂肪)円柱
- 顆粒成分が1/3以上…顆粒円柱
- 含有成分が3個または1/3未満…硝子円柱

⑥ 結晶成分
(1)健常者にもみられる結晶(表6)：出現数が多いとき報告．結石の疑い．
(2)病的結晶(表7)：全視野に1個でもあれば陽性

表6 酸性尿・アルカリ性尿の結晶成分

酸性尿	シュウ酸カルシウム，尿酸，尿酸ナトリウム
アルカリ性尿	リン酸カルシウム，リン酸アンモニウムマグネシウム，炭酸カルシウム，尿酸アンモニウム

表7 病的結晶

結晶の種類	尿pH	臨床的意義
ロイシン	酸性尿	重症肝障害
チロシン	酸性尿	重症肝障害
シスチン	酸性尿 正六角形板状	先天性シスチン尿症（結石症合併）
コレステロール	一角の欠けた方形板状，酸性・中性尿	ネフローゼ症候群
ビリルビン	針状結晶，酸性尿	肝・胆道系疾患(黄疸尿)
2,8-ジヒドロキシアデニン(DHA)結晶	バナナチップ状 酸性尿	先天性アデニンホスフォリボシルトランスフェラーゼ欠損症(結石症合併)

シュウ酸カルシウム結晶
- 酸性尿でもアルカリ性尿でも出現し，さまざまな形態をとる．

≪便≫

・ビスケット状の結晶は赤血球と誤認しやすいが，同じ沈渣標本のどこかに正八面体の結晶があるので区別できる．

糞便検査

消化器疾患に必須の検査，近年では**消化器出血，腸管感染症**(寄生虫を含む)，**細菌学的検査**として重要視される．

生成と組成
食物残渣であり消化液や食物分解酵素，消化管の有形物質や細菌を含む．

一般的性状
① 形状：固形便，有形軟便，泥状便，水様便
② 色調：健常者糞便は黄褐色，食事・疾病・薬剤内服により変化
③ 臭気：分解状態や疾患によりインドール，スカトール，腐敗臭，酸臭が強いことがある．

黄色～黄緑色：激しい下痢	黒色：上部消化管出血
鮮紅色：直腸・肛門部出血	緑色：ビリルビン
灰白色：閉塞性黄疸	

量
排便1日1回，100～250 g(乾燥量 25～45 g)．食物の種類，量，消化吸収状態などにより増減

採便，保存法
① 色調・形状など観察後，検査目的必要量を採便
② 時間経過で腐敗・発酵あり，採便後速やかに検査
③ 検査までの時間経過に備え，多めに採便
④ 密栓し，乾燥防止保存

病的付着物
血液，粘液，粘血便，膿，結石など

寄生虫検査

虫体，虫卵，原虫の検出検査

今日では海外渡航者や入国者の激増，食生活の変化，

各種ペットの増加により高度の知識と技術が求められる．

主要人体寄生虫卵

主要人体寄生虫卵模式図

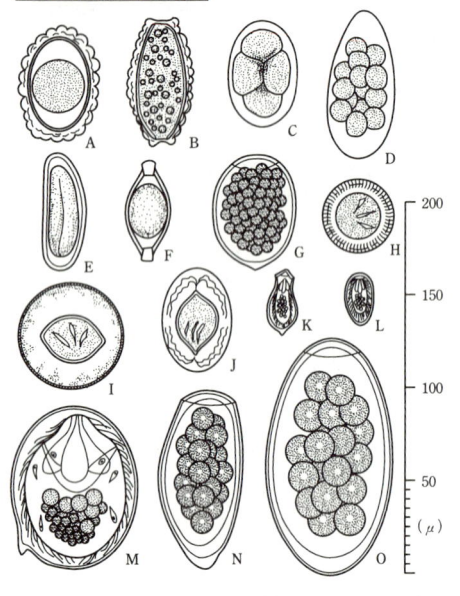

A 蛔虫受精卵　　B 蛔虫不受精卵　　C 鉤虫卵　　D 東洋毛様線虫卵
E 蟯虫卵　　F 鞭虫卵　　G 広節裂頭条虫卵　　H 無鉤条虫卵
I 縮小条虫卵　　J 小形条虫卵　　K 肝吸虫卵　　L 横川吸虫卵
M 日本住血吸虫卵　　N 肺吸虫卵　　O 肝蛭卵

(新編臨床検査講座 医動物学．付・実験用動物学．医歯薬出版)

≪便≫

主要人体寄生虫卵の鑑別点

	虫卵名	大きさ (μm)	形・色	卵内容	卵殻
線虫類	A 蛔虫卵（受精卵）	$50\sim70\times 40\sim50$	短楕円形 黄褐色	単細胞, 空隙あり	厚い
	B 蛔虫卵（不受精卵）	$60\sim100\times 40\sim60$	長楕円形 黄褐色	大小の油滴状顆粒	厚い
	C 鉤虫卵	$56\sim72\times 35\sim40$	短楕円形 無色	$4\sim8$細胞に分裂	極く薄い
	D 東洋毛様線虫卵	$90\sim95\times 43\sim45$	砲弾形 無色	16細胞 空隙あり	やや薄い
	E 蟯虫卵	$50\sim60\times 20\sim30$	柿の種形 無色	2つに折れた幼虫	厚い
	F 鞭虫卵	$50\sim54\times 22\sim23$	提灯形 黄褐色	単細胞	厚い
条虫類	G 広節裂頭	$66\sim75\times 45\sim53$	楕円形 淡褐色	1個の卵細胞と多数の卵黄細胞	やや厚い
	H 無 鉤 条虫卵	$30\sim40\times 20\sim30$	類円形 淡黄褐色	六鉤幼虫	脱落
	I 縮 小 条虫卵	$60\sim80$	円形 黄褐色	六鉤幼虫	厚い
	J 小 形 条虫卵	$44\sim52\times 36\sim44$	楕円形 無色	六鉤幼虫	薄い
吸虫類	K 肝吸虫卵	$27\sim35\times 12\sim20$	徳利形 淡黄褐色	ミラシジウム	厚い
	L 横川吸虫卵	$28\sim32\times 15\sim18$	楕円形 淡黄色	ミラシジウム	厚い
	M 日本住血吸虫卵	$70\sim100\times 50\sim70$	短楕円形 淡黄色	ミラシジウム	薄い
	N 肺吸虫卵	$70\sim100\times 45\sim65$	卵円形 黄金色	1個の卵細胞と多数の卵黄細胞	厚い
	O 肝蛭卵	$130\sim140\times 70\sim90$	長楕円形 淡黄色	1個の卵細胞と多数の卵黄細胞	薄い

（新編臨床検査講座 医動物学．付・実験用動物学．医歯薬出版）

原虫類 単細胞動物，人畜に寄生
① アメーバ類：赤痢アメーバ，大腸アメーバ，小型アメーバ，ヨードアメーバ
② 鞭毛虫類：膣トリコモナス，ランブル鞭毛虫
③ 線毛虫類：大腸バランチジウム

寄生虫卵検査法
① 直接塗抹法：カバーグラス薄層塗抹法，セロファン厚層塗抹法，セロテープ法
② 集卵法：浮遊法：硫酸マグネシウム食塩水，硫酸亜鉛遠心法
③ 沈殿法：MGL法，AMS Ⅲ法
④ 糞便培養法：濾紙培養法，カワラ培養法

(memo)

≪便≫

潜血反応

糞便中の**微量血液**を化学的・免疫学的検査法(表1)を用いて検出する.

消化管の潰瘍,炎症,悪性腫瘍や,胃・十二指腸潰瘍,鉤虫症などによる出血の有無を早期に診断する.

化学的便潜血検査　ヘモグロビンを酢酸ヘマチンとし,過酸化水素にてクロモゲンを酸化発色させる反応

① 検査法:フェノールフタレイン法(5〜100万倍),オルトトリジン法(3〜40万倍),グアヤック法(1〜5万倍)　( )内は感度

② 化学法の特徴:上部消化管出血のスクリーニング検査

③ 注意点:食事,薬剤,出血(鼻腔,口腔,咽頭,痔,月経)による偽陽性,ビタミンC,長期保存による偽陰性

免疫学的便潜血検査　抗ヒトヘモグロビン抗体を用いて糞便中のヒトヘモグロビンを特異的に検出する.

① 検査法
　・免疫凝集反応法(R-PHA,ラテックス凝集反応)
　・酵素免疫測定法(EIA,金コロイド法)

② 免疫法の特徴と注意点:ヒトヘモグロビンに特異性が高い.**食事制限不要**.上部消化管出血には感度が低く下部消化管出血判定に適する.間欠出血・長期保存による陰性

(memo)

胆汁成分
糞便中胆汁成分の検出は黄疸の種類，貧血の鑑別，消化吸収障害を知るために実施
① ビリルビン検出法：グメリン法，フッパート法
② ウロビリノゲン検出法：ワトソン法
③ ウロビリン検出法：シュレージンガー法，シュミットの昇汞試験

ヨードでんぷん反応
① 炭水化物の消化吸収障害の確認試験
② 検査法：ルゴール液でんぷん染色法

脂肪染色
① 胆汁，膵液分泌不足による脂肪消化吸収障害の確認試験
② 検査法：Saathoff のズダン試験

memo

≪精液≫

精液検査
① 精液：精路系分泌物の総称，精巣で生成された精子と前立腺，精囊腺，尿道分泌液からなる．
② 検査目的：男性不妊症診断，造精機能・精路通過障害・射精障害，不妊手術後効果判定

一般的性状，基準値（WHOによる）
① 精液量：2 ml 以上
② 色調：白色～黄白色
③ pH：7.2～7.8
④ 精子濃度：20×10^6/ml 以上
⑤ 総精子数：40×10^6 以上
⑥ 運動率：50％以上が直進運動か，25％以上が高速に直進
⑦ 正常形態率：30％以上である．
⑧ 生存率：75％以上
⑨ 白血球数：1×10^6/ml 以下
⑩ 精子形態（運動率，奇形率）の観察：鏡検
⑪ 精子数の測定：Makler 精子分析カウントチェンバー

正常精子および形態異常精子

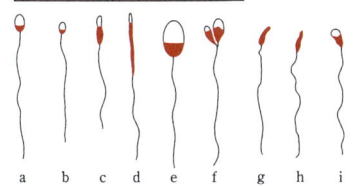

a：正常，b：小頭型（矮小型），c・d：頭部細長型，
e：巨頭型，f：双頭型，g・h・i：変形型

（岩動孝一郎：検査と技術．11 精液，18(6 増)：671，1990）

≪髄液≫

髄液検査

脳脊髄液の生成・成分　脳室・脊髄腔に存在する水様透明な液体,中枢神経系の保護,組成は血清の希釈液,成人脳脊髄液量 100~150 ml

髄液の採取法　腰椎穿刺,後頭下穿刺,脳室穿刺など

一般的性状

① 髄液圧:70~150 mmH$_2$O(側臥位)

髄液圧亢進	200 mmH$_2$O 以上	炎症,腫瘍,出血
髄液圧低下	40 mmH$_2$O 以下	脱水,衰弱,髄液漏

② 色調:正常髄液は水溶性無色透明
 ・赤色髄液:脳,脊髄の新鮮な出血
 ・黄色髄液(キサントクロミー):脳・脊髄の古い出血,高濃度蛋白
③ 混濁:血液,細胞,細菌の増加により混濁.太陽光線にて浮遊物の確認(日光微塵)
④ 反応:pH 7.31~7.34
⑤ 比重:1.005~1.007

細胞学的検査

① 細胞数算定法:新鮮検体を希釈染色し計算板にて鏡検
② 基準値:5/μl 以下
③ 増加:結核性髄膜炎,脳脊髄梅毒,ウイルス感染症など

検査法

① 希釈・染色液:サムソン液,パッペンハイム液
② 希釈法:メランジュール,マイクロピペットにて 10/9 に希釈
③ 鏡検:フックス・ローゼンタール計算板にて 200 倍で鏡検

④ 細胞種類検査：細胞数算定時 400 倍にて観察，単核細胞か多形核細胞の識別可能

化学的検査

総蛋白定量　髄液中の蛋白は約 80% がアルブミン，約 20% がグロブリンからなる．
① 基準値：10～40 mg/dl
　・増加：化膿性髄膜炎，脳出血，くも膜下出血など
　・低下：髄液漏，甲状腺機能亢進症
② 測定法：「尿蛋白測定」の項参照（☞ p. 61），キングスベリー・クラーク法，ピロガロールレッド法など

グロブリン反応
① グロブリン単独増加：多発生硬化症，ベーチェット病
② グロブリン・アルブミン同時増加：脳・髄膜炎，脳・脊髄腫瘍
③ 検査法：ノンネ・アペルト反応，パンディ反応，蛋白分画法

糖定量　髄液中の糖分はほとんどがブドウ糖で，血糖の 1/2～2/3
① 基準値：40～70 mg/dl
　・減少：細菌・細胞の解糖作用，結核性髄膜炎，化膿性髄膜炎
　・増加：糖尿病，脳挫傷，尿毒症
② 検査法：「血糖測定」の項参照（☞ p. 86）

トリプトファン反応　結核菌の蛋白質分解トリプトファン生成作用を用いた結核性髄膜炎の診断法
① 検査法：里見変法

クロール検査
① 基準値：120～128 mEq/l，髄膜炎で減少
② 検査法：「血清クロール測定」の項参照（☞ p. 81）

≪その他≫

穿刺液検査

体腔・嚢腫内に貯留した体液を穿刺・採取し,各種疾患の診断・治療を目的に行う検査

① 部位(種類):胸腔,腹腔,心嚢腔,関節腔,卵巣嚢腫,腎水腫など

一般的性状 滲出液と濾出液の鑑別

	滲出液	濾出液
外観	一般に混濁	淡黄色
比重	1.018以上	1.015以下
蛋白量	4 g/dl 以上	2.5 g/dl 以下
リバルタ反応	(+)	(−)
細胞	多核白血球,リンパ球	内皮細胞,組織球

検査法

① 細胞検査:塗抹・染色し鏡検,ときに細胞数計測
② 細菌検査:塗抹・染色し鏡検,ときに培養検査
③ 総蛋白量測定:屈折計
④ リバルタ反応:酢酸により凝固する蛋白(euglobulin, pseudoglobulin)を検出する検査

(memo)

喀痰検査

喀痰は呼吸器系の各部位より分泌される粘液性物質で，呼吸器疾患の診断に重要な検査．

喀痰の採取法 自然喀出法，咽頭ぬぐい法，気管穿刺法，気管洗浄法

一般的性状
① 量：病状に比例して増量，予後判定に測定
② 外観：漿液性，粘液性，膿性，血性
③ 異常物質：線維素凝塊，クルシュマンらせん体，ディットリッヒ栓子，肺組織片，肺結石

顕微鏡的検査 好酸球，弾力線維，シャルコ・ライデン結晶，心臓病細胞，放射状菌ドルーゼなどの観察

memo

胃液検査

胃の分泌,運動機能を知るために実施.

胃液成分
塩酸,ペプシン,粘液,ラブ酵素.

分泌量:1.5〜2.0 l/日

胃液採取法
カフェイン法,ヒスタミン法,ガストリン法

一般的性状
① 量:空腹時約 40 ml
② 色調:無色〜乳白色
③ 臭気:無臭
④ 粘液:少量
⑤ その他:出血,胆汁混入,食物残渣の確認

顕微鏡的検査
腫瘍細胞,赤・白血球,虫卵,乳酸菌,酵母菌,結核菌

化学的検査
酸度測定,乳酸試験,酵素試験

memo

≪その他≫

採　血
採血行為の範囲
臨床検査技師は，医師の具体的指示を受け検査目的に 20 ml 以内の採血ができる．
採血部位
① 毛細血管採血：耳朶，指頭，足蹠
② 静脈採血：四肢の表在静脈
採血に際しての注意事項
採血目的の認識，患者の不安感解消，採血準備の確認，手技の熟練，感染予防，採血事故対策
採血用具
① 採血台：背付の椅子，肘がまっすぐに伸びる採血台
② 注射器：硬質ガラス製，プラスチック製，真空採血器
③ その他：注射針，駆血帯，腕枕，消毒綿，血液容器
静脈採血手技
① 駆血帯の縛り方：上腕部，穿刺部位 5〜10 cm 上方をゴムバンドで動脈血流入を止めない程度の強さで縛る．
② 穿刺部位：前腕の拡張静脈を確認，尺側正中皮静脈，橈側正中皮静脈，橈側皮静脈などが一般的
③ 消毒：70％アルコール，ステリクロンW液 0.5 など
④ 穿刺法：穿刺部位の約 1 cm 下方から皮膚に平行に 15°〜30°の角度で針の切り口を上にし，刺入する．刺入後，針先を固定し強い圧をかけず吸引する．
⑤ 穿刺後：駆血帯をはずし，針を抜き，消毒綿で固定する．

臨床化学検査　　　　≪無機質≫

ナトリウム(Na, sodium), カリウム(K, pottasium)

生理的意義
① Na：細胞外液中陽イオンの主成分．浸透圧，体液量，pH，酸塩基平衡の維持
  ・調節：腎(Na-水代謝系：アルドステロン-レニン-アンジオテンシン系，ADH など)
② K：細胞内液中陽イオンの主成分．酸塩基平衡の維持，神経伝導，筋興奮に関与
  ・調節：腎(排泄：アルドステロンなど)

測定法
① 炎光光度法：Na 589 nm，K 766 nm
  ・標準物質：Li 671 nm
② イオン選択電極(ISE)法：Na…ガラス膜電極，K…バリノマイシン電極，Na・K…クラウンエーテル電極
③ 酵素法

注意
K：溶血↑，血漿＜血清(血液凝固時の白血球，血小板由来 K 遊出)

採血条件
速やかな血清分離
・全血放置：Na 4℃(↓傾向)，K 室温↑・4℃↑↑↑

抗凝固剤
Na，K を含むものは使用不可(EDTA 2 Na，2 K など)

基準値
Na：136～147 mEq/l，K：3.5～4.8 mEq/l
(新生児：K↑)

臨床的意義
① Na↑：水欠乏，副腎機能亢進…Cushing 症候群，尿崩症など
② Na↓：Addison 病，腎不全，嘔吐，下痢
③ K↑：Addison 病，腎不全，偽性(白血球，血小板増多症)

④ K↓:嘔吐,下痢,利尿剤,Cushing症候群,原発性アルドステロン症

クロール(Cl, chloride)

生理的意義 細胞外液中陰イオンの主成分.Naとほぼ並行.HCO_3^-変動による影響大.水分代謝,浸透圧の調節,酸塩基平衡維持など

- 調節:尿細管再吸収

測定法
① シャールズ・シャールズ法:滴定(硝酸第二水銀)
② ハミルトン法(チオシアン酸第二水銀法):比色法
③ クロライドメータ法(銀電極法):電量滴定
④ イオン選択電極(ISE)法
⑤ 酵素法

注意 ISE:Cl以外のハロゲンにも感応

基準値 96〜108 mEq/l

臨床的意義 Naや酸塩基平衡異常と関連
① Cl↑:高Na血症,代謝性アシドーシス,呼吸性アルカローシス
② Cl↓:低Na血症,代謝性アルカローシス,呼吸性アシドーシス

※血清中イオン組成…Na^+(陽イオン),Cl^-(陰イオン)が主成分.その他,陰イオンでは,HCO_3^-も多く,Cl^-と競合して変動

③ アニオンギャップの式:$Na^+ - (Cl^- + HCO_3^-)$
  - 基準値 9〜15 mEq/l
  - 測定されない陰イオンの変化を反映.

カルシウム(Ca, calcium)

生理的意義
① 体内でもっとも多い無機質
② 99%が歯,骨に分布

③ 血中 Ca:透析性(主にイオン型)と不透析性(蛋白結合型)
④ アルブミンと並行
⑤ 血中 Ca の調節:活性型ビタミン D↑,副甲状腺ホルモン↑,カルシトニン↓
⑥ Ca^{2+}の働き:酵素活性の賦活因子,神経伝導,血液凝固など

測定法
① 滴定法:過マンガン酸カリウム法(Clark-Collip法),EDTA キレート滴定法
② 比色法(キレート反応):(i)o-クレゾールフタレインコンプレクソン(o-CPC)法(アルカリ性下反応),(ii)メチルキシレノールブルー(MXB)法(アルカリ性下反応),(iii)アルセナゾIII法,(iv)クロロホスホナゾIII法
  ・Mg 隠蔽:8-ヒドロキシキノリン
③ 原子吸光法
④ 酵素法:ホスホリパーゼ D,アミラーゼ反応系
⑤ イオン選択電極法

採血条件 立位>臥位(蛋白↑の影響)
総 Ca 基準値 9〜11.0 mg/dl,4.5〜5.5 mEq/l
臨床的意義

	高 Ca	低 Ca
高 IP	ビタミン D 過剰 悪性腫瘍骨転移 サルコイドーシス	副甲状腺機能低下 **慢性腎不全**
正常 IP	多発性骨髄腫	低アルブミン血症
低 IP	副甲状腺機能亢進	ビタミン D 欠乏

≪無機質≫

無機リン(IP, inorganic phosphorus)
生理的意義　細胞内液中の主要陰イオンを構成
① リン全体：骨，歯に多い
　　その他：リン脂質，ATPなどの構成
② 血中：有機リン(主にリン脂質)，無機リン(無機リン酸塩)
③ 調節：ビタミンD，副甲状腺ホルモン(吸収に関与)，Ca代謝と関連

測定法
① 比色法：モリブデンブルー法(フィスケ・サバロウ法)，マラカイトグリーン法
② 酵素法

採血条件　食後に↓傾向あり，速やかに血清分離(全血放置↑)

基準値　2.8〜4.8 mg/dl (小児＞成人)

臨床的意義　p.82 表参照

マグネシウム(Mg, magnesium)
生理的意義
① 骨に多く分布
　　その他：筋，赤血球，血漿など．血球＞血漿
② 血中Mg：透析性(イオン型)＞不透析性(蛋白結合型)
③ Caと拮抗的，酵素反応の活性化

測定法
① 比色法
　・チタンイエロー法
　・キシリジルブルー法(アルカリ性下錯体形成)
② 原子吸光法
③ 酵素法

注意　溶血↑，Mg汚染

採血条件 速やかに血清分離(全血放置↑)
抗凝固剤 ヘパリン以外使用不可
基準値 1.8〜2.6 mg/dl
臨床的意義
① 増加：**腎不全**，Addison病，甲状腺機能低下
② 減少：原発性アルドステロン症，甲状腺機能亢進

鉄(Fe, iron)
生理的意義
① 生体内に約4g(2/3：ヘモグロビン鉄，1/3貯蔵鉄：フェリチン，ヘモジデリン)
② 摂取した鉄：Fe^{2+}からFe^{3+}(腸粘膜)→血中へ
③ 血清中ではすべてトランスフェリンと結合し運搬される(血清鉄Fe^{3+})約0.1%

測定法
① 比色法(3段階)：トランスフェリンからFe^{3+}の遊離と除蛋白，Fe^{3+}…Fe^{2+}(還元)，キレート化によるFe^{2+}の発色
  ・**松原法**(還元剤：アスコルビン酸，キレート発色剤：**バソフェナンスロリン**)
  ・その他：キレート発色剤…**トリピリジルトリアジン(TPTZ法)**，Nitroso-PSAPなど(除蛋白なし)
② 原子吸光法
③ 電極法

注意 鉄での汚染，溶血↑
採血条件 早朝空腹時(朝↑，夜↓)
抗凝固剤 EDTA使用不可
基準値
① 男性80〜180 μg/dl，女性70〜160 μg/dl
  (男性＞女性)
② 妊娠時↓

≪無機質≫

臨床的意義
① 増加:再生不良性貧血,鉄芽球性貧血,ヘモクロマトーシス
② 減少:鉄欠乏性貧血,真性多血症,出血性貧血

総鉄結合能(TIBC),不飽和鉄結合能(UIBC)
① TIBC:総トランスフェリン量,UIBC:遊離トランスフェリン量(鉄結合していない分),TIBC=血清鉄+UIBC
② トランスフェリンの約1/3が鉄と結合(血清鉄),2/3は未結合.新たに結合しうる鉄の量(UIBC)
  ・**鉄欠乏性貧血**:Fe↓,UIBC↑,TIBC↑

銅(Cu, copper)

生理的意義
① 鉄代謝と関連
② 小腸で吸収
③ 筋に多い.その他,肝,脳,腎に含まれる.
④ 血清中:95%セルロプラスミンと結合

測定法
① 比色法(鉄と同様3段階)
  ・**バソクプロイン法**(Cu^+に還元し発色):還元剤…アスコルビン酸,キレート発色剤…バソクプロイン
  ・その他キレート発色剤…DiBr-PAESA
② 原子吸光法

注意　銅の汚染
抗凝固剤　「Fe」参照(☞ p.84)
基準値　70〜140 μg/dl(男性<女性),妊娠↑

臨床的意義
① 増加:鉄欠乏性貧血,胆道疾患など
② 減少:**ウィルソン病**など

≪糖質≫

血糖(glucose, ブドウ糖)

血液中糖類の主成分はブドウ糖である.

生理的意義 体内の多くの細胞のエネルギー源(血球, 脳など)

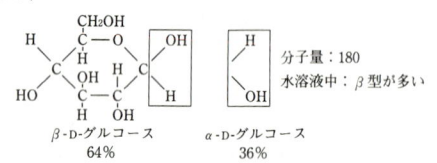

β-D-グルコース 64%　　α-D-グルコース 36%

分子量：180
水溶液中：β型が多い

- 調節：糖の摂取, 肝での糖新生, 組織での利用, 腎からの排泄(ホルモン関与)
① 腎の排泄閾値(170 mg/dl)以上：尿糖出現
② 血糖↑：グルカゴン, ACTH, GH, 甲状腺ホルモン, コルチゾール, アドレナリンなど
③ 血糖↓：インスリン

測定法

① 還元法：リンモリブデン酸法(Folin-Wu法), 砒モリブデン酸法(Somogyi-Nelson法), ネオクプロイン法, ヨウ素滴定(Hagedorn-Jensen法), ジニトロフタル酸法
② 縮合法：o-トルイジンホウ酸(o-TB)法…酸性下反応
③ 酵素法
 (1) **グルコースオキシダーゼ法**(β型グルコースに作用, H_2O_2生成)：ⅰ H_2O_2, 消費したO_2の直接測定…**電極法**, ⅱペルオキシダーゼ発色系…H_2O_2＋色原体(o-トリジン法, o-ジアニシジン法), H_2O_2＋4-アミノアンチピリン＋フェノール, ⅲカタラーゼ系

(2) **ヘキソキナーゼ(HK)法**:ⅰ HK-グルコース-6-リン酸脱水素酵素(G-6-PD)法(図1)…340 nm 吸光度増加,ⅲ HK-ピルビン酸キナーゼ((PK)-LD法(図2)…340 nm 吸光度減少
(3) **グルコース脱水素酵素法**(β型グルコースに作用):340 nmNADH 吸光度増加

図1

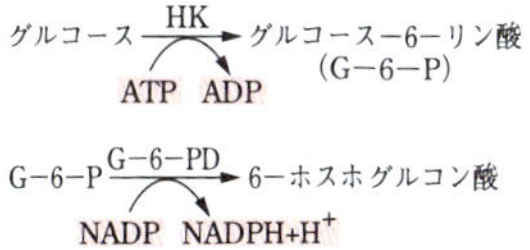

$$\text{グルコース} \xrightarrow[\text{ATP ADP}]{\text{HK}} \text{グルコース-6-リン酸 (G-6-P)}$$

$$\text{G-6-P} \xrightarrow[\text{NADP NADPH+H}^+]{\text{G-6-PD}} 6\text{-ホスホグルコン酸}$$

図2

PEP:ホスホエノールピルビン酸

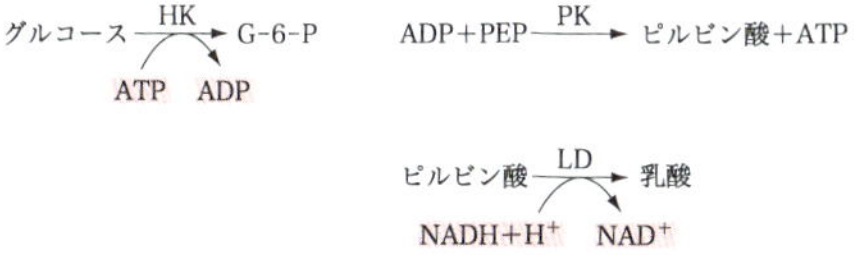

$$\text{グルコース} \xrightarrow[\text{ATP ADP}]{\text{HK}} \text{G-6-P} \qquad \text{ADP+PEP} \xrightarrow{\text{PK}} \text{ピルビン酸+ATP}$$

$$\text{ピルビン酸} \xrightarrow[\text{NADH+H}^+ \text{ NAD}^+]{\text{LD}} \text{乳酸}$$

注意 還元法>酵素法(糖以外の還元物質の影響)
・ムタロターゼ(α型→β型に変換)

採血条件
① 早朝空腹時(食後↑)
② 全血放置↓(血球の解糖作用)
③ 全血:解糖阻止剤添加(NaF…エノラーゼを阻害)
④ 血清:直ちに遠心分離
⑤ ストレス↑

基準値 70〜110 mg/dl(空腹時),新生児:低値

- 静脈血＜毛細管血＜動脈血
- 全血＜血清・血漿

臨床的意義
① 増加：**糖尿病**（糖尿病型…空腹時 126 mg/dl 以上），血糖上昇ホルモン分泌過剰
② 減少：インスリン過剰分泌，血糖上昇ホルモン分泌不全

乳酸(lactic acid)，ピルビン酸(pyruvic acid)
グルコースからの解糖系代謝産物
乳酸は，低 O_2 状態でピルビン酸から生成され，嫌気的解糖系の終末代謝産物である．

臨床的意義
① 増加：循環不全（ショック，心疾患など），肝疾患，糖尿病など
- 乳酸の異常高値のため血液が酸性へと傾いた状態を**乳酸アシドーシス**とよぶ．

注意 運動，食事で上昇↑

ヘモグロビン A1c(HbA1c)

生理的意義
① 健常成人ヘモグロビン(HbA 98%，HbF，HbA_2)
　HbA($\alpha_2\beta_2$)，HbF($\alpha_2\gamma_2$)，HbA_2($\alpha_2\delta_2$)
② HbA
- A_1：HbA に各種糖成分が結合(HbA1a，A1b，A1c など)
- A_0：糖が未結合の成分(HPLC 法)

③ HbA1c(HbA1 の大部分)：HbAβ 鎖 N 末端バリンにグルコースが非酵素的に結合
④ Hb＋グルコース⇌(Shiff 結合)アルジミン
　結合は可逆的．不安定型．
　不安定型→(アマドリ転移)ケトアミン

≪糖質≫

結合後ははずれない．安定型．
- 安定型は血球の寿命が尽きるまで存在するため**過去1～2カ月の平均血糖値を反映**
- 糖濃度に依存し増加

測定法
- 高速液体クロマトグラフィ(HPLC)法…Hbの荷電による分離　・免疫学的測定法　・酵素法

注意　HPLC法では，異常Hbの発見可

基準値　4.6～6.2%

※2014年4月1日よりわが国において使用されるHbA1cの表記はすべてNGSP値のみとする(日本糖尿病学会HP参照)

臨床的意義
① 増加：糖尿病(糖尿病型：HbA1c 6.5%以上)，腎不全(カルバミル化Hbの影響)
② 減少：低血糖，赤血球寿命低下(溶血性貧血，大出血)

その他糖尿病指標，関連項目
① フルクトサミン(FRA)↑：基準値…210～290 $\mu mol/l$．糖化血漿蛋白の総称，過去1～2週間の平均血糖値を反映
② 糖化アルブミン(GA)↑：基準値…11～16%．総アルブミンに対する割合，過去1～2週間の平均血糖値を反映
③ 1,5アンヒドログルシトール(1,5 AG)↓：基準値…14.0 $\mu g/ml$以上．グルコースによる尿細管再吸収阻害，尿糖の増減や急激な血糖の変化に鋭敏
④ 尿糖↑：排泄閾値以上で出現(腎性糖尿病…血糖正常)
⑤ 1,5 AG，尿糖：ほぼ現在の血糖値を反映

≪脂質≫

脂質

鎖状または環状で炭化水素鎖構造．水に不溶・有機溶媒(エーテル，クロロホルム，ベンゼンなど)可溶．

分類 構造上：単純・複合・誘導脂質

単純脂質	グリセロール(アルコール)と脂肪酸のエステル	①トリアシルグリセロール：グリセロール＋脂肪酸 ②ろう：高級脂肪族アルコール＋高級脂肪酸 ③ステロールエステル：ステロール＋脂肪酸
複合脂質	グリセロールと脂肪酸のほかにリン酸や糖質を含有する脂質	①**リン脂質**：グリセロール＋脂肪酸＋リン酸＋有機塩基物 ②**糖脂質**：窒素化合物＋脂肪酸＋糖質 ③脂質蛋白：脂質＋蛋白質
誘導脂質	脂質の加水分解により生じたもの	①脂肪酸 ②ステロイド，高級アルコールなど ③カロチノイド，スクアレンなどの炭化水素とその誘導体 ④ビタミンA, D, E, Kなどの**脂溶性ビタミン**

血中脂質成分

① 総コレステロール(T-cho)，リン脂質(PL)，トリグリセリド(TG)，遊離脂肪酸(FFA)，その他(胆汁酸，カロチノイド，ステロイド，ビタミンA・D・E・K)
② 血中：主に蛋白と結合(リポ蛋白)して存在

総コレステロール(T-cho)

生理的意義

① 主に肝で**アセチルCoAから合成**(内因性cho)
② 腸管から吸収(食事由来，外因性cho)
③ 合成系律速酵素，HMG-CoA還元酵素
④ ステロール骨格の**閉環**(スクアレン→ラノステ

《脂質》

ロールの段階)
⑤ シクロペンタノフェナントレイン骨格，C_3位に OH 基，$C_{5,6}$位二重結合，1価アルコール，C と H 元素からなる疎水性の高い化合物
⑥ ステロイドホルモンの原料

<table>
<tr><th colspan="2">主な分類</th><th>構造の特徴</th></tr>
<tr><td rowspan="12">ステロイドホルモン</td><td rowspan="4">副腎皮質
(コルチコイド)</td><td>コルチゾール</td><td>C_{17}に-OH と C=0</td></tr>
<tr><td>コルチゾン</td><td>C_{17}に-OH と C=0</td></tr>
<tr><td>コルチコステロン</td><td>C_{17}に C=0</td></tr>
<tr><td>アルドステロン</td><td>C_{17}に C=0</td></tr>
<tr><td rowspan="3">男性ホルモン
(アンドロゲン)</td><td>テストステロン</td><td>C_{17}に-OH</td></tr>
<tr><td>アンドロステロン</td><td>—</td></tr>
<tr><td>デヒドロエピアンドロステロン</td><td>—</td></tr>
<tr><td rowspan="3">女性ホルモン
(エストロゲン)</td><td>エストロン</td><td>—</td></tr>
<tr><td>エストラジオール</td><td>C_{17}に-OH</td></tr>
<tr><td>エストリオール</td><td>C_{17}に-OH</td></tr>
</table>

⑦ ビタミン D (誘導体)
⑧ 胆汁酸 (終末代謝産物：1次…CA, CDCA, 2次…DCA, LCA)

構造 コレステロール

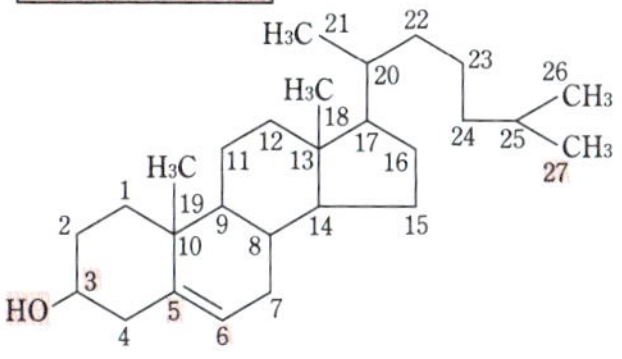

(コレステロール構造式：炭素番号 1～27, H_3C基, HO-基, C5=C6二重結合など)

血中 T-cho の 30%…F-cho, 70%…E-cho. C_3位に脂肪酸結合，リノール酸($C_{18=2}$)49.1%，オレイン酸

($C_{18=1}$) 25.5%, パルミチン酸($C_{16=0}$) 10.8%

・F-cho + PC $\xrightarrow{LCAT}$ E-cho + Lyso-PC

測定法

❶ 比色法

① Liebermann-Burchard 反応：青緑色 625 nm
② p-トルエンスルホン酸反応：L-B 反応の改良法, Pearson 法
③ スルホサリチル酸反応：Zurkowski 法
④ 塩化鉄反応：Kiliani 反応, Zak-Henly 法, 血赤紫色 560 nm
⑤ o-フタルアルデヒド反応：赤紫色 550 nm

❷ 酵素法：E-cho を加水分解後(E-cho $\xrightarrow{Cho-エステラーゼ}$ F-cho + ROOH・脂肪酸), F-cho をコレステロールオキシダーゼ(COD)反応かコレステロールデヒドロゲナーゼ(CDH)反応により測定

① COD 反応：F-cho $\xrightarrow{COD}$ コレスト-4-エン-3 オン + H_2O_2

発色(1) ペルオシダーゼ(POD)系：H_2O_2 + 4-アミノアンチピリン + フェノール $\xrightarrow{POD}$ 赤色キノン色素(505 nm)

(2) カタラーゼ系：H_2O_2 + メタノール $\xrightarrow{カタラーゼ}$ ホルムアルデヒド + 2 H_2O

ⓐ ホルムアルデヒド + アンモニウム塩 + アセチルアセトン…黄色色素(Hantzsch 反応・412 nm)

ⓑ ホルムアルデヒド + クロモトロープ酸 + H_2SO_4…赤紫色(570 nm)

② CDH 反応：F-cho + NAD^+ $\xrightarrow{CDH}$ $\triangle^4$-コレステン-3-オン + **NADH**　O.D 増加(340 nm)

≪脂質≫

測定上の注意
① 正誤差:ストレス,投与(ステロイド剤,経口避妊薬)
② 負誤差:投与(インスリン,プロゲステロン),アスコルビン酸,高濃度ビリルビン(酵素法)

採血条件　食後大きな変動を示さない.空腹時採血
- 4℃(1週間)
- 凍結(長期安定)

基準値　120~220 mg/dl(E-cho/T-cho・エステル比:65~80%)
① 生理的変動小さい,個体差大きい.成人後加齢に伴い増加
② 女性:40歳代で増加(男性<女性,10~20 mg/dl).妊娠後期約50%増加

臨床的意義

高値	原発性	家族性高脂血症,リポ蛋白(LPL)欠損症
	続発性	糖尿病,甲状腺機能低下症(粘液水腫),ネフローゼ症候群,閉塞性黄疸,肥満
低値	原発性	Tangier病(α-リポ蛋白欠損),無~低βリポ蛋白血症,LCAT欠損症
	続発性	甲状腺機能亢進症(Basedow病),Addison病,肝実質障害,下垂体機能低下症
E-cho/T-cho比低下		LCAT欠損症,肝硬変,閉塞性黄疸

HDL-コレステロール(HDL-cho)
生理的意義　血中リポ蛋白=グロブリン蛋白(アポ蛋白)+脂質成分(T-chol, PL, TGなど)
- 分離分画法と主な種類:超遠心法(電気泳動法)
① **CM**(カイロミクロン,塗布点~原点位), **VLDL**(超低比重リポ蛋白, Pre-β位), **LDL**(低比重リポ蛋白,

β位），HDL（高比重リポ蛋白，$α_1$位）に分画
② HDL：肝合成とカイロミクロンからリポ蛋白リパーゼ（LPL）により生成
③ HDL 分画中の cho を HDL-cho．機能は抗動脈硬化作用…(1)末梢 cho の肝輸送・血管蓄積 F-cho $\xrightarrow{LCAT}$ E-cho $\xrightarrow{肝輸送}$ 異化，(2)LDL-cho の末梢組織への蓄積抑制
④ 虚血性心疾患の発生頻度と HDL-cho 間では負相関（T-cho とは正相関）

測定法
① HDL を分離分画後，酵素法にて測定
  (1)超遠心法
  (2)HPLC（高速液体クロマトグラフィー）法
  (3)沈殿法：ポリアニオンやリンタングステン酸と2価陽イオンを用い HDL 以外のリポ蛋白を選択沈殿後，上清 HDL-cho を測定
  ・沈殿試薬の組合せ：ヘパリン-Mn^{2+}・-Ca^{2+}，デキストラン硫酸-Mg^{2+}・-Ca^{2+}，リンタングステン酸-Mg^{2+}
② 直接酵素法（ホモジニアス法）：α-シクロデキストリン硫酸か界面活性剤を用い，HDL-cho 以外のリポ蛋白の反応性を抑制し，見かけ上の HDL-cho を測定
③ 電気泳動法

採血条件 早朝空腹時．食事の影響を受けない

基準値 沈殿法
・男性：40～60 mg/dl
・女性：50～70 mg/dl
・男性＜女性（7～10 mg/dl）

① 低下因子：喫煙，運動不足，肥満，多価不飽和脂

≪脂質≫

肪酸・糖質類の多い食事
② 低値:動脈硬化症の危険因子

臨床的意義

高値	家族性高 HDL 血症, CETP(コレステロールエステル転送蛋白)欠損症 薬剤:インスリン, エストロゲン, HMG-CoA 還元酵素阻害剤
低値	高脂血症, 肥満, **糖尿病**, 肝硬変, **動脈硬化症**, LCAT 欠損症, Tangier 症, 慢性腎不全

トリグリセリド(TG)

$$
\begin{array}{l}
CH_2OH \\
CHOH \\
CH_2OH
\end{array}
+
\begin{array}{l}
HOOC-R_1 \\
HOOC-R_2 \\
HOOC-R_3
\end{array}
\rightarrow
\begin{array}{l}
CH_2OCOR_1 \\
CHOCOR_2 \\
CH_2OCOR_3
\end{array}
$$

グリセロール　　　脂肪酸　　　　トリグリセリド (TG)

$$
\begin{array}{l}
CH_2OCOR \\
CHOH \\
CH_2OH
\end{array}
\text{または}
\begin{array}{l}
CH_2OH \\
CHOCOR \\
CH_2OH
\end{array}
$$

モノグリセリド (MG)

$$
\begin{array}{l}
CH_2OCOR_1 \\
CHOCOR_2 \\
CH_2OH
\end{array}
\text{または}
\begin{array}{l}
CH_2OCOR_1 \\
CHOH \\
CH_2OCOR_2
\end{array}
$$

ジグリセリド (DG)

生理的意義

① グリセロールに3分子の脂肪酸(**オレイン酸**:$C_{18=1}$, 44%, パルミチン酸:$C_{16=0}$, 26%, リノール酸:$C_{18=2}$, 16%など)がエステル結合
　・トリアシルグリセロールともいう
② 脂肪酸2分子(DG), 脂肪酸1分子(MG)
③ 中性脂肪(TG+DG+MG), カイロミクロン(外因性 TG, 食事性 TG), VLDL(内因性 TG, 代謝性 TG)の主成分
④ 生体エネルギーの貯蔵と運搬に関与

測定法

❶ **比色法**：TG 抽出 ⟶ 妨害物質除去 ⟶ TG
　　　　　　　　　　　　　↑
　　　　　　　（既存グリセロール, リン脂質, 糖質）

ケン化 ⟶ 酸化 ⟶ 発色 ⟶ 測定（☞ p.92, ❷-①(2)の(a), (b)）
　↑　　　　↑
グリセロール　ホルムアルデヒド(HCHO)

❷ **酵素法**：リポ蛋白中 TG をリポ蛋白リパーゼ(LPL)で水解後，生成グリセロールを測定

・グリセロール測定の大別：①グリセロール酸化酵素(GOD)，②グリセロールキナーゼ(GK)，③グリセロールデヒドロゲナーゼ(GDH)

① GOD 法（現在の頻用法）

グリセロール $+ O_2 \xrightarrow{GOD}$ グリセロアルデヒド $+ H_2O_2$

$H_2O_2 +$ 4-アミノアンチピリン(4-AA) $+$ フェノール $\xrightarrow{POD}$ 赤色キノン（測定 500 nm）

② GK 法
(1) GK-PK-LDH 系

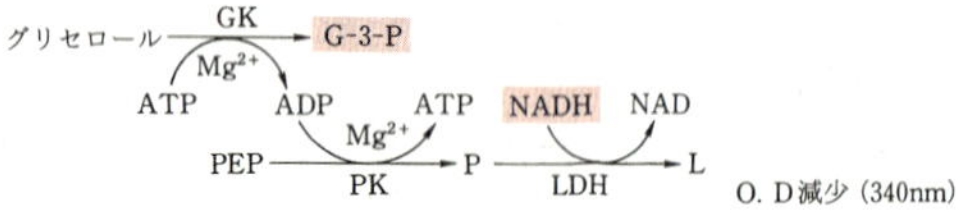

グリセロール $\xrightarrow[Mg^{2+}]{GK}$ G-3-P
ATP　ADP　ATP　NADH　NAD
　　　　　　　$\xrightarrow[Mg^{2+}]{}$
PEP $\xrightarrow{PK}$ P $\xrightarrow{LDH}$ L　　O.D 減少 (340nm)

・「日本臨床化学会(JSCC)勧告法」：LPL のかわりにアルカリ加水分解（アルコール性 NaOH）後，生じたグリセロールをこの系で測定

(2) GK で生じた G-3-P より H_2O_2 測定

G-3-P $\xrightarrow{\text{G-3-POD}} H_2O_2$

$H_2O_2 +$ 4-AA $+$ フェノール $\xrightarrow{POD}$ 赤色キノン

《脂質》

(3) G3PDH-NAD 系

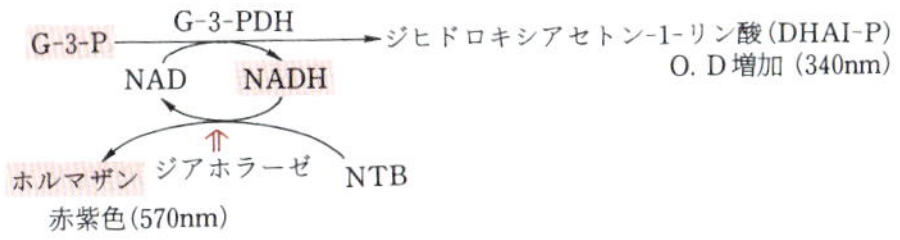

```
                G-3-PDH
G-3-P  ─────────────────→ ジヒドロキシアセトン-1-リン酸(DHAI-P)
       NAD ⇅ NADH                              O.D増加(340nm)

ホルマザン ── ジアホラーゼ ── NTB
赤紫色(570nm)
```

③ GDH 法

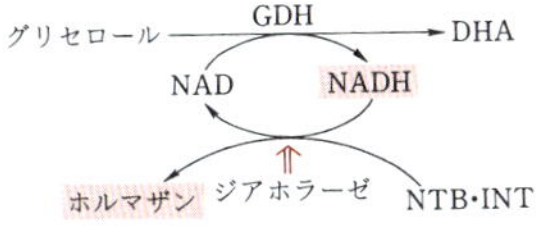

```
            GDH
グリセロール ─────→ DHA
       NAD ⇅ NADH

ホルマザン ── ジアホラーゼ ── NTB・INT
```

❸ 物理化学的測定法(ネフロメトリ)

測定上の注意

① 内因性遊離グリセロールの除去
  (1) 比色法：ゼオライトか有機溶媒で除去
  (2) 酵素法
  ・**検体ブランクをとる**(LPL 除いた試薬)
  ・遊離グリセロール $\xrightarrow{GOD \cdot GDH}$ H_2O_2 ＋ジメチルアニリン $\xrightarrow{POD}$ 無色生成物(消去)

② 内因性遊離グリセロール値：約 $2.9\ mg/dl$(TG・トリオレイン換算値約 $26.8\ mg/dl$ 相当)

③ 4°C保存(4日間)，−20°C保存(長期)安定

採血条件 食事の影響が大(**食後高値**)，長期空腹でも高値(内因性 TG)，したがって 10〜14 時間絶食(早朝空腹時採血必須)

基準値 $50〜149\ mg/dl$

① 加齢で増加
② **同一個体での日差変動大**

臨床的意義

高値	原発性	家族性高リポ蛋白血症，Tangier症
	続発性	**動脈硬化症**，肥満，**糖尿病**，**甲状腺機能低下症**，ネフローゼ症候群，Cushing症候群，閉塞性黄疸，急性・慢性膵炎，多発性骨髄腫，食事性(脂肪，高カロリー，アルコール過飲)
低値	原発性	β-リポ蛋白欠損症
	続発性	甲状腺機能亢進症，肝硬変，吸収不良症候群，下垂体機能低下症，Addison病

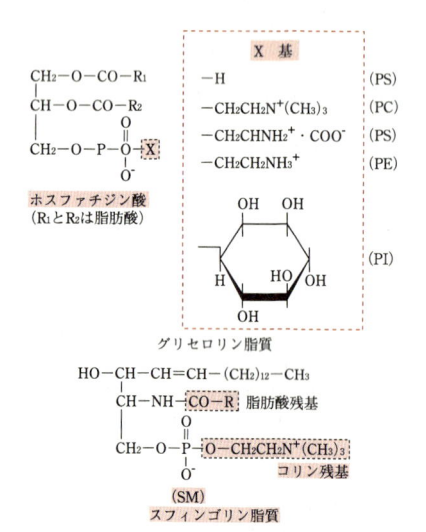

$$\begin{array}{l}
CH_2-O-CO-R_1 \\
CH-O-CO-R_2 \\
CH_2-O-P(=O)(O^-)-X
\end{array}$$

ホスファチジン酸
(R_1とR_2は脂肪酸)

X 基

- $-H$ (PS)
- $-CH_2CH_2N^+(CH_3)_3$ (PC)
- $-CH_2CHNH_2^+ \cdot COO^-$ (PS)
- $-CH_2CH_2NH_3^+$ (PE)

(イノシトール環, OH基付き) (PI)

グリセロリン脂質

$$\begin{array}{l}
HO-CH-CH=CH-(CH_2)_{12}-CH_3 \\
CH-NH-CO-R \quad \text{脂肪酸残基} \\
CH_2-O-P(=O)(O^-)-O-CH_2CH_2N^+(CH_3)_3
\end{array}$$

コリン残基

(SM)
スフィンゴリン脂質

≪脂質≫

リン脂質(PL)
生理的意義
① 血中PL：主に肝で合成・代謝
② C, H, O, P, Nなどの元素含有(複合脂質)
③ 分子内に疎水性(炭化水素)と親水性(極性部：リン酸・窒素)をもつ両親媒性脂質
④ 生体膜主要構成成分(球状のミセル構造)
⑤ 大別：グリセロリン脂質，スフィンゴリン脂質
  (1) グリセロリン脂質：ホスファチジン酸(PA)，ホスファチジルコリン(PC・レシチン)，リゾホスファチジルコリン(Lyso-PC)，ホスファチジルセリン(PS)，ホスファチジルエタノールアミン(PE・セファリン)，ホスファチジルイノシトール(PI)，ホスファチジルグリセロール(カルジオリピン)
  (2) スフィンゴリン脂質：スフィンゴミエリン(SM)
  (3) 血清PL：ⅰ)コリン含有PL・PC(65～70%)，SM(18～20%)，Lyso-PC(6～8%)，ⅱ)その他PL・PE(4～5%)，PS・PIは微量
  (4) 結合脂肪酸：**パルミチン酸**($C_{16=0}$, 37.3%)，リノール酸($C_{18=2}$, 18.4%)，オレイン酸($C_{18=1}$, 16.5%)

測定法
❶ 比色法：PL中の無機リン定量し，それを**25倍**してPL値とする．

PL抽出 ――→ 無機リン ――→ リンモリブデン酸
　　　　↑灰化　　　　　↑モリブデン酸

――→ モリブデンブル(600～750 nm)
↑還元剤

❷ 酵素法(PC 例)

① ホスホリパーゼ C(PLase C)-アルカリ性ホスファターゼ(ALP)法

PC+H_2O $\xrightarrow{\text{PLase C}}$ **ホスホリルコリン**+ジグリセリド
ホスホリルコリン $\xrightarrow{\text{ALP}}$ コリン+リン酸(無機リン定量)

② PLase D-コリンオキシダーゼ(ChOD)法

PC+H_2O $\xrightarrow{\text{PLase D}}$ **コリン**+ホスファチジン酸
コリン+$2\,O_2$+H_2O $\xrightarrow{\text{ChOD}}$ $2\,H_2O_2$+ベタイン
$2\,H_2O_2$+フェノール+$4\,AA$ $\xrightarrow{\text{POD}}$ 赤色キノン色素

測定上の注意
①法:血清盲検必要(内因性無機リンの存在). 比色法値より 15〜20%低値
②法:コリン含有 PL のみ測定. 比色法値より 3〜5%低値

採血条件
食事の影響受けにくい. 随時でもよい(基本的に早朝空腹時).
・4°C〜-20°C保存(1 カ月)で安定

基準値   150〜250 mg/dl
① PL 単独異常はまれ
② Cho と類似動態を示す.
③ 著明な性差・年齢差を認めない.
④ **日内変動(5〜30 mg/dl)認める.**

臨床的意義

高値	原発性	家族性リポ蛋白血症
	続発性	肝外性閉塞性黄疸, 原発性胆汁肝硬変症, 甲状腺機能低下症, 糖尿病, ネフローゼ症候群
低値	原発性	β-リポ蛋白欠損症, Tangier 病
	続発性	非代償性肝硬変症, 重症肝実質障害, 白血病, 甲状腺機能亢進症, 出血要因

《脂質》

遊離脂肪酸(FFA)

血中の主な脂肪酸

名称	C数:二重結合数	化学式
ラウリン酸	12:0	$CH_3 \cdot (CH_2)_{10} \cdot COOH$
ミリスチン酸	14:0	$CH_3 \cdot (CH_2)_{12} \cdot COOH$
パルミチン酸	16:0	$CH_3 \cdot (CH_2)_{14} \cdot COOH$
ステアリン酸	18:0	$CH_3 \cdot (CH_2)_{16} \cdot COOH$
オレイン酸	18:1	$CH_3 \cdot (CH_2)_7 \cdot CH=CH \cdot (CH_2)_7 \cdot COOH$
リノール酸*	18:2	$CH_3 \cdot (CH_2)_4 \cdot CH=CH \cdot CH_2 \cdot CH=CH \cdot (CH_2)_7 \cdot COOH$
リノレン酸*	18:3	$CH_3 \cdot CH_2 \cdot CH=CH \cdot CH_2 \cdot CH=CH \cdot CH_2 \cdot CH=CH \cdot (CH_2)_7 \cdot COOH$
アラキジン酸	20:0	$CH_3 \cdot (CH_2)_{18} \cdot COOH$
アラキドン酸*	20:4	$CH_3 \cdot (CH_2)_4 \cdot (CH=CH \cdot CH_2)_4 \cdot CH_2 \cdot CH_2 \cdot COOH$

*必須脂肪酸のビタミンF

生理的意義

① 脂肪酸:主に肝で**アセチル CoA より生成,律速酵素はアセチル CoA カルボキシラーゼ**…C,H,O からなる.
② 炭化水素鎖末端にカルボキシル基(-COOH)を有す.
③ 脂肪族モノカルボン酸(基本構造),長鎖(疎水性)
④ 血中 FA は Cho,TG,PL に含有され,存在
⑤ **FFA として全体の 4〜5%**
⑥ 不飽和脂肪酸(炭素鎖の一部に二重結合)・飽合脂肪酸(二重結合ない)

⑦ **アルブミンと結合**(非エステル型)
⑧ **末梢組織のエネルギー源**
  (1)血中 FFA：**オレイン酸**($C_{18=1}$, 54%), パルミチン酸($C_{16=0}$, 34%), ステアリン酸($C_{18=0}$, 6%), その他微量
  (2)脂肪の水解 $\xrightarrow{\text{LPL・ホルモン感性リパーゼ}}$ 血中 FFA 生成
  (3)ホルモン感性リパーゼ(FFA 生成)：ⅰ)**促進**・アドレナリン, ノルアドレナリン, ACTH, GH, TSH, グルカゴン, グルココルチコイド, FSH など, ⅱ)**抑制**・インスリン, プロスタグランディン, ニコチン酸, グルコースなど

測定法
❶ 滴定法
❷ 比色法
❸ 酵素法：アシル-CoA 合成酵素(ACS)反応後①, ②, ③を測定

RCOOH + ATP + CoA $\xrightarrow[\text{Mg}^{2+}]{\text{ACS}}$ acyl CoA + AMP + ピロリン酸
(FFA)　　　　　　　　　　　　　　　　①　　　　②

① 測定法：ACS-アシル-CoA オキシダーゼ(ACO)-POD 法
アシル CoA + O_2 $\xrightarrow{\text{ACO}}$ H_2O_2 + 2,3-トランスエノイル CoA
H_2O_2 + フェノール + 4 AA $\xrightarrow{\text{POD}}$ 赤色キノン(500 nm)

② 測定法：AMP + ATP $\xrightarrow{\text{ミオキナーゼ(MK)}}$ 2 ADP
2 ADP + PEP $\xrightarrow{\text{PK}}$ 2 ATP + 2 ピルビン酸
　　　　　　　　　　　　　　　　　　　　　③

ピルビン酸 + NADH $\xrightarrow{\text{LDH}}$ 乳酸 + NAD
　　　　　　　　　　　　　　　O.D 減少 (340 nm)

《脂質》

③ 測定法：ピルビン酸酸化酵素(POP)-POD法

ピルビン酸 $+ O_2 + Pi \xrightarrow{POP} H_2O_2 + CO_2 +$ アセチルリン酸

$H_2O_2 +$ フェノール $+ 4AA \xrightarrow{POD}$ 赤色キノン(500 nm)

測定上の注意
① 比色法でのFFA抽出溶媒にリン酸bufferやメタノールを添加．正誤要因のPL，ビリルビンを除去
② 保存期間短く（速やかに測定）．長期（室温，4°C）保存で増加
③ 室温24時間後 15%増加
④ 凍結保存（1ヵ月安定）

採血条件
① 早朝安静空腹時採血
② 食後著明に減少
③ ストレス，喫煙，運動，外傷，飢餓で増加

基準値　200～600 µEq/l
① 日内変動大きい（早朝空腹時最高値）
② 性差を認めない
③ 代謝半減期：1～2分

臨床的意義

高値	糖尿病，甲状腺機能亢進症，褐色細胞腫，末端肥大症，肥満症，重症肝障害，Cushing症候群，心筋梗塞，薬剤影響（カフェイン，テオフィリン，L-DOPA）
低値	甲状腺機能低下症，下垂体機能低下症，インスリノーマ，Addison病，薬剤影響（インスリン，ニコチン酸）

memo

≪非蛋白性窒素成分≫

非蛋白性窒素成分(NPN)
① 蛋白質以外の含窒素成分:尿素,尿酸,クレアチニン,クレアチン,アミノ酸,アンモニア,インジカン,未確認窒素成分など
② 血中 NPN 含量:尿素窒素(50%)>アミノ酸窒素(25%)>その他.25%(尿酸>クレアチニン>クレアチン>アンモニア)

尿素窒素(BUN または UN)
生理的意義

尿素: $\begin{matrix} NH_2 \\ NH_2 \end{matrix} \Big> C=O$

① 尿素は蛋白質の終末代謝産物
② NPN の 50%を占める.
③ アミノ酸の脱アミノ反応後,アンモニア($-NH_3$)となり,肝オルニチン回路(尿素回路)で合成
   $NH_3 + CO_2$

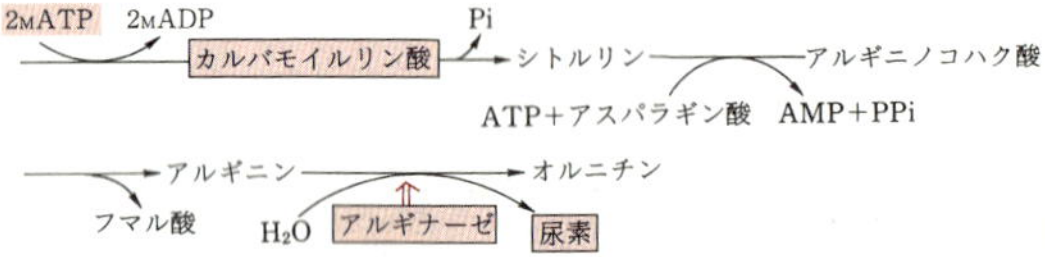

```
2MATP    2MADP           Pi
  ┌───────┐  ┌カルバモイルリン酸┐→シトルリン──────→アルギニノコハク酸
                                      ATP+アスパラギン酸  AMP+PPi
        ←───アルギニン←────オルニチン
  フマル酸   H2O  アルギナーゼ  尿素
```

・重症肝実質障害では尿素合成低下(血中減少)
・腎機能不全では排泄低下(血中増加……腎機能指標)

測定法
❶ 直接法
① ジアセチルモノオキシム法:Fearon 反応,強酸性下,480 nm
② ドライケミストリ試験紙法

❷ 間接法
① 電極法(アンモニア電極)
② 試験紙法：(1)ユニグラフ法(BCG)，(2)アゾスティック法(BTB)
③ ウレアーゼ・インドフェノール法：Berthelot反応，アルカリ性下，540 nm
④ ウレアーゼ・グルタミン酸デヒドロゲナーゼ(GLDH・UV)法

$$(NH_2)_2CO \xrightarrow[2H_2O]{ウレアーゼ} \boxed{2NH_3} + H_2CO_3$$

$$NH_3 + 2\text{-オキソグルタル酸} \xrightarrow[\boxed{NAD(P)H} \quad NAD(P)]{GLDH} \text{グルタミン酸} + H_2O$$

O. D減少 (340nm)

測定上の注意
① UV法：内因性アンモニア消去〔NH_3+2-オキソグルタル酸+NAD(P)H $\xrightarrow{GLDH}$ グルタミン酸+H_2O+NAD(P)〕後，上記❷-④法で測定(尿では必須．氷酢酸加酸性尿)
② 4℃(1週間)・凍結(数カ月)で安定

採血条件 フッ化物，重金属はウレアーゼ反応阻害(**負誤差**)，アンモニウム塩含有抗凝固剤(二重シュウ酸塩)不可

基準値 血清：8～20 mg/dl(×60/28＝尿素量)
① **女性＜男性**(10～20%高値傾向)
② **高年齢で増加傾向**
③ **高蛋白食摂取で上昇**

(memo)

臨床的意義

高値 窒素血症 (アゾテミア)	腎前性 (腎血流量減少・ 合成亢進)	心不全, 消化管出血, アシドーシス, 脱水 (激しい運動, 発汗, 下痢, 嘔吐, 熱傷)
	腎性 (腎機能不全・ 排泄低下)	急性・慢性腎炎, ネフローゼ症候群, 尿毒症, 腎結石, 腎盂腎炎
	腎後性 (腎以降尿路閉塞)	尿管閉塞, 膀胱・尿路系腫瘍
低値	(尿素合成低下)	肝硬変, 劇症肝炎

クレアチニン(Cre)

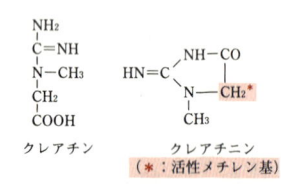

$$\begin{array}{c} NH_2 \\ | \\ C=NH \\ | \\ N-CH_3 \\ | \\ CH_2 \\ | \\ COOH \end{array} \qquad \begin{array}{c} \quad\quad NH-CO \\ \quad\quad\quad\quad | \\ HN=C \quad\quad N-CH_2^* \\ \quad\quad | \quad\quad | \\ \quad\quad CH_3 \end{array}$$

クレアチン　　　　　　　クレアチニン
　　　　　　　　　　　　(＊:活性メチレン基)

生理的意義

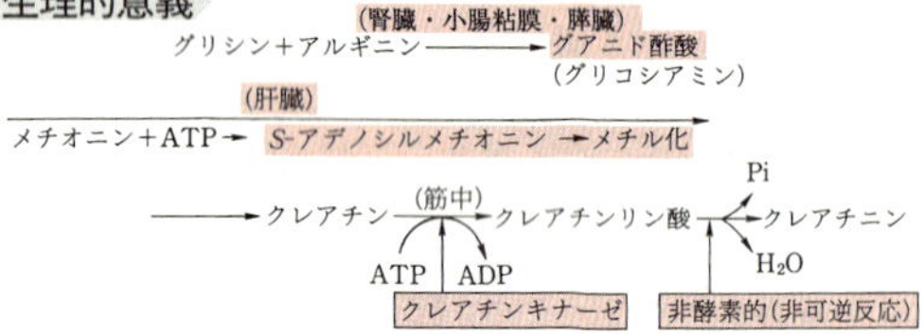

　　　　　　　　　　　(腎臓・小腸粘膜・膵臓)
グリシン+アルギニン ──────────→ グアニド酢酸
　　　　　　　　　　　　　　　　　　(グリコシアミン)
　　　　　　　　(肝臓)
メチオニン+ATP → S-アデノシルメチオニン → メチル化
　　　　　　　　　　　　　　　　　　　　　　　　　Pi
──→ クレアチン ─(筋中)→ クレアチンリン酸 ⇀ クレアチニン
　　　　　　　ATP ADP　　　　　　　　　　H₂O
　　　　　　クレアチンキナーゼ　　　　　非酵素的(非可逆反応)

① クレアチニンはクレアチンの終末代謝産物
② クレアチンは腎尿細管で再吸収, **クレアチニンは再吸収されず尿中に排泄**
③ 食事性因子(蛋白摂取量)や尿量の影響が少ない.
④ GFR(糸球体濾過値)の指標に用いられる.

≪非蛋白性窒素成分≫

測定法

❶ ヤッフェ(Jaffé)反応：Cre＋アルカリ性ピクリン酸
⟶赤褐色(キノイドイオン)生成，O.D 測定(515 nm)

❷ 酵素法
① クレアチニナーゼを用いる方法
(1) Cre $\xrightarrow{クレアチニナーゼ}$ クレアチン 反応後
クレアチン⟶ CK・PK・LDH-NADH
　　　　　　　　　　　　　　　O.D 減少(340 nm)
(2) クレアチン $\xrightarrow{クレアチナーゼ}$ サルコシン
$\xrightarrow{サルコシンオキシダーゼ}$・$H_2O_2$ $\xrightarrow{POD}$・4 AA＋フェノール→
赤色キノン
(505 nm)

② クレアチニンディミナーゼを用いる方法
Cre $\xrightarrow{クレアチニンディミナーゼ}$ 1-メチルヒダイトイン＋NH_3
　─ⓘインドフェノール反応
　└ⓘⓘNADPH-GLDH(UV)法

測定上の注意　ヤッフェ法は**特異性に乏しい**

① 共存のアスコルビン酸，グルコース，尿酸(ピクリン酸 $\xrightarrow{還元}$ ピクラミン酸)，ケトン体・ピルビン酸(ピクリン酸と縮合)と類似反応を呈す(正誤要因)
② 正誤差薬剤：セフェム系抗生物質，メチルドーパ，L-DOPA
③ **クレアチンは反応しない**

採血条件　空腹時採血
・4°C(1週間)，凍結保存(長期)で安定
・溶血(赤血球/血清＝1.63・Cre 量，クレアチニン様物質の遊出)は正誤差

基準値　明らかな性差(クレアチニン：男性＞女性，クレアチン：男性＜女性)
・男性：0.8〜1.2 mg/dl

・女性：0.6〜0.9 mg/dl

臨床的意義

高値	糸球体腎炎, 腎不全, 尿路閉塞, 脱水症, 熱傷, 心不全, 末端肥大症, 巨人症
低値	尿崩症, 長期臥床者, **筋ジストロフィー症**

尿酸(UA)

生理的意義　核酸構成成分の**プリン体終末代謝産物**

プリン体 $\xrightarrow[\text{(生成)}]{\text{骨髄・肝臓・筋肉}}$ UA $\xrightarrow[\text{(濾過)}]{\text{腎糸球体}}$ **大部分再吸収**(近位尿細管)──→遠位尿細管(約10%尿中排泄)

① 血中存在：Na塩となりアルブミンと結合
② **溶解度低い**
③ 血中濃度 8〜9 mg/dl 以上では関節内や組織に**析出されやすい**。
④ **生成尿酸の 1/3(消化液中分泌), 2/3(血中→腎→尿中排泄)**
⑤ 血中尿酸値(生合成と腎からの排泄バランスによる)

ケト型　　　エノール型

測定法

❶ **還元法**：UA＋リンタングステン酸 $\xrightarrow[\text{(還元作用)}]{\text{アルカリ性下}}$ タングステン青色
(660 nm)
❷ **カラム法**：過塩素酸で除蛋白後, HPLC の逆相カラムで分離, 285 nm で定量測定(正確度高い)
❸ **酵素法**：ウリカーゼ(尿酸酸化酵素)作用後測定

≪非蛋白性窒素成分≫

$UA + 2H_2O + O_2 \xrightarrow{ウリカーゼ} H_2O_2 + アラントイン + CO_2$

① ウリカーゼ-カタラーゼ法

$H_2O_2 + CH_3OH \xrightarrow{カタラーゼ} HCHO + 2H_2O$

HCHO+アセチルアセトン+NH_3塩─→黄色色素
(**ハンチ反応**, 412 nm)

② ウリカーゼ-POD法

H_2O_2+種々の色素体 $\xrightarrow{酸化}$ 呈色

③ ウリカーゼ-UV法

ウリカーゼ作用前後の293 nm(UAの極大吸収)での
O.D変化よりUA値を求める

測定上の注意

① 測定値:**還元法＞酵素法**,共存還元物質(システイン,グルタチオン,尿酸,ビリルビン,アスコルビン酸など)
② **正誤差:還元法, 負誤差:酵素法**
③ ❸-②法は血清盲検が必要,❸-③法は精度が悪い.
④ 血清室温(3日),4℃(1週間),凍結保存(3カ月)で安定

採血条件
習慣的なプリン体含有食事(肉,魚,茸類,豆類,ほうれん草,アスパラガスなど)は影響大

① 還元法:シュウ酸(カリウム)塩不可(リンタングステン酸カリウム形成により**反応液混濁**)
② 溶血:直接的影響はない

基準値

		還元法	酵素法
血清	男性	3.9〜7.2 mg/dl	2.9〜6.5 mg/dl
	女性	2.5〜5.7 mg/dl	1.8〜5.2 mg/dl
尿		0.4〜1.0 g/day	0.25〜0.75 g/日

① 臨床上性別問わず**7.0 mg/dl以上高尿酸血症**
(「日本プリン・ピリミジン代謝学会」)

② 性差あり：女性＜男性，1～2 mg/dl
③ 食事，飲酒，運動の影響あり

臨床的意義

高値	排泄障害	急性・慢性糸球体腎炎，尿路閉塞
	合成亢進	痛風，核蛋白分解亢進（多血症，白血病，骨髄腫）Lesch-Nyhan症候群（ヒポキサンチン-グアニンホスフォリボシルトランスフェラーゼ欠損症）
	その他	鉛中毒，薬剤による排泄障害（シクロスポリンA，サイアザイド系降圧剤，エタンブトール）
低値	排泄亢進	尿細管再吸収障害（Fanconi症候群など），ADH分泌異常
	合成低下	重症肝障害，肝硬変，キサンチンオキシダーゼ欠損症（キサンチン尿症）
	その他	薬剤による排泄促進（サリチル酸，アセトヘキサミド）

アンモニア（NH_3）

生理的意義　蛋白質代謝で生成
① アミノ酸の脱アミノ化（内因性 NH_3）
② 腸内細菌・腸管粘膜のウレアーゼ作用（食事由来，外因性 NH_3）
③ 大部分は肝で尿素合成後，腎から排泄（一部アンモニウム塩として）
④ 尿素合成低下（肝性昏睡）
⑤ 中枢神経毒性強い
⑥ 体循環血値＜門脈血値

測定法
❶ **拡散法**：全血・アルカリ不安定成分の分解により他法に比して高値
❷ **ドライケミストリー法**：全血，微量試料，緊急検査

≪非蛋白性窒素成分≫

法に適応
3. **直接除蛋白法**:全血,簡便再現性良好
4. **イオン(陽)交換樹脂法**:血清,迅速性に難点
5. **酵素法**:血清,紫外部吸収法

$$NH_3 + 2\text{-オキソグルタル酸} \xrightarrow[\text{NAD(P)H}]{\text{GLDH}} \text{グルタミン酸} + H_2O$$
$$NAD(P) \quad O.D減少(340nm)$$

測定上の注意 採血後直ちに氷冷か,除蛋白・30分以内測定.採血後,**室温放置によりグルタミンやHbなどの分解でNH$_3$が増加**

採血条件
① 高蛋白食・強度の運動で増加,通常は安静空腹時採血
② 抗凝固剤:EDTANa塩最適
③ 不可:クエン酸塩,シュウ酸塩,フッ化物
④ 除蛋白液は密栓2〜10℃保存(10時間)で安定

基準値
① 酵素法:12〜66μg/dl〔NH$_3$量換算 = N(μg/dl)×17/14〕
② 測定法により異なる(❶>❷>❸>❹≒❺)

臨床的意義

高値	肝硬変,劇症肝炎,ショック,消化管内出血,門脈シャント,Reye症候群,先天性尿素サイクル酵素,欠損症(オルニチンカルバモイルトランスフェラーゼ欠損症,シトリン血症,高アルギニン血症など),先天性アミノ酸代謝異常
低値	蛋白摂取不足,貧血

(memo)

ビリルビン(Bil)
生理的意義

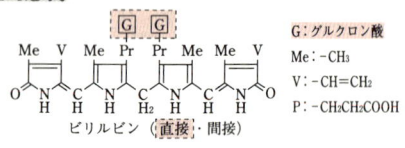

G:グルクロン酸
Me:-CH₃
V:-CH=CH₂
P:-CH₂CH₂COOH

ビリルビン(**直接**・間接)

① 総ビリルビン(T-Bil)=直接ビリルビン(D-Bil)+間接ビリルビン(I-Bil)
② **ヘモグロビン(Hb)の代謝産物**
   Hb $\xrightarrow[\text{脾臓・肝臓・骨髄}]{\text{細網内皮系}}$ Bil
③ I-Bil:遊離型 Bil,非抱合型,水に難溶性,脂溶性,アルブミンと結合,ジアゾ反応に促進剤必要
④ D-Bil:抱合型 Bil(グルクロン酸抱合・グルクロン酸転移酵素),水溶性,ジアゾ試薬と**直接反応**,胆汁中排泄

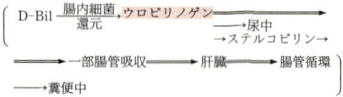

$\begin{cases} \text{D-Bil} \xrightarrow[\text{還元}]{\text{腸内細菌}} \text{ウロビリノゲン} \begin{array}{l} \rightarrow \text{尿中} \\ \rightarrow \text{ステルコビリン} \rightarrow \end{array} \\ \qquad \longrightarrow \text{一部腸管吸収} \longrightarrow \text{肝臓} \longrightarrow \text{腸管循環} \\ \qquad \longrightarrow \text{糞便中} \end{cases}$

⑤ 閉塞性黄疸:尿中 Bil 陽性,ウロビリノゲン陰性
⑥ 尿中:D-Bil 排泄,I-Bil 排泄されない.

測定法
❶ 直接法
① Bil メータによる測定,分光光度計(455 nm)測定
② バナジン酸法:ビリルビン $\xrightarrow[\text{(酸化)}]{\text{バナジン酸}}$ ビリベルジン
   O.D 減少(450 nm 付近)

≪非蛋白性窒素成分≫

❷ 比色法
① Ehrlich の **ジアゾ試薬**(スルファニル酸塩酸溶液＋亜硝酸 Na ⟶ ジアゾベンゼンスルホン酸(用時調整)
② 反応促進剤(I-Bil のジアゾ化促進)：(1)メタノール(Malloy-Evelyn・M-E 法),(2)他法：カフェイン,ダイフリン
③ M-E 法：Bil $\xrightarrow[\text{加・メタノール}]{\text{酸性下}}$ ジアゾ反応 ⟶ $\dfrac{\text{D-Bil}}{\text{T-Bil}}$
　　　　　　(アゾ色素・540 nm)
④ アルカリアゾ Bil 法：アゾ色素＋**フェーリング試薬**(酒石酸 K・Na＋NaOH) $\xrightarrow{\text{アルカリ性下}}$ 青色アゾ色素(660 nm)

❸ ビリルビン酸化酵素(BOD)法：pH 差による吸光度の減少(450 nm)

$$\left.\begin{array}{l}\text{T-Bil}+O_2\\ \text{D-Bil}+O_2\end{array}\right\} \xrightarrow[\text{酸化反応}]{\substack{\text{BOD(pH 7.2)}\\ \text{BOD(pH 3.7)}}} \text{ビリベルジン}+H_2O$$

測定上の注意
① **アゾ色素の感度：アルカリ性下＞酸性下**
② Bil $\xrightarrow[\text{(酸化)}]{\text{光・大気中}O_2}$ ビリベルジン(酸化で低下)
③ δ(デルタ)-Bil：アルブミンと結合，ジアゾ反応は D-Bil として反応
④ D-Bil＝抱合型 Bil＋δ-Bil
⑤ δ-Bil 増加傾向：新生児黄疸，肝疾患回復期

採血条件
① 空腹時採血
② 溶血(M-E 法・負誤差)
③ 血清分離後速やかに測定
④ 遮光・冷暗保存，$-20°C$(長期)

基準値　T-Bil：$0.2 \sim 1.0\ \text{mg}/dl$

D-Bil：0.1〜0.4 ng/dl
I-Bil：0.2〜0.6 mg/dl
- 新生児(生後7日)高値(10 mg/dl 程度)を示す，3〜5カ月後成人値
- I-Bil＝(T-Bil)−(D-Bil)

臨床的意義

T-Bil 高値	**肝疾患** (肝炎, 肝硬変, 肝癌), **体質性黄疸, 溶血性黄疸, 閉塞性黄疸, 新生児黄疸**
D-Bil 高値	**肝疾患** (肝炎, 肝硬変, 肝癌, 劇症肝炎, 脂肪肝) **閉塞性黄疸** (胆道系の結石, 腫瘍) **体質性黄疸 (D-Bil の排泄障害)**：Rotor 症候群, Dubin-Johnson 症候群
I-Bil 高値	**溶血性黄疸, 新生児黄疸**, 薬物性黄疸 体内の大量出血, **体質性黄疸 (抱合異常)**：Gilbert 症候群, Crigler-Najjar 症候群

memo

≪蛋白質≫

血清総蛋白(TP)
基準値 6.7〜8.3 g/dl(下記測定法①による) ※測定法により異なる．

主な測定法
① ビューレット法：アルカリ性下で銅イオンとキレート発色(青紫色 550 nm)
・試薬：硫酸銅，酒石酸カリ Na(ロッシェル塩)，ヨウ化カリ，NaOH

臨床的意義
① 増加(10 g/dl 以上)：脱水症，多発性骨髄腫，マクログロブリン血症，関節リウマチ，栄養過多
② 減少(5.0 g/dl 以下)：栄養障害，ネフローゼ症候群，蛋白漏出性胃腸症，無γグロブリン血症

注意 冷蔵庫で1週間，凍結で長期安定．体位の影響では立位＞臥位，運動後上昇，成人＞新生児，溶血・乳び・抗生物質大量投与で正誤差

血清アルブミン(Alb)
基準値 3.8〜5.3 g/dl(下記測定法①による) ※測定法により異なる．

主な測定法
① ブロムクレゾールグリーン(BCG)色素結合法：アルブミンの等電点 pH 4.9 より酸性側(pH 4.2)とし，BCG と結合すると最大吸収波長が 628 nm にシフトする．
② その他の色素：BCP，BCG，HABCA(HABA)，MO など

臨床的意義
① 増加：脱水症，栄養過多
② 減少：栄養障害，蛋白漏出性胃腸症，ネフローゼ症候群，肝硬変，肝癌，感染症

アルブミン/グロブリン比(A/G比)
基準値 1.3～2.0(下記測定法①による)　※測定法により異なる．
主な測定法
① 総蛋白量とアルブミン値(色素法)から算出
② 電気泳動法(セルロースアセテート膜)による分画から算出する．

臨床的意義
① 増加：無γグロブリン血症，栄養過多
② 減少：Aの減少…ネフローゼ，蛋白漏出性胃腸症，肝硬変，糖尿病，SLEなど．Gの増加…感染症，多発性骨髄腫

注意 立位＞臥位，乳幼児＞成人(3歳ぐらいで成人値)

血清蛋白分画
基準値 分画比

Alb：51.5～66.8％, α_1：1.7～2.9％, α_2：6.5～10.4％, β：10.2～15.6％, γ：11.3～24.8％, A/G比 1.6～2.4(下記測定法①による)　※測定法により異なる．

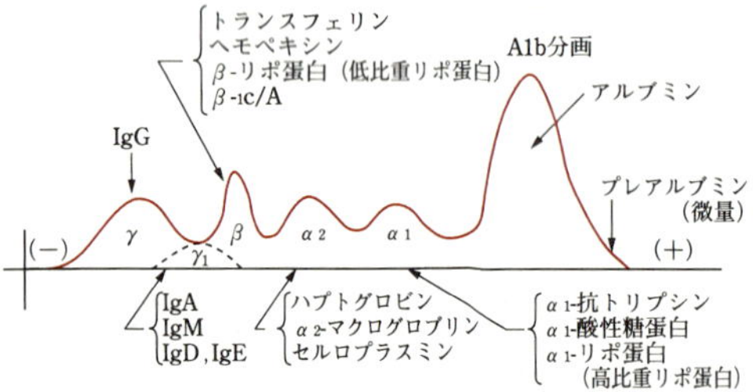

≪蛋白質≫

主な測定法
① セルロースアセテート膜電気泳動法
  ・泳動条件：ベロナール緩衝液，pH 8.6，イオン強度(0.06〜0.07)，膜幅 1 cm 当り 0.6 mA で約 40 分泳動
  ・染色：ポンソー 3 R，アミドブラック 10 B，BPB など
  ・デンシトメトリー：泳動像を読み取る

臨床的意義
① ネフローゼ症候群：Alb↓，α_2↑，総蛋白↓
② 肝硬変：β-γ bridging
③ M 蛋白血症：γ，α_2-γ にピーク
④ 無トランスフェリン血症：β↓

(memo)

《酵素》

アルカリ性ホスファターゼ(ALP)
基準値 110～350(IU/l), 1,840～3,850(nkat/l)
(下記測定法①による) ※測定法により異なる.

主な測定法
① 4-ニトロフェニルリン酸法(Bessey-Lowry 法；JSCC 勧告法)

4-NPP+H$_2$O → p-ニトロフェノール+リン酸
(アルカリで黄色)

② フェニルリン酸法(Kind-Armstrong 法)

臨床的意義 増加:肝・胆道疾患, 骨疾患, 甲状腺機能亢進症

注意 リン酸モノエステルを加水分解する酵素. 糖蛋白であり亜鉛を含む金属酵素. Mg^{2+}で活性化, 抗凝固剤(EDTA, クエン酸など)は活性を低下. 小児・思春期高値. 肝・胆道系酵素…LAP, γ-GTP, ALP(膜酵素)

酸性ホスファターゼ(ACP)
基準値 3.5～13.1(IU/l)(下記測定法①による)
※測定法により異なる.

主な測定法
① 2,3-ジクロロ-4-ニトロフェニルリン酸(DCAP-P)を用いる方法

DCAP-P+H$_2$O → リン酸+2,3-ジクロロ-4-ニトロフェノール
 (pH 5.4) (DCAP)

DCAP を 340 nm で測定(rate assay が可能)

② 2-クロロ-4-ニトロフェニルリン酸
③ **フェニルリン酸法(Kind-King 法)**

臨床的意義 増加:前立腺癌, 前立腺肥大, 副甲状腺機能亢進症, Paget 病

注意 至適 pH を酸性側(pH 4～6)にもち, リン酸モノエステルを加水分解する酵素. 血清放置(数時間)によ

り活性低下．溶血により正誤差．骨の代謝・破壊を反映．前立腺由来 ACP は L-酒石酸や NaF で阻害され，赤血球由来 ACP は銅やホルマリンで阻害される．分離血清は酢酸性で安定(1週間程度)

コリンエステラーゼ(ChE)

基準値　108～424(IU/l)，1,740～7,080(nkat/l)
(下記測定法①による)　※測定法により異なる．

主な測定法

① p-ヒドロキシベンゾイルコリンを基質とする方法(勧告法試案)

・p-ヒドロキシベンゾイルコリン＋H_2O →
　コリン＋p-ヒドロキシ安息香酸

・p-ヒドロキシ安息香酸＋NADPH＋O_2 $\xrightarrow{p\text{-ヒドロキシ安息香酸水酸化酵素}}$
　3,4-ジヒドロキシ安息香酸＋$NADP^+$＋H_2O

NADPH の減少を 340 nm で測定

② ブチリルチオコリンを基質とする方法
③ ベンゾイルチオコリン(BZTC)を基質とする方法

臨床的意義

① 増加：ネフローゼ症候群，脂肪肝，糖尿病，甲状腺機能亢進症
② 低下：肝硬変，農薬・殺虫剤による有機リン剤中毒，サリン中毒，家族性 ChE 欠損症

注意　加水分解酵素．Ca^{2+}除去で活性低下．アセチルコリンに作用する真性 ChE(true)と，ベンゾイルコリンなどのアシルコリンに作用する偽性 ChE(pseudo)が存在する．通常，ChE は偽性 ChE を測定し，肝機能を反映する．エゼリン，プロスチグミンにより阻害される．

アミラーゼ(AMY)およびアイソザイム

基準値　129～405(IU/l)，1,170～6,760(nkat/l)
(下記測定法①による)　※測定法により異なる．

主な測定法
① デンプン,アミロース,アミロペクチンを基質とした方法(ブルースターチ法)
② ベンジル-G 5-PNP 法
③ G 5-CNP 法
④ G 7-4 NP 法(IFCC 勧告法)
  ・基質:B-G 5-PNP $\xrightarrow{AMY}$ BG 3+G 2 PNP
    G 2 PNP → p-ニトロフェノール

臨床的意義
増加:急性膵炎,膵管閉塞,耳下腺炎,腎不全

注意
α-1,4 グリコシド結合を加水分解する酵素(Ca^{2+}を含む).アミラーゼは非常に安定な酵素.Cl^-で活性化.膵アミラーゼ(P型)と唾液腺アミラーゼ(P型)の関係では,血清 S>P,尿 S<P.抗凝固剤(EDTA,シュウ酸など)と重金属(Cu^{2+},Hg^+,Pb^{2+}など)は活性値を低下.α-AMY はデンプン・グリコーゲンを不規則に分解,β-AMY は非還元末端からグルコースを2個(マルトース)ずつ水解,γ-AMY・グルカミラーゼはグルコース1個ずつに切断.

クレアチンキナーゼ(CK)

基準値
男:36~216(IU/l),600~3,610(nkat/l).
女:18~90(IU/l),300~1,500(nkat/l).小児(10歳以下):18~126(IU/l),600~3,610(nkat/l)
(下記測定法①による) ※測定法により異なる.

主な測定法
逆反応:UV 法(Rosalki 法,Oliver 法)
・溶血により正誤差
・基質:(1)クレアチンリン酸+ADP $\xrightarrow{CK}$ クレアチン+ATP
  (2)ATP+グルコース $\xrightarrow{HK}$ ADP+G-6-P
  (3)G-6-P+NADP $\xrightarrow{G-6-PD}$ 6-ホスホグルコ

≪酵素≫

ン酸+NADPH
NADPHの増加を340 nmで測定

臨床的意義
① 増加:急性心筋梗塞,進行性筋ジストロフィー,甲状腺機能低下症,多発性筋炎
② 減少:甲状腺機能亢進症

注意 SH試薬(システイン,N-アセチルシステイン,メルカプトエタノール,ジチオスライトールなど)添加で酸化による不活化を防止.抗凝固剤(EDTA,クエン酸など)は活性値を低下,Mg^{2+}で活性化.運動により上昇.クレアチンを基質とした塩合pH 9.0,ピルビン酸キナーゼ・LDにより生じたADPをUV比色法で測定する(Tanzer-Gilver法).小児は成人の約60%(年齢変動),女性は男性の約20%低値.運動で上昇

γ-グルタミルトランスペプチダーゼ(γ-GTP)

基準値 男:8〜50(IU/l),132〜830(nkat/l).女:6〜30(IU/l),100〜500(nkat/l)(下記測定法①による)
※測定法により異なる.

主な測定法
① L-γ-グルタミル-3-カルボキシ-4-ニトロアニリド法(JSCC勧告法)
② L-γ-グルタミル-4-ニトロアニリド法
③ L-γ-グルタミル-β-ナフチルアミド法

臨床的意義 増加:胆汁うっ帯,閉塞性黄疸,アルコール性肝障害

注意 転移酵素,肝・胆道系酵素…γ-GTP,LAP,ALP.新生児高値.飲酒・抗てんかん薬などで高値

乳酸脱水素酵素(LD)

基準値 110〜210(IU/l),1,850〜3,500(nkat/l)(下記測定法①による) ※測定法により異なる.

主な測定法

① L → P 反応・UV 法(JSCC 常用基準法)
乳酸＋NAD$^+$→ピルビン酸＋NADH(pH 8.8)
(NADH の増加量を 340 nm で測定)

臨床的意義
増加：急性心筋梗塞，肺梗塞，白血病，悪性リンパ腫，筋ジストロフィー，溶血性疾患，急性・慢性肝炎

注意
酸化還元酵素，溶血による正誤差．常温(10〜20℃)で安定，低温により不安定($LD_4 \cdot LD_3 \cdot LD_5$)，長期保存は$-80$℃．アイソザイムは H 型と M 型の 4 量体，一般に H は安定，M は失活しやすい．激しい運動後に上昇．出生直後は成人の 2〜10 倍高値(年齢変動)．

ロイシンアミノペプチダーゼ(LAP)

基準値
男：40〜52(IU/l)，670〜870(nkat/l)．
女：31〜43(IU/l)，520〜720(nkat/l)(下記測定法①による；L-ロイシル-4-ニトロアニリド法) ※測定法により異なる．

・男性＞女性(女性のほうがやや低値)

主な測定法

① L-ロイシル-p-ニトロアニリド法(ドイツ勧告法)
② Goldbarg 法(ジアゾ化法)(L-ロイシル-β-ナフチルアミド)

臨床的意義
増加：急性・慢性肝炎，閉塞性黄疸，アルコール性肝炎，肝・胆道系疾患，肝細胞癌

注意
加水分解酵素．Mg^{2+}で活性化，抗凝固剤(EDTA，クエン酸など)で活性値低下．保存は凍結

トランスアミナーゼ(AST；GOT，ALT；GPT)

基準値
AST：10〜30(IU/l)，170〜500(nkat/l)．m-AST：0〜4(IU/l)，0〜70(nkat/l)．ALT：3〜30(IU/

<酵素>

l), 50〜500(nkat/l)(下記測定法①, ②による)　※測定法により異なる.

主な測定法

L-アスパラギン酸＋2-オキソグルタル酸 —AST→
　　　　　　　　　L-グルタミン酸＋オキザロ酢酸
L-アラニン＋2-オキソグルタル酸 —ALT→
　　　　　　　　　L-グルタミン酸＋ピルビン酸

① AST(GOT)：MDH・UV 法(JSCC 常用基準法)
　オキザロ酢酸＋NADH →リンゴ酸＋NAD$^+$
② ALT(GPT)：LDH・UV 法(JSCC 常用基準法)
　ピルビン酸＋NADH →乳酸＋NAD$^+$
　NADH の減少を 340 nm で測定

臨床的意義　増加：劇症肝炎, 急性肝炎, 慢性活動性肝炎, アルコール性肝炎, 心筋障害, 筋ジストロフィー, 溶血性疾患, 重症肝障害で m-AST の出現

注意　アミノ基転移酵素. VB$_6$で活性型. AST は溶血により正誤差(その際 K や LD の上昇). 激しい運動で上昇. 乳児・学童で高値. 飲酒習慣性で上昇.

リパーゼ

基準値　2〜42(IU/l), 33〜700(nkat/l)(下記測定法①による)　※測定法により異なる.

主な測定法

① 酵素法：ジリノレオイルグリセロールを基質とする方法(UV 法)
② Cherry-Crandall 法(オリーブ油を基質とする方法)

臨床的意義　増加：急性膵炎など

注意　その他の基質：トリオレイン, α-ナフチルパルミテート, BALB などがある.

LD アイソザイム

- H 型(心筋)と M 型(骨格筋)のサブユニットよりなる 4 量体

+	$LD_1(H_4)$	$LD_2(H_3M_1)$	$LD_3(H_2M_2)$	$LD_4(H_1M_3)$	$LD_5(M_4)$	−
%	14〜41	35〜48	15〜29	4〜9	3〜10	

主な測定法
① 電気泳動法
- 支持体:セルロースアセテート(CA)膜,アガロースゲルなど
- 活性染色:NBT-ホルマザン色素(ニトロブルーテトラゾリウム塩)

② イオン交換クロマトグラフィー法

臨床的意義 増加:LD_1,LD_2…心筋障害,溶血性貧血.ただし,溶血性疾患…$LD_2 > LD_1$,心筋障害…$LD_1 > LD_2$.LD_5…急性肝障害

ALP アイソザイム

+	ALP_1	ALP_2	ALP_3	ALP_4	ALP_5	ALP_6	−
泳動	$\alpha_1 \sim \alpha_2$	α_2	$\alpha_2 \sim \beta$		β	$\beta \sim \gamma$	
臓器	肝	肝	骨	胎盤	小腸	肝(IgG結合)	

- 阻害剤:L-フェニルアラニンは主に ALP_4,ALP_5 を阻害.L-ホモアルギニンは主に ALP_2,ALP_3 を阻害
- 耐熱性(56℃,5分):ALP_4(胎盤性)

主な測定法
① セルロースアセテート膜電気泳動法(5-ブロモ-4-クロロ-3-インドリルリン酸を基質とする方法)

臨床的意義 増加
- $ALP_1 \uparrow$:閉塞性黄疸,転移性肝癌など

≪酵素≫

- $ALP_2 \uparrow$:ウイルス性肝炎,胆汁うっ帯など
- $ALP_3 \uparrow$:骨軟化症,骨肉腫,Paget 病など
- $ALP_4 \uparrow$:一部の悪性腫瘍など
- $ALP_5 \uparrow$:肝硬変,糖尿病,腎不全など
- $ALP_6 \uparrow$:潰瘍性大腸炎など

注意 生理的上昇…小児期($ALP_3 \uparrow$),妊娠時($ALP_4 \uparrow$),血液型(O,B 型の分泌型).脂質負荷の食事($ALP_5 \uparrow$)

CK アイソザイム

- M 型(筋肉型),B 型(脳型)のサブユニットからなる 2 量体

+	CK_1(BB)	CK_2(MB)	CK_3(MM)	−
分画比%	0〜2	0〜5	91〜98	
電気泳動	pre-Alb	α_2	γ	
由来臓器	脳	心筋	骨格筋,心筋	

主な測定法
① 電気泳動法
② イオン交換樹脂法
③ 免疫阻害法

臨床的意義　増加

- $CK_1 \uparrow$:急性脳損傷など
- $CK_2 \uparrow$:急性心筋梗塞,心筋炎など
- $CK_3 \uparrow$:多発性筋炎,筋ジストロフィー,筋緊張症など

memo

≪ホルモン≫

定義　ホルモンとは細胞に対する化学伝達物質で，①産生組織が明確であること，②血液中に分泌されること，③標的組織が明確であること，④標的組織の機能を調節し，代謝速度を変えたり，形態変化を起こさせたりする物質のこと．

測定法　ホルモンは血液中濃度が微量であるため，代謝物を比色法で測定することが一般的であった．17-KS，17-OHCS やバニールマンデル酸の測定がその例である．その後，RIA，EIA，HPLC，GL 法などの開発で，直接定量する方法が出現してきた．

構造分類

① 蛋白質：下垂体前葉(ACTH, GH など)，膵臓(インスリンなど)
② ペプチド：ADH，オキシトシン
③ アミノ酸誘導体：カテコラミン，甲状腺(T_3, T_4)
④ ステロイド(前駆物質；コレステロール)：副腎皮質(アルドステロン，コルチゾールなど)，性ホルモン(エストロゲン，テストステロンなど)

主要ホルモン

❶ **視床下部**：下垂体から分泌される各種ホルモンの放出指示ホルモンが多い．コルチコトロピン放出ホルモン(CRH)，成長ホルモン放出ホルモン(ソマトスタチン)，ゴナドトロピン放出ホルモン(GnRH)，黄体化ホルモン放出ホルモン(LHRH)など

❷ **下垂体**：前葉(GH, ACTH, LH, FSH, TSH, PRL)，中葉(MSH)，後葉(ADH, オキシトシン)

① GH：成長ホルモン(巨人症↑，末端肥大症↑，下垂体性小人症↓)
　・注意：夜間↑，ストレス・飢餓・運動など↑
② ADH：バソプレシン，抗利尿ホルモン(ADH 不

適合分泌症候群↑, 尿崩症↓)
　・注意：下痢・嘔吐・出血など↑
③　ACTH：副腎皮質刺激ホルモン(Cushing病↑, Addison病↑, Cushing症候群↓)
　・注意：朝↑, 夜間↓, ストレス↑
❸　**甲状腺**：甲状腺ホルモン(T_3, T_4)
❹　**副甲状腺**：副甲状腺ホルモン(パラソルモン)
❺　**副腎皮質**：グルココルチコイド…コルチゾールなど, ミネラルコルチコイド…アルドステロンなど, 性ステロイド…プロゲステロン, テストステロンなど
①　コルチゾール(Cushing症候群↑, Addison病↓)
　・早朝↑, 夕方～深夜↓, ストレス・運動↑
②　アルドステロン(原発性アルドステロン症↑, Addison病↓)
　・早朝↑, 夕方↓, 立位＞臥位, 妊娠・減塩食↓
③　17-KS：ケトステロイド。副腎皮質, テストステロンの代謝産物。副腎皮質機能を反映
　・測定：チンメルマン反応(アルカリ性下比色, 試料；蓄尿, 男性＞女性)
④　17-OHCS：ヒドロキシコルチコイド。コルチゾールの代謝産物。副腎皮質機能を反映
　・測定：ポーターシルバー反応(酸性下比色, 試料；蓄尿, 男性＞女性)
❻　**副腎髄質**：カテコールアミン…アドレナリン, ノルアドレナリン, ドパミン(神経芽細胞腫・褐色細胞腫↑)
　・注意：日中↑, 夜間↓, ストレス・運動など↑
　・尿中分解産物：VMA, HVA
❼　**性ホルモン**
❽　**膵臓ホルモン**：インスリン
❾　**消化管ホルモン**

≪血中薬物≫

血中薬物濃度検査
血中薬物濃度の測定により患者への適切な薬物投与量 (therapeutic drug monitoring:TDM)を設定.

TDM 必要薬物
① 有効治療濃度域が狭く,中毒域と接近している.
② 重大な副作用が起こりやすい.
③ 患者が代謝,排泄障害をもつ.
④ 薬物体内動態の個人差が大きい.
⑤ 勝手な服薬中止や多飲の発見

主な薬物と効能

抗てんかん剤	フェニトイン,フェノバルビタール,バルプロ酸,カルバマゼピン
気管支拡張剤	テオフィリン
強心配糖体	ジゴキシン
抗生物質	ゲンタマイシン,トブラマイシン,アミカシン,バンコマイシン
免疫抑制剤	シクロスポリン,タクロリムス
抗不整脈剤	リドカイン,プロカインアミド

測定法　EIA(酵素免疫法),FPIA(蛍光偏光免疫法)が日常的.ほかに HPLC(高速液体クロマトグラフィ),GC(ガスクロマトグラフィ),RIA(放射免疫法)

測定対象　血清,血漿

memo

≪その他≫

血液ガス(PaO_2, $PaCO_2$, HCO_3^-, BE)

通常動脈血をさす.

意義 呼吸器系,酸塩基平衡障害などによる肺の換気,拡散,血流能の評価

測定対象 ヘパリン血

注意
① 原則:採血直後測定(できない場合は氷水中保存)
② 室温放置:PaO_2↓, $PaCO_2$↑
③ 気泡混入:$PaCO_2$↓, pH↑, PaO_2↑または↓

基準値 pH:7.35〜7.45
① PaO_2(血中O_2分圧):80〜100 mmHg
② $PaCO_2$(血中CO_2分圧):35〜45 mmHg
③ HCO_3^-(重炭酸イオン):22〜26 mEq/l
   BE(過剰塩基):-2〜$+2$ mEq/l
④ SaO_2(酸素飽和度):95%以上

臨床的意義
・呼吸不全(PaO_2↓)
・換気不全(PaO_2↓, $PaCO_2$↑)

酸塩基平衡の異常と代償作用

	pH	$PaCO_2$	HCO_3^-	
呼吸性アシドーシス	↓	↑	(↑)	肺炎,喘息呼吸抑制
呼吸性アルカローシス	↑	↓	(↓)	過換気症候群
代謝性アシドーシス	↓	(↓)	↓	腎不全糖尿病
代謝性アルカローシス	↑	(↑)	↑	嘔吐利尿剤

( ):代償的　　＊調節:$PaCO_2$…呼吸,HCO_3^-…腎

血漿浸透圧(osmotic pressure：Osm)
意義 体液の濃縮, 希釈状態の把握
調節 水分摂取(尿希釈)とADH(尿濃縮)を介した腎からの水分排泄
測定法 氷点降下法
注意 水分蒸発, 浸透圧物質の分解(糖など)
基準値 275〜290 mOsm/kg・H_2O
臨床的意義 血清Na異常との関連大
① 増加：高Na血症, 高血糖, 高尿素血症, 水欠乏
② 減少：低Na血症, 利尿剤, 水過剰(重症浮腫など)

生体機能検査
❶ 肝
① 代謝機能：蛋白(TTT, ZTT含む), 脂質, 糖質, ビリルビン
② 解毒機能：馬尿酸合成試験, 異物排泄能…ICG, BSP
③ 血清酵素：AST・ALT・LD(肝細胞障害), ALP・LAP・γ-GT(胆汁うっ滞), ChE(肝細胞の機能障害), アイソザイム(LD, ALP)

インドシアニングリーン(ICG)試験
操作 色素静注前, 静注後に採血し吸光度を測定(静注前採血はブランク用)

評価
① 血中停滞率：15分後の色素残存率%
② 消失率：肝での色素摂取, 排泄能

注意 採血後遮光, 速やかに測定(ICGは光に不安定)

基準値
① 血中停滞率15分値：10%以下
② 血漿消失率：0.15〜0.22

≪その他≫

臨床的意義
① 手術適応,術式の決定,術後経過の判定基準
② 肝機能低下(肝炎など):血中停滞率↑,血漿消失率↓

ブロムサルファレイン(BSP)試験　ICGと同意義,副作用大

❷ 腎
① 腎血流量機能:パラアミノ馬尿酸(PAH)クリアランス,PSP排泄試験
② 糸球体機能:クリアランス(イヌリン,チオ硫酸ナトリウム,クレアチニン).尿細管での再吸収・分泌がされない物質のクリアランスはGFR(糸球体濾過量)と一致する.
  ・クレアチニンはわずかに分泌あり.
③ 尿細管機能:Fishberg濃縮試験,PSP排泄試験
④ 腎機能評価物質:尿素窒素,クレアチニン,尿酸,蛋白,電解質,シスタチンCなど
⑤ 推算GFR(eGFR):推算式を用いて,クレアチニンやシスタチンC値から推定できる(性別・年齢が必要)

内因性クレアチニンクリアランス(Ccr)

操作
① 飲水し指定時間後に採血,採尿
② 血清中および尿中クレアチニン濃度と尿量を測定
③ 体内存在物質(内因性)のため静注の必要なし

計算
$Ccr(ml/分) = \{(U \times V)/S\} \times (1.48/A)$

U, S:尿中,血漿中濃度(mg/dl), V:1分間当りの尿量(ml), A:体表面積(m^2), 1.48:日本人平均体表面積(日本腎臓学会:1.73)

基準値
男:116.5±5.1 ml/分, 女:115.0±3.9

ml/分(40歳以下)

注意
① 採尿もれ
② 高齢者，入院患者，水負荷が危険な患者は24時間法がよい．
・24時間法：排尿後から24時間蓄尿を行い，検査に用いる．蓄尿量を分単位に換算し計算．

臨床的意義
① 減少：腎糸球体機能低下(腎炎など)，採尿もれ

❸ 膵
① 外分泌機能：血中尿中アミラーゼ，リパーゼ，パンクレオザイミンセクレチン試験
② 内分泌機能：血糖，尿糖(グルカゴン，インスリン分泌)，OGTT

経口グルコース負荷試験(OGTT)

意義 糖尿病の早期診断，耐糖能障害程度の評価
操作 通常75gのグルコースを経口的投与．経時的に血糖を測定

空腹時・OGTTによる判定区分 静脈血漿値(mg/dl)
- 正常型 ① 110未満(早朝空腹時)
  ② 140未満(75gOGTT 2時間値)
  ①②ともに満たすこと
- 境界型 ① 110~126未満(早朝空腹時)
  ② 140~200未満(75gOGTT 2時間値)
- 糖尿病型 ① 126以上(早朝空腹時)
  ② 200以上(75gOGTT 2時間値)
  いずれかを満たす場合

臨床的意義 糖尿病：耐糖能低下(負荷前の血糖値への回復遅延)

≪その他≫

❹ 内分泌

意義
① ホルモン分泌能力の把握
② 異常がホルモン分泌器官自体か,またはそれを支配する器官かどうかの判別

調節機構 negtive feedback が一般的:ホルモン分泌に段階的支配がある場合,下位ホルモンの血中濃度上昇により上位ホルモンの分泌が抑制される.その結果,下位ホルモンの合成分泌が抑制される.

評価法
① 分泌刺激または抑制試験
② ホルモン定量

主な試験法
① 下垂体-副腎皮質:メチラポン(メトピロン)負荷試験,ACTH 負荷試験,CRH 負荷試験,デキサメタゾン抑制試験
② 下垂体-甲状腺:TRH 負荷試験
③ 下垂体-性腺:LH-RH 負荷試験,HMG 負荷試験
④ 副甲状腺:Ellsworth-Howard 試験,Ca 負荷試験
⑤ 副腎皮質:ACTH 試験,デキサメタゾン試験,メチラポン(メトピロン)試験,レニン-アンジオテンシン-アルドステロン系の試験

memo

検査管理総論　　《誤差》

正確さと精密さ

正確さ(trueness)　真の値からの偏りの程度をいう．
精密さ(precision)　測定値のばらつきの程度．ばらつきを標準偏差や変動係数で表した値を精密度という．
真度(trueness)　従来の正確さに相当する用語．
精確さ(accuracy)　真度と精密さを含めた測定量の真の値との一致の度合い．
不確かさ(uncertainty)　合理的に測定量に結びつけられうる値のばらつきを特徴づけるパラメータ．標準値を有する試料を多重測定して得た測定値の偏りと95%信頼区間の大きさで表す．

標準偏差(standard deviation：SD, σ, s)と求め方

① 平均値からの広がりまたは分散の程度を表す指標
② n数が30例以下の場合はb式を使用

[a式]　　　　　　　　　　　[b式]

$$SD = \pm\sqrt{\frac{\Sigma(x_i - \bar{x})^2}{n}} \quad\quad SD = \pm\sqrt{\frac{\Sigma(x_i - \bar{x})^2}{n-1}}$$

変動係数(coefficient of variation；CV)

① 平均値に対する標準偏差の百分率
② 平均値を異にする精密度の指標
③ $CV = (SD/mean) \times 100\%$

正規分布(normal distribution)

ガウス分布ともいう．

① mean±1SD：全体の68.3%
　mean±2SD：全体の95.5%
　mean±3SD：全体の99.7%
② 主な血清成分の分布：Na, Cl, P, Ca, TP, Alb, グルコース, UA

対数正規分布(log-normal distribution)
① 測定値が正規分布を示さず,変数変換(対数)すると正規分布し,その平均値は分布の一方に偏る.
② 主な血清成分の分布:K, BUN, Cre, AST, ALT, 総コレステロール,総ビリルビン,ALPなど

ノンパラメトリック
① すべてのデータを大きさの順に配列し,その順番(順位数)を用いて検定する方法.分布は仮定しない.

パラメトリック
データの分布(正規性,非正規性)を仮定して統計処理する方法

相関(correlation)
2つの異なる測定値(変量A, Bあるいはx, y)の関係
① 両者の関係を数量的に示したものを相関係数(r)
② rは次式より求める.

$$r = \frac{\sum_{i=1} x_i y_i}{\sqrt{(\sum_{i=1} x_i^2)(\sum_{i=1} y_i^2)}} \quad \text{または}$$

$$r = \frac{n\Sigma x_i y_i - (\Sigma x_i)(\Sigma Y_i)}{\sqrt{(n\Sigma X_i^2 - (\Sigma X_i)^2)(n\Sigma Y_i^2 - (\Sigma Y_i)^2)}}$$

③ 相関係数は-1から+1の数値(単位はつけない)

回帰直線(regression line)
① 相関関係が認められる変量Aより変量Bを推定
② 測定法の正確度の検定にも用いられる.
③ 最小2乗法により次式で求める.

$$a = \frac{n\Sigma xy - \Sigma x\Sigma y}{n\Sigma x^2 - (\Sigma x)^2} \qquad b = \bar{y} - a\bar{x}$$

a(直線の勾配):比例系統誤差を意味する
b(y軸の切片):一定系統誤差を意味する
④ 一般的にy=ax+bで表される.

回収試験(recovery test)
添加した物質の試料にお

ける反応態度や影響などの挙動をみるもので，測定プロセスをチェックする方法．系統誤差の推定に役立つ．
- 添加濃度＝標準液濃度×｛標準液容量/(血清容量＋標準液容量)｝
- 回収値＝添加試料測定値－無添加試料測定値
- 回収率(%)＝(回収値/添加濃度)×100%

誤差の分類

誤差(error)　測定値から真の値を引いた値

系統誤差(systematic error)　測定結果に偏りを与える原因によって生じる誤差で，比例系統誤差(proportional systematic error)，一定系統誤差(constant systematic error)がある．

比例系統誤差　測定成分の濃度に比例して常に一定方向に生じる誤差で相乗誤差ともいう．

一定系統誤差　測定成分の濃度には無関係で常に生じる同程度の誤差．固有誤差，相加誤差，あるいはゲタバキ誤差ともいう．

偶然誤差〔ランダム誤差(random error)〕　突き止められない原因によって起こり，測定値のばらつきとなって現れる誤差．

誤差の許容限界

Tonksの誤差許容限界　臨床的有用性の見地で提唱
±｛(正常値の幅×1/4)/(正常値の中央値)｝×100(%)
主な成分の許容限界
- Na(1.8%), Cl(2.0%), Glu(5.0%), Ca(6.0%), TP(7.0%)
- 10%を超えた場合は最大10%

Barnettの誤差許容限界　医学的有意性(medical significance)の概念

北村の許容限界　Tonksの式の正常値幅を生理的変

≪精度管理法≫

動幅に置き換えたもの
内部精度管理 (施設内で行う精度管理のこと)

臨床検査で用いられる主要な精度管理法

内部精度管理			外部精度管理
管理試料を用いる方法	患者検体を用いる方法		
	個別検体の管理		
①x̄-R 管理図法 (X-Rs, x̄-Rs-R 管理図法) ②累積和法 (cu sum 法) ③双値法 (twin plot 法) ④マルチ・ルール法	①ナンバープラス法 ②基準値平均法	①デルタチェック法 ②高値/低値チェック法 ③項目間チェック法	①コントロールサーベイ ②CAP ③日本医師会 ④日本臨床衛生検査技師会, 他

各論

① $\bar{x}$-R 管理図法(X-Rs, $\bar{x}$-Rs-R 管理図法)
  ・x の変動は系統誤差に起因することが多い.
  ・R の変動はランダム誤差に起因することが多い.
  ・X-Rs, $\bar{x}$-Rs-R 管理図法は経時的なモニターができるので自動分析装置の精度管理に有用

② 累積和法(cu sum 法)
  ・毎日の測定値と総平均値との差の累積和を求める.
  ・系統誤差を鋭敏にとらえる.
  ・1 種類の管理試料を用い, 管理限界は存在しない.

③ 双値法(twin plot 法, Youden plot 法)
  ・2 種類の管理試料を用い, 平均値, 標準偏差を算出
  ・系統誤差, ランダム誤差の発生をチェック
  ・外部精度管理データの解析に有用
  ・許容範囲は X 軸, Y 軸上にそれぞれ mean±2 SD
  (図 1)

④ マルチ・ルール管理法(multi-rule 管理法)
  ・2 種類の濃度の異なる管理試料を用いる.
  ・各種ルールの組み合わせにより異常の発生を推定
  ・誤差を系統誤差とランダム誤差に分け, 許容の可

図 1 双値法管理図

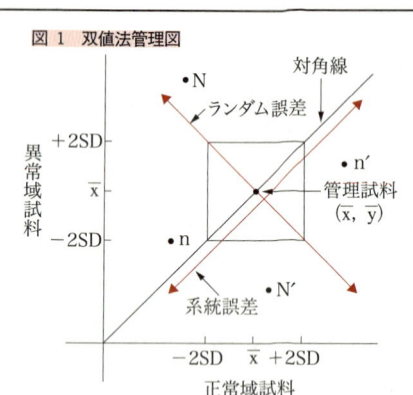

対角線, **ランダム誤差**, **系統誤差**

縦軸：異常域試料（+2SD, $\bar{x}$, -2SD）
横軸：正常域試料（-2SD, $\bar{x}$, +2SD）

管理試料 $(\bar{x}, \bar{y})$

点：N, n', n, N'

否をリアルタイムに判断できる．

⑤ ナンバープラス法（number plus method）
・患者検体の測定値の分布で最頻値より高値を占める検体の割合がほぼ一定であることを利用
・最頻値を超える検体数をナンバープラスという．
・管理限界は95％信頼限界を用いる．

⑥ 基準値平均法（average of normal method）
・患者検体の測定値は正常値範囲群と異常値範囲群に分かれ，ほとんどが正常値群に含まれる．
・正常値群の平均値は一定の範囲内にある．
・健常者群の測定値より mean±2 SD を管理限界とする．

⑦ デルタチェック法
(1)前回値チェック法

≪精度管理法≫

同一患者から得られた前回値と今回値の差を管理限界と比較して検出する．

(2) 累積デルタチェック法(cumulative delta check：CDC)
・検体取り違いを検出する方法の１つ
・前回値との差と固体内差の標準偏差を用いて求め，その値が限界値より大であれば検体取り違いを疑う．

⑧ 高値/低値チェック法
・測定成分ごとに限界値を超えた極端値の検出が目的
・異常値が２〜3％程度になるように限界値を設定

⑨ 項目間チェック法(主成分分析法)
・項目間の相関関係に着目し測定値のチェックを行う…AST/ALT, Na/Cl, BUN/Cre, ALP/LAP, TTT/ZTT, Cu/Cp, TL/Tcho, 膠質反応/γ-グロブリン, Ca/P, Cl/CO_2

外部精度管理法

同一試料を複数の施設で測定し，その結果を精度管理の目的で活用する手段

コントロール・サーベイ (control survey)

① 目的
・他施設とのデータや測定法の比較・評価
・内部精度管理を補う正確度の客観的な評価
・参加施設の問題点の発掘・改善と技術水準の評価

② 主催機関
・CAP (College of American Pathologists) survey
・日本医師会(臨床検査精度管理調査)
・その他(日本臨床衛生検査技師会など)

③ サーベイ結果の評価法(CAP)

- 同一測定法，機種，試薬を使用するグループ(peer group)の mean と SD により SDI(standard deviation interval)を求める．SDI=(参加施設の測定値…peer group の平均値)/peer group の SD
- mean±1.0 SDI…良好
- mean±2.0 SDI…許容できる
- mean±2.0 SDI 以上…許容できない

> memo

≪検査法の評価≫

技術的評価
正確さの評価
① 標準物質(血清標準物質)の測定
② 比較対照法(基準法や実用基準法など)による測定値の比較

精密さの評価 同時再現性，日差再現性の結果より得られる mean, SD, CV を求める．

特異度(specificity) 高いということは測定目的成分のみ測定し，他の成分は測定しない．

感度(sensitivity) 測定法の検出最小濃度

検査法の比較評価
① 現行法(y)との評価確認を行う．
② 精密さの評価(CV)
③ 比較対照法(x)との測定値を回帰直線により評価
- $y=x$…誤差なし
- $y=x+A$…固有誤差あり
- $y=Bx$…比例誤差あり

検査法の感度と特異度(図2)
- 疾患群の陽性率を**感度**，非疾患群の陰性率を**特異度**という．
- 偽陰性率は疾患群の陰性率で，**偽陰性率＝1－感度**
- 偽陽性率は非疾患群の陽性率で，**偽陽性率＝1－特異度**
- 検査陽性者の中での疾病群の割合を**陽性的中度**
- 検査陰性者の中での非疾患群の割合を**陰性的中度**
- 全検査数に対する疾患群の割合を**有病率**
- 疾患群の陽性率と非疾患群の偽陽性率の比を**尤度比**
- ある事象が起こる確率と起こらない確率の比を**オッズ比**という．

図 2　検査の診断特性値

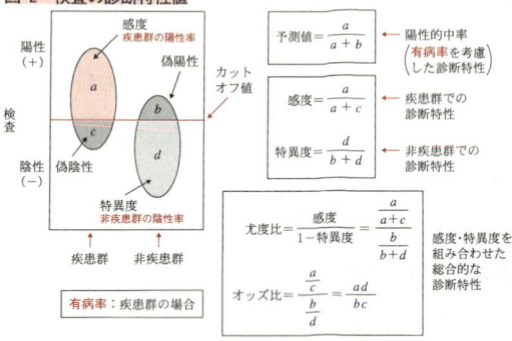

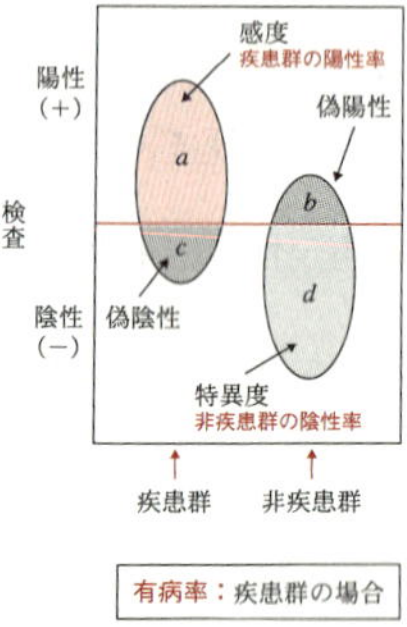

予測値 $= \dfrac{a}{a+b}$ ← 陽性的中率（有病率を考慮した診断特性）

感度 $= \dfrac{a}{a+c}$ ← 疾患群での診断特性

特異度 $= \dfrac{d}{b+d}$ ← 非疾患群での診断特性

尤度比 $= \dfrac{感度}{1-特異度} = \dfrac{\frac{a}{a+c}}{\frac{b}{b+d}}$

オッズ比 $= \dfrac{\frac{a}{c}}{\frac{b}{d}} = \dfrac{ad}{bc}$

感度・特異度を組み合わせた総合的な診断特性

有病率：疾患群の場合

カットオフ値（図 3）

検査を実施し，陽性（疾患群）と陰性（非疾患群）を鑑別する数値を**カットオフ値**（分割点）という．

① カットオフ値を高くすれば，感度は下がるが特異度は高くなる．
② カットオフ値を低くすれば，感度は高くなるが特異度は低下する．

ROC 曲線（receiver operating characteristic curve）

カットオフ値を段階的に変化させて，感度と特異度（1−特異度）を求め，それぞれ縦軸，横軸にとって診断特性値の連続的な変化をグラフ化したものが ROC 曲線．

ROC 曲線法による検査の評価

① 異なった検査の診断精度の比較が可能
② 曲線が y 軸に近い位置に描かれる検査のほうが優れている．
③ カットオフ値の設定に有用

≪検査法の評価≫

図3 カットオフ値とROC曲線

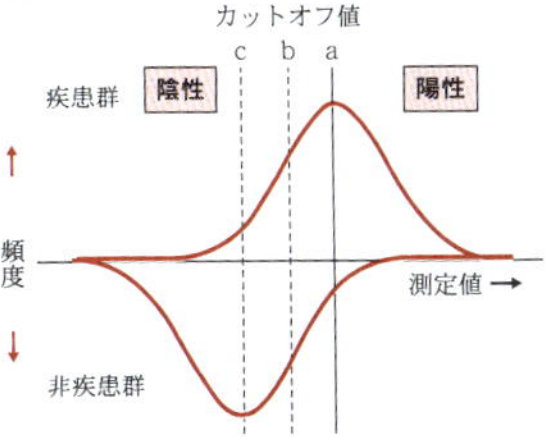

①検査結果の分布

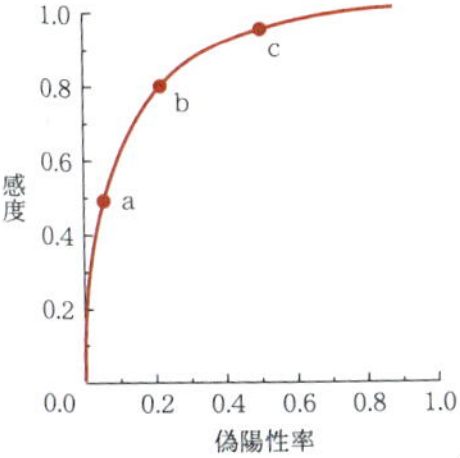

②ROC曲線

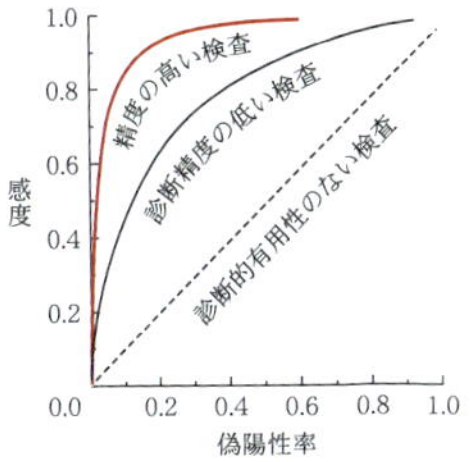

③ROC曲線の評価

④ 有病率と組合せ診断確率として定量的表現が可能

memo

≪感染性(医療)廃棄物≫

感染性(医療)廃棄物
用語の定義
① 廃棄物:廃棄物処理法(1998年,改正・施行)で定める,ごみ,粗大ごみ,燃え殻,汚泥,糞尿,廃油,廃酸,廃アルカリ,動物の死体,その他の汚物または不要物であって,固形状または液状のものをいう(放射性物質およびこれに汚染されたものを除く).

② 産業廃棄物:事業活動に伴って生ずる廃棄物のうち,燃え殻,汚泥,廃油,廃酸,廃アルカリ,廃プラスチック類,その他政令で定める廃棄物の19種類をいう.※医療廃棄物は産業廃棄物に含まれる.

③ 一般廃棄物:産業廃棄物以外の廃棄物をいう.

④ 特別管理廃棄物:爆発性,毒性,感染性,その他人の健康または生活環境に関る被害を生ずるおそれがある性状を有するものとして政令で定めるものをいう.**特別管理産業廃棄物**と**特別管理一般廃棄物**とがある.

⑤ 感染性廃棄物:医療関係機関などから発生し,人が感染し,または感染するおそれのある病原体が含まれ,もしくは付着している廃棄物またはこれらのおそれのある廃棄物をいう.感染性廃棄物は特別管理廃棄物の一種で**感染性産業廃棄物**と**感染性一般廃棄物**とがある.

感染性廃棄物の範囲
① 血液,血清,血漿および体液(精液を含む)ならびに血液製剤
② 手術などに伴って発生する病理廃棄物
③ 血液などが付着している鋭利なもの
④ 病原微生物に関連した試験,検査に用いられたもの

⑤ その他血液などが付着したもの
⑥ 感染症法，結核予防法，その他の法律に規定されている疾患に罹患した患者から発生したもの，もしくはこれらが付着した，またはそのおそれがあるもので①～⑤に該当しないもの

感染性廃棄物の管理体制　医療関係機関などの管理者などは，施設内で生ずる感染性廃棄物を適正に処理するために，**特別管理産業廃棄物管理責任者**を置き，管理体制の充実を図るものとする．

注）医療関係機関に勤務している臨床検査技師はその施設で必要と認められた場合，特別管理産業廃棄物管理責任者になることができる．

表示　感染性廃棄物を収納した運搬容器には，感染性廃棄物である旨および取り扱うさいに注意すべき事項を表示するものとする．

注）バイオハザードマーク（下図）：国際的に用いられているマークで感染性廃棄物であることが認識できる．廃棄物の性状に応じてマークの色別をしている．

・赤色：液状または泥状のもの(血液など)
・橙色：固形状のもの(血液などが付着したガーゼなど)
・黄色：鋭利なもの(注射針など)

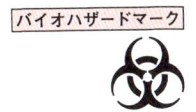

バイオハザードマーク

施設内処理
① 焼却設備を用いて十分に焼却する.
  注）2002年12月1日から焼却炉で発生するダイオキシン濃度の規制が強化され，既設の焼却炉の発生するダイオキシン濃度は$1 \sim 10 \text{ ng/m}^2$以下，新設の焼却炉は$0.1 \sim 5 \text{ ng/m}^2$以下となる.
② 溶融設備を用いて十分に溶融する.
③ 高圧蒸気滅菌（オートクレーブ）装置を用いて滅菌する.
④ 乾熱滅菌装置を用いて滅菌する.
⑤ 煮沸：15分以上
⑥ 消毒剤：現在のところ，B型肝炎ウイルスに有効な消毒剤は，ほとんどすべての病原微生物を不活化すると考えられている.

特別管理産業廃棄物管理票（マニフェスト）
① 医療関係機関などは，感染性廃棄物の処理を他人に委託して行う場合は，感染性廃棄物を引き渡すさいに，廃棄物の種類，量，性状，取り扱い方法などを記載したマニフェストを交付するものとする.
② 医療関係機関などは，感染性廃棄物が適正に処理されたことを，処理業者から返送されるマニフェストにより確認するものとする.
  注）医療関係機関など（マニフェスト交付者）は運搬業者，処分業者から送付されたマニフェストの写しを5年間保存しなければならない.

memo

≪基礎実習≫

ピペット検定

ピペットの種類 検体採取用微量ピペットは正確性・迅速性に優れ，感染の危険性の少ないノック式ピペット（プッシュボタン式）の容量固定式と可変式が，試薬の採取にはホールピペットが一般的である．

測定法
① 重量法：容量が $100\ \mu l$ 以上
② 色素希釈法：容量が $3\sim50\ \mu l$ の場合

操作法／重量法：質量測定による体積測定法
① 化学天秤，ピペット，その他の器具および水は，あらかじめ測定室に置き，温度差がないようにする．
② 室温(t℃)を温度計で読み取る．
③ 秤量びんの質量(Ma, g)を測定する．
　注）あらかじめ 2 mm 程度の厚さになるように水を加えておく．
④ ピペットで水を吸引し，③の秤量びんの中に水を排出した後，秤量びんの蓋をする．秤量びんを扱うときは，**直接手で触れないように注意する**．
⑤ 水を加えた秤量びんの質量(Mb, g)を測定する．
⑥ 排出した水の体積を次式より算出する．
　ρ は水の密度(g/ml, t℃)

$$v = \frac{Mb - Ma}{\rho} \quad\quad\quad\quad\quad (1)$$

繰返し精度の求め方 ノック式ピペットの場合：毎回チップを取り替えて 10 回操作を繰り返し，変動係数を求める．

正確さの求め方 10 回の測定値の平均値の表示（あるいは設定）容量からのズレの値を，表示（あるいは設定）容量に対する百分率で表す．

$$\text{正確さ(\%)} = \frac{\text{平均値} - \text{表示容量}}{\text{表示容量}} \times 100 \quad\cdots\cdots\cdots (2)$$

吸光光度法の基礎と分光光度計

吸光光度法
① 比色法:可視部の波長を利用する場合
② UV 法:紫外部の波長を利用する場合

吸光光度法の原理とランバート・ベールの法則 (図1)
① 透過度 $t = I/I_0$
② 透過率 $T(\%) = (I/I_0) \times 100$
③ 吸光度 $A = \log(I_0/I)$
④ A と $T(\%)$ の関係式:$A = 2 - \log T(\%)$ ……(3)
⑤ ランバートの法則:$A = k_1 \cdot l$
⑥ ベールの法則:$A = k_2 \cdot C$
⑦ ランバート・ベールの法則
$$A = \log(I_0/I) = \varepsilon \cdot l \cdot C \quad\cdots\cdots\cdots\cdots\cdots (4)$$
ε はモル吸光係数(単位:$l \cdot \text{mol}^{-1} \cdot \text{cm}^{-1}$)とよび,$l = 1\,\text{cm}$,$C = 1\,\text{mol}/l$ のときの吸光度に相当
⑧ $C = \dfrac{A}{\varepsilon \cdot l}$ 溶液の吸光度より濃度を求める基本式
$\cdots\cdots\cdots\cdots\cdots\cdots\cdots\cdots\cdots\cdots\cdots\cdots\cdots\cdots\cdots\cdots\cdots (5)$

特定の物質の波長(λ nm)におけるモル吸光係数の測定
通常,式(4)より $\varepsilon = A/(l \cdot C)$,正確に作製した濃度既知の溶液数種の吸光度($\lambda$ nm)を $l = 1.0\,\text{cm}$ のセルで測定し平均値より算出する.

- NADH および NADPH(340 nm):$\varepsilon = 6.3 \times 10^3$ ($l \cdot \text{mol}^{-1} \cdot \text{cm}^{-1}$)
- 4-ニトロフェノール(アルカリ性溶液, 405 nm):$\varepsilon = 18.7 \times 10^3 (l \cdot \text{mol}^{-1} \cdot \text{cm}^{-1})$

分光光度計
① 構成

≪基礎実習≫

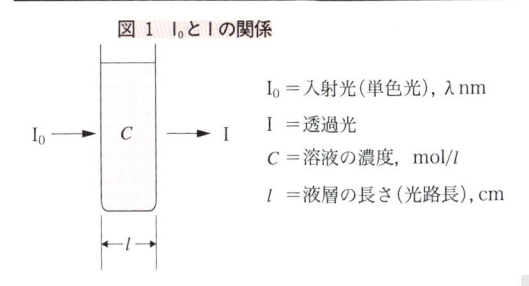

図1 I_0とIの関係

I_0 = 入射光(単色光), λ nm
I = 透過光
C = 溶液の濃度, mol/l
l = 液層の長さ(光路長), cm

・光源(図2):タングステンランプ(W),タングステンハロゲンランプ(WI),重水素(D_2)放電管
・分光器:プリズム,回折格子
・試料室(セル)(図2):石英,ガラスまたはプラスチック
・検出器:光電子増倍管(フォトマル)
② 単束(シングルビーム)式と複光束(ダブルビーム)式:光源からの光を分光した後,光束が1つのセルを通過して検出器に至るのが**シングルビーム方式**.光束を回転ミラーなどで2等分し,2つの光束に分け,1つは試料セル,他方は対照セルを通過し検出器に至るのが**ダブルビーム方式**
③ 二波長測光:2つの波長(λ_1とλ_2)での吸光度差を求める.検体の濁り,溶血などに対する補正効果のほかに,電源の変動に対する補償効果もある.自動分析装置では一般的に採用されている測光形式である.

図 2 波長と光源およびセルの材質の関係

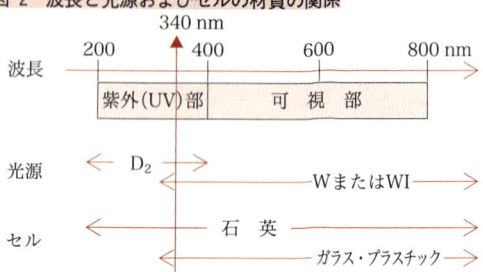

```
                        340 nm
        200          ↑    400           600            800 nm
波長  ────┼───────────────┼──────────────┼──────────────┼────→
         │ 紫外(UV)部    │         可 視 部              │

光源      ←── D₂ ──→            ←──── W または WI ────→

セル      ←──────── 石 英 ────────→
                          ←──── ガラス・プラスチック ────→
```

注) 340 nm での光源およびセルの選択：D_2 も W なども可，セルもすべての材質可

④ 性能チェック
- 波長目盛の校正（波長の正確度）：D_2 ランプの輝線スペクトル（486.0 nm と 656.1 nm）…ホルミウムフィルターなど
- 吸光度目盛の校正：二クロム酸カリウム溶液，溶媒…0.001 mol/l 過塩素酸
- 迷光とカットフィルター：目的とする波長以外の波長の総和を迷光といい，迷光を除去するフィルターをカットフィルターという．

吸光度測定上の注意点
① 光源，波長，セルの選択が正しいか
② 溶液に濁りやごみが浮遊していないか
③ 溶液は蛍光性物質を含んでいないか
④ 光が通過するセルの表面に傷，汚れ，あるいは濡れがないか

≪基礎実習≫

酵素反応分析法と酵素法
酵素反応のタイムコース 　共役酵素がない場合(例：LD活性測定)と共役酵素がある場合(例：ALT活性測定，HK-G6PD法によるグルコースの測定など)

図3　酵素反応のタイムコース

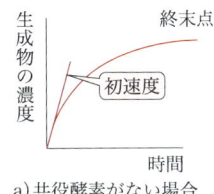

a) 共役酵素がない場合

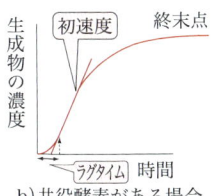

b) 共役酵素がある場合

① 初発酵素と共役酵素
  ・初発酵素：最初に分析対象物質に作用する酵素
  ・共役酵素：数種類の酵素反応を組み合わせたとき2番目以降の酵素
② 初速度とラグタイム(lag time)：初速度とは酵素反応開始直後の生成物濃度の増加が時間に比例する部分(直線部分)の反応速度(図3a)．共役酵素がある場合は，生成物濃度の増加が時間に比例しない部分(ラグタイム)が存在し，その後の直線部分(ゼロ次反応，図3b)

酵素反応の速度論的取り扱い
① 反応の次数とは
  ・0次反応：反応速度が基質濃度の0乗に比例する反応．すなわち，基質濃度に依存しない反応

・1次反応:反応速度が基質濃度の1乗に比例(正比例)する反応

② 基質濃度と初速度の関係:ミカエリス・メンテンの式

ミカエリス・メンテンによる酵素反応,$S \xrightarrow{E} P$,の速度論的取り扱いによると,

$$E+S \underset{k_{-1}}{\overset{k_1}{\rightleftarrows}} ES \xrightarrow{k_2} P+E$$

ここで,S=基質,E=酵素,ES=酵素基質複合体,$E°=E+ES$,P=生成物

酵素の濃度 $[E°]$ が一定のとき,初速度($V°$)は次式(ミカエリス・メンテンの式)で表現できる.

$$V° = \frac{V_{\max}[S]}{K_m+[S]} \quad \cdots\cdots(6)$$

ここで,速度定数(k_1,k_{-1},および k_2)のみからなる定数 K_m は**ミカエリス定数**とよばれ,K_m が小さいほど酵素と基質の親和性は大きい.

$$K_m = \frac{k_2+k_{-1}}{k_1}$$

$V_{\max}=k_2[E°]$ で,反応系の $[E°]$ がすべて $[ES]$ となったときの反応初速度であり,この反応の最大速度を意味する.

式(6)より

$[S] \gg K_m$

$$V° = V_{\max} = k_2[E°] \quad \cdots\cdots(7)$$

初速度は最大速度となり酵素の濃度に比例し,基質濃度の0乗に比例,すなわち0次反応→酵素活性の測定

$[S]=K_m$

≪基礎実習≫

$$V^\circ = \frac{1}{2} V_{max} \quad \cdots\cdots\cdots\cdots\cdots(8)$$

初速度は最大速度の1/2に等しい. 逆に, この条件の下では, 基質濃度は K_m に等しい(単位を含めて).

$[S] \ll K_m$

$$V^\circ = \frac{V_{max}}{K_m} [S] \quad \cdots\cdots\cdots\cdots\cdots(9)$$

初速度は基質濃度の一乗に比例→酵素の基質濃度の測定

③ K_m と V_{max} の測定

・S-V 曲線:酵素濃度 $[E^\circ]$ 一定の条件で初速度 V° と基質濃度 $[S]$ のプロット, ミカエリス・メンテンの式(6)に基づく(図4a).

・二重逆数プロット:式(6)より Lineweaver-Burk の式10に基づく(図4b).

$$\frac{1}{V^\circ} = \frac{K_m}{V_{max}} \frac{1}{[S]} + \frac{1}{V_{max}} \quad \cdots\cdots\cdots\cdots(10)$$

酵素の濃度を一定にして $[S]$ を変化させ V° を測定, 二重逆数プロット〔式(10)〕のy軸切片より V_{max} を, 勾配とy軸の切片(またはx軸の切片)より K_m を算出.

K_m を求めることは酵素活性の測定にあたって基質濃度の設定に重要な意味をもつ. 0次反応の条件にするには, 基質濃度をできるだけ**最大速度**になるように設定する(通常, $[S] > 10 K_m$ に設定).

酵素活性の測定

① 酵素活性:酵素の触媒としての能力
② 酵素活性の測定条件と方法

0次反応の条件下で初速度を測定…レート法(rate assay)

図 4　基質濃度と初速度との関係

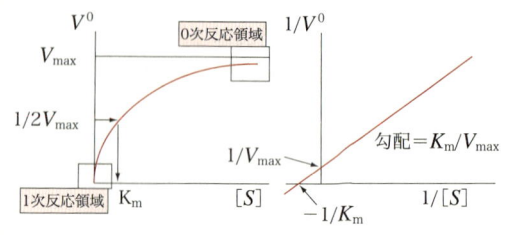

a) S-V曲線

b) Lineweaver-Burk プロット

ラグタイムが存在する場合は，その後の直線部分から初速度を算出(図3b)．初速度は一定量の酵素に対して最大速度(V_{max})となり〔式(7)〕，基質濃度に依存しないので0次反応となる．

・連続計測法(continuous monitoring assay)：反応開始後，連続的に吸光度変化を読み取り，直線部分から初速度(ΔA/分)を計算し活性値を算出する方法(通常用いられる方法)

・2点測定法(two-point assay)：反応開始後2つの時間での吸光度を測定し，単位時間当りの速度，すなわち吸光度変化(ΔA/分)を求める方法

③ 酵素活性の単位(反応速度の単位)

酵素活性は初速度で測定し，基質濃度は最大速度に近づくように設定，その他は最適条件

・1国際単位(U)：1分間に基質1μmolを生成物に変えることのできる酵素量

・1 katal(kat, SI単位系)：1秒間に基質1 molを生成物に変えることのできる酵素量

≪基礎実習≫

1 kat＝6×10⁷U，1 U＝16.7 nkat

臨床検査では37℃での血清 1 l 当りの国際単位 (U/l, 37℃)が一般的

④ 吸光光度法による酵素活性の算出

酵素活性(U/l, 37℃)＝μmol/分/l, 37℃

$$\Delta Cs/分(U/l) = \frac{\Delta A/分}{\varepsilon \cdot l} \times 10^6 \times \frac{V}{V_S} \quad \cdots\cdots\cdots\cdots (11)$$

V_S＝検体(ml)　V_R＝試薬(ml)　V＝反応液総量(V_S＋V_R)(ml)

$\Delta Cs/分(U/l) = (\Delta A/分) \times K$

K：検量係数＝$[1/(\varepsilon \cdot l)] \times 10^6 \times (V/V_S)$

酵素活性に影響を与える因子

① 基質の種類と濃度
② 緩衝液の種類と pH
③ 温度：活性化エネルギーの大きい酵素ほど影響大
④ 活性化剤や阻害剤

※阻害剤による阻害形式
・拮抗阻害：V_{max}不変，K_m↑
・非拮抗阻害：K_m不変，V_{max}↓

酵素的分析法(酵素法)と分析モード

酵素反応を利用して，(1)酵素の基質や，(2)酵素反応の活性化因子となりうる生体成分(無機質)を測定する方法を酵素的分析法または酵素法という．後者の場合は試薬中に測定対象物質である活性因子を除いて酵素を不活性にしておき，検体が添加されることにより生じる酵素活性を測定．酵素活性は活性化因子の濃度に比例する．よく利用される分析モードには終末点法と初速度分析法(図 3)がある．

① 終末点法(endpoint assay)または平衡分析法：酵素反応が平衡に達した時点またはほとんどの基質が生成物に変化した時点での生成物や補酵素の濃度を

測定する．平衡に達する時間が短いことが望ましいので，K_m の小さい酵素が適する．
② 初速度分析法（レート法）：ミカエリス・メンテンの式より，$[S] \ll K_m$ のとき初速度は基質濃度に比例する．式(9) K_m の大きい酵素が適する．温度のコントロールが重要

memo

≪用手法≫

試薬を調製して用手法での実習

測定原理 標準的測定法としてこれまでに公表された日本臨床化学会(JSCC)勧告法(表1, 2)は用手法である．基本的な検査項目の日常法を原理別に表3, 4に示す．酵素法が多いのは，(a)特異性，(b)前処理を必要としない直接法，(c)穏和な条件下で迅速測定可能であり自動化に適するため．

表1 酵素項目：JSCC勧告法（測定温度30℃）または常用基準法（測定温度37℃）

分類		項目	JSCC勧告法の原理	備考	分析モード
吸光光度法	UV法	LD	L→P反応	$(\Delta A/分)_{340}\uparrow$	レート法
		CK	HK-G 6 PD 共役酵素法	$(\Delta A/分)_{340}\uparrow$	
		ALT	LD 共役酵素法	$(\Delta A/分)_{340}\downarrow$	
		AST	MD 共役酵素法	$(\Delta A/分)_{340}\downarrow$	
		ChE	4-ヒドロキシベンゾイルコリン基質法	$(\Delta A/分)_{340}\downarrow$	
	比色法	ALP	4-NPP基質法で4-NPを測定	$(\Delta A/分)_{405}\uparrow$	
		γ-GTP	GluCANA基質法でANBを測定	$(\Delta A/分)_{410}\uparrow$	
		AMY	ETG 7-4 NP基質法で4-NPを測定	$(\Delta A/分)_{405}\uparrow$	

4-NPP：4-ニトロフェニルリン酸
4-NP：4-ニトロフェノール
GluCANA：L-γ-グルタミル-3-カルボキシ-4-ニトロアニリド
ANB：5-アミノ-2-ニトロ安息香酸
ETG 7-4 NP：エチリデン-4-ニトロフェニル-マルトヘプタオシド

表2 濃度測定項目：酵素以外の項目（JSCC勧告法）

分類		項目	JSCC勧告法の原理	備考	分析モード
吸光光度法	UV法	T-cho	Cho-エステラーゼ-CD法	直接酵素法 $A_{340}\uparrow$	エンドポイント法
		Glu	除蛋白・HK-G 6 PD法	ソモジー法による除蛋白 $A_{340}\uparrow$	
		TG	加水分解・GK-PK-LD法	90%アルコール性KOHによる加水分解 $A_{340}\downarrow$	
HPLC法		Cre	イオン交換クロマトグラフィー	TCAによる除蛋白	分離分析
		UA	逆相クロマトグラフィー	過塩素酸による除蛋白	

CD：コレステロールデヒドロゲナーゼ
GK：グリセロールキナーゼ
PK：ピルビン酸キナーゼ

表 3 測定原理：酵素活性測定（日常法）

原理		項目	日常法	共役酵素
UV法	NAD(P)Hの増加速度（レート法）	LD	JSCC標準化対応法（L→P）	—
		CK	JSCC標準化対応法	HK-G6PD
	NAD(P)Hの減少速度（レート法）	ALT	JSCC標準化対応法	LD
		AST	JSCC標準化対応法	MD
		LD	JSCC標準化対応法	—
		ChE	4-ヒドロキシベンゾイルコリン基質法, 他	4-ヒドロキシ安息香酸ヒドロキシラーゼ
比色法	生成物の増加速度（レート法）	ALP	JSCC標準化対応法	—
		γ-GTP	JSCC標準化対応法	—
		LAP	L-ロイシル-4-ニトロアニリド基質法で4-NPを測定	—
		AMY	BG 5-4 NPやETG 7-4 NP基質法で4-NPを測定, 他	α-グルコシダーゼ
		ChE	DTNB法（TNBを測定）	—

BG 5-4 NP：ベンジル-4-ニトロフェニル-マルトペンタオシド
ETG 7-4 NP：エチリデン-4-ニトロフェニル-マルトヘプタオシド
DTNB：5,5-ジチオビス-2-ニトロ安息香酸
TNB：5-チオ-2-ニトロ安息香酸

memo

≪用手法≫

表 4　測定原理：濃度測定項目（日常法）

原理		項目	日常法	酵素法	分析モード
UV法	NAD(P)Hの340 nmにおける吸光度の増加	Glu	HK-G 6 PD法	基質	EP
		TG	LPL-GK-ADP・HK-G 6 PD法	基質	EP
		Mg	GluK-G 6 PD法	活因	レート
	NAD(P)Hの340 nmにおける吸光度の減少	UN	ウレアーゼ-GLD法	基質	EPレート
		K	PK-LD法	活因	レート
比色法	PODによるH₂O₂の定量	Glu	GOD法	基質	EP
		Cre	クレアチニナーゼ-クレアチナーゼ-SOD法	基質	
		UA	ウリカーゼ法	基質	
		TG	LPL-GK-G 3 POD法	基質	
		T-cho	Cho-エステラーゼ-COD法	基質	
		HDL-cho	化学修飾酵素-DS・硫酸化CYD直接法	基質	
		LDL-cho	界面活性剤選択阻害直接法	基質	
		IP	PNP-XOD法	基質	
	直接酵素法	Bil	BOD法	基質	EP
	酵素活性測定	Cl	非活性AMYの活性化，G 7-CNP基質法	活因	レート
		Cl	非活性AMYの活性化，G 5-CNP基質法	活因	
	色素結合法	Alb	BCG法，BCP法	－	EP
	ジアゾ法	Bil	ジアゾ法，アルカリアゾビリルビン法	－	
	化学酸化法	Bil	バナジン酸酸化法	－	
	キレート法	TP	ビウレット法	－	EP
		Ca	o-CPC法，MXB法	－	
		Fe	バソフェナントロリン法（松原法）など	－	
		Cu	バソクプロイン法	－	
	縮合法	Cre	ヤッフェ法	－	EPレート
イオン選択電極法		Na	ガラス膜電極，クラウンエーテル電極		
		K	バリノマイシン電極，クラウンエーテル電極		
		Cl	4級アンモニウム塩電極		

GK：グリセロールキナーゼ，GluK：グルコキナーゼ，GLD：グルタミン酸デヒドロゲナーゼ，PK：ピルビン酸キナーゼ，G 3 POD：グリセロール-3-リン酸オキシダーゼ，PNP：プリンヌクレオシドホスホリラーゼ，XOD：キサンチンオキシダーゼ，DS：デキストラン硫酸，CYD：シクロデキストリン，BOD：ビリルビンオキシダーゼ，G 7-CNP：2-クロロ-4-ニトロフェニル-マルトヘプタオシド，G 5-CNP：2-クロロ-4-ニトロフェニル-マルトペンタオシド，MXB：メチルキシレノールブルー　EP：エンドポイント（終末点）法，活因：活性化因子

吸光光度法による定量の過程

用手法による臨床化学分析の流れ

検体の採取 → 前処理 → 試料の添加 → 反応 → 検出 → 計算
　　　　　　　　　　　試薬調製 → 試薬添加 ↗
　　　　　　　　　　　　　　ピペッティング　混和(撹拌)

❶ 検体の採取(採血)
　原則：早朝・空腹・安静時
　注)適切な採血管が必要，溶血
　　・血清：抗凝固剤なしで全血を30〜40分間放置し凝固させ，約3,000 rpm，10分間遠心後の上清
　　・血漿：抗凝固剤(ヘパリンが一般的)とよく混和した後，直ちに遠心し上清を分離
　　・血糖測定用：NaF，モノヨード酢酸など(解糖阻止剤)も添加
❷ 前処理：除蛋白(TCA，過塩素酸などによる)など
❸ 試薬の調製：JSCC勧告法の場合はその規格を満たす試薬を使用
❹ 測定操作法：JSCC勧告法の規格を満たす分光光度計や高速液体クロマトグラフなどを使用．測定温度管理に注意(とくに酵素活性測定において)．試料に試薬を添加した直後によく撹拌すること
❺ 検出：吸光度の測定
　　・試料を含む反応液の吸光度(本試験)：As
　　・試料に代わる生理食塩液を試料と等量含む反応液の吸光度(試薬ブランク値)：Abl
　　・試料に代わる標準物質(検量物質…キャリブレータ)を試料と等量含む反応液の吸光度：Astd

≪用手法≫

検体ブランクが必要なこともある．検体ブランクとは本試験と同じように試料を反応させるが，その試薬には，反応に必須の試薬1つを除外し作製したものを使用する．検体中に存在する類似反応を示す物質の影響を除くためである．

❻ 計算

① 濃度測定項目：ベールの法則より検体の濃度(C_S, mol/l)の算出

- 検量物質(標準物質やキャリブレータ)がない場合：勧告法の場合に多い

$$C_S = \frac{\varDelta As}{\varepsilon \cdot l} \times \frac{V}{V_S} \quad\cdots\cdots(1)$$

V_S：検体(ml)　V_R：試薬(ml)　V：反応液総量($V_S + V_R$)(ml)

$\varDelta As$＝試薬ブランク補正後の検体を含む反応液の吸光度(As−Abl)

- 検量物質(既知濃度Cstd)がある場合：検体と同様に処理した検量物質の反応液の吸光度($\varDelta A$std＝Astd−Abl)より

$$C_S = \frac{\varDelta As}{\varDelta A\text{std}} \times C\text{std} \quad\cdots\cdots(2)$$

注) (1) 単位はキャリブレータの単位に同じ
(2) 測定限界を超えた試料は生理食塩水で希釈して再測定
(3) 測定限界が不明の場合は，あらかじめ標準液の希釈系列の吸光度を測定し，検量線($\varDelta A$std vs Cstd)の直線域を確認しておく．

② 酵素活性測定：ベールの法則より検体の酵素活性(U/l, 37℃)の算出

- 検量物質(標準血清やキャリブレータ)がない場

合：$\Delta A/分$ より

酵素活性$(U/l, 37°C) = \Delta Cs/分 \ (U/l)$

$$= \frac{(\Delta A/分)_{補正}}{\varepsilon \cdot l} \times 10^6 \times \frac{V}{V_S} \quad \cdots\cdots(3)$$

V_S：検体(ml)　V_R：試薬(ml)　V：反応液総量$(V_S + V_R)(ml)$

補正：試薬ブランク値差し引き後

$(\Delta A/分)_{補正} = (\Delta A/分)_S - (\Delta A/分)_{bl}$

酵素活性値$(U/l, 37°C) = (\Delta A/分)_{補正} \times K$

K：Kファクターまたは検量係数

・検量物質がある場合

検体の活性値$(Bs \ U/l, 37°C)$

$$Bs = \frac{(\Delta A/分)s_{補正}}{(\Delta A/分)std_{補正}} \times Bstd \quad \cdots\cdots(4)$$

$(\Delta A/分)std_{補正}$＝試薬ブランク補正後の検量物質を含む反応液の1分当りの吸光度変化

$(\Delta A/分)s_{補正}$＝試薬ブランク補正後の検体を含む反応液の1分当りの吸光度変化

Bstd＝キャリブレータの活性値$(U/l, 37°C)$

注）測定限界を超える場合は試料を生理食塩水で希釈する．

memo

≪検査の標準化≫

検査の標準化と測定体系

検査の標準化とは わが国のどの検査室で測定されても同一検体の検査値は，測定誤差範囲内で同一の値が得られるように取り決めを行うこと．

標準化の必要性 濃度測定項目においては大きな問題は少ないが，酵素活性測定では，酵素の濃度が同じでも測定条件によって活性値が大きく異なることが問題．

注）酵素活性に影響を与える因子：基礎実習(☞ p. 155 参照)

酵素活性測定体系 (図1)

① JSCC 常用基準法(JSCC 勧告法と原理など同じ，異なる点は測定温度のみ：37℃)を基準とする．
　注）JSCC 勧告法の測定温度：30℃
② 日常法：標準化対応法(常用基準法と比例互換性のある日常法，37℃)
③ 酵素標準物質(ERM)：日本・常用酵素標準物質(常用基準法による認証値付き標準血清，JCERM).現在ヒト由来酵素7項目を含む(日本臨床検査標準協議会：JCCLS)
④ 検量物質(検量用 ERM：JCERM の正確さが伝達された表示値付きキャリブレータ)：日常法に試薬メーカーにより指定された市販品
⑤ 日常検査：標準化対応法と検量用 ERM(キャリブレータ)を使用することにより，日常法の活性値は常用基準法の条件に統一される．

濃度測定体系

① JSCC 勧告法
② 日常法：勧告法とほぼ同様の特異性を示す方法
③ 標準物質およびキャリブレータ
　(1)標準物質(純度保証)：アメリカの National Insti-

図1 血清酵素活性測定体系

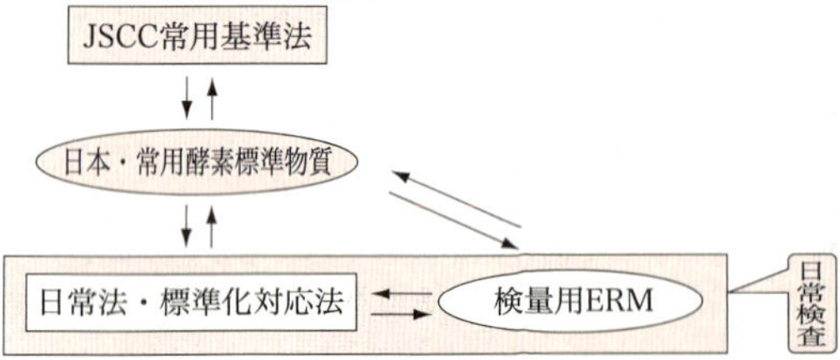

```
JSCC常用基準法
    ↕
日本・常用酵素標準物質  ←─────┐
    ↕                        │
日常法・標準化対応法 ← 検量用ERM  │日常検査
```

(臨床化学, **25**：135～148, 1996 改変)

tute of Standards and Technology(NIST)の Standard Reference Material(SRM)

例：Cho(SRM 911 b), UA(SRM 913), Cre(SRM 914 a), Glu(SRM 917)など

(2)標準血清(表示値認証血清)：SRM 909 b(NIST), 電解質標準血清, 脂質用標準血清, 含窒素・グルコース標準血清, 蛋白質標準血清, イオン選択電極用標準血清など(福祉・医療技術振興会, HECTEF)

(3)検量物質(標準血清の正確さが伝達された表示値付きキャリブレータ)：日常法に試薬メーカーにより指定された市販品

コントロール血清(精度管理用血清) 精密度および正確度の管理が目的

memo

病理検査 《病理組織学的検査》

病理組織学的検査の意義
病理学
　病理組織細胞学的検査：病気の発症原因，予後，転機を究明するために，主として形態学的手法による診断，検索，研究を目的として実施されている．病変臓器組織標本を用いた，分子病理学的手法による癌関連遺伝子，癌関連蛋白の解析，微生物の同定なども行われる．
病理検査
　病理診断部・病理検査室：生体から切除・採取された臓器組織・細胞・喀痰・尿などを検査材料として，病理組織標本あるいは細胞診標本を作製する．作製された標本についての顕微鏡所見から，臨床経過，肉眼所見，特殊染色，免疫染色，分子病理学的所見などを総合して，疾病の性状を決定し診断する．また，患者が不幸にして死の転帰をとった場合にその原因を究明するために，病理解剖が実施され，同様な手法で死因の解明が行われる．
　実習の目的　病理検査では病理医の直接指示のもとで行われる業務も多く，病理医と技師の協調・協働が必要である．
　顕微鏡標本の作製では，目的のものが染まらなければ病理診断は下せない．各種染色法と染色結果を理解する．固定不良，脱水不良，厚い切片，キズ，伸展不良，染色の濃淡，気泡の入った標本などでは診断に支障があることを理解する．また，患者や家族，遺族への接遇や，臨床医，看護師などとの連携を通したチーム医療を理解する．

病理組織検査
生検材料
　① 目的：診断の確立，原因の解明，病気の程度の判定，治療の決定，治療効果の追跡，予後の判定

② 検体の採取:穿刺針による針生検(肝臓・腎臓・肺・甲状腺・乳腺・前立腺・骨髄など),食道・胃・大腸などの病変を内視鏡で観察しつつスネアで絞扼するポリペクトミー,メスで切り取る内視鏡的粘膜切除術〈EMR〉,内視鏡的粘膜下層剝離術〈ESD〉,気管支内視鏡生検,メスで直接病変の一部を切り取る一般生検(皮膚,子宮頸部,リンパ節など).

手術検体
① 目的:術前診断の確認,病気の程度の判定,治療の決定,治療効果の追跡,予後の判定,切除が完全になされたか否かの判定.
② 検体の採取:手術(胃・腸・乳房・胆嚢・腎臓など)

術中迅速検査
凍結切片作製
① 目的:術中診断の確定,切除断端での病変の有無,確定診断,転移の有無,良・悪性の判定など
② 検体の採取:手術,生検など

臓器組織の固定
目的 自己融解による変性防止,組織や細胞内の物質の不溶化をはかり,採取前や生前に近い状態を保つ.組織や細胞の染色性をよくし構造を明瞭にする.組織の硬化により薄い切片を得る.

原理 ゾルの蛋白をゲルに凝固,変性させる.
① 蛋白質の脱水凝固(アルコール,ピクリン酸)
② 蛋白質の架橋変性(ホルマリン,オスミウム酸)

固定の条件
① 目的に合った固定液を選ぶ.
② 切除後速やかに固定する.
③ 検体表面の血液や粘液を取り除いて固定する.
④ 大きい検体や被膜のある検体は割を入れて固定す

≪病理組織学的検査≫

る.
⑤ 変形を防止する.
⑥ 検体容積の 10 倍以上の固定液を用いる.
⑦ 検体の乾燥を防ぐ.
⑧ 適切な固定時間を選択する.

病理組織検査の手順

① 受付(検体の確認,番号付けなど):臨床検査技師
↓
② 臓器・組織→肉眼写真:病理医・臨床検査技師
↓
③ 固定:臨床検査技師・病理医・臨床医
↓
④ 水洗・肉眼観察・組織片切出し:病理医・臨床検査技師
↓
⑤ 脱水・脱脂・脱アルコール・パラフィン浸透:臨床検査技師(自動包埋装置)
↓
⑥ パラフィン包埋:臨床検査技師
↓
⑦ 薄切(ミクロトーム):臨床検査技師
↓
⑧ スライドガラスへ貼り付け:臨床検査技師
↓
⑨ 脱パラフィン・染色(HE 染色,特殊染色)・封入:臨床検査技師(自動染色装置,自動封入装置)
↓
⑩ 検鏡:臨床検査技師によるチェック(ゴミ,薄切不良など)
↓

⑪ 病理診断(病理専門医)
　↓
⑫ 報告→臨床医(病棟・病歴管理室：電子カルテ)：受付
　↓
報告書，標本の整理・保管：臨床検査技師

病理組織検査での課題
① 検体の取り違え，医療過誤などの防止対策の方法と，検査業務マニュアルなどを理解する．
② 免疫組織化学染色の原理と方法を理解する．
③ 病理組織標本を用いた遺伝子検査を理解する．

環境汚染および感染防止
① ホルマリン廃液の処理方法，検索後の臓器組織処理方法を理解する．
② 感染性疾患の臓器組織からの感染防止，環境汚染防止と，感染性廃棄物の処理方法を理解する．

memo

≪病理解剖≫

病理解剖の目的 生前診断の確認,治療効果の判定,生前の症状や検査結果の問題の解明,病気の全身への広がり具合の判定,偶発所見の発見,死因の解明,医事紛争に対する客観的資料の作成などを理解する.

病理解剖の手順

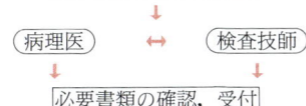

```
        臨床医からの解剖依頼
                ↓
    (病理医) ↔ (検査技師)
                ↓
        必要書類の確認,受付
```

※臨床医からの患者説明と解剖の目的を確認する.技師は解剖室で解剖に必要な器具や消毒薬の準備をする.

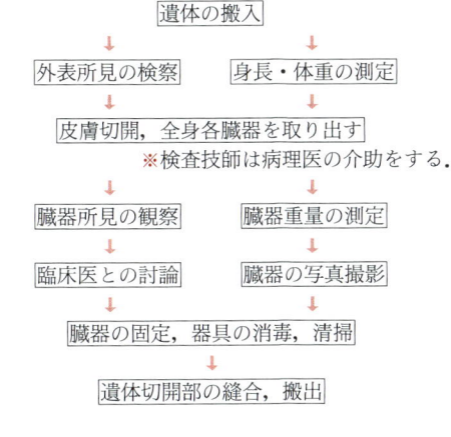

```
            遺体の搬入
         ↓              ↓
   外表所見の検察    身長・体重の測定
         ↓              ↓
    皮膚切開,全身各臓器を取り出す
```
　　　　　　※検査技師は病理医の介助をする.
```
         ↓              ↓
   臓器所見の観察    臓器重量の測定
         ↓              ↓
   臨床医との討論    臓器の写真撮影
         ↓              ↓
    臓器の固定,器具の消毒,清掃
                ↓
      遺体切開部の縫合,搬出
```

病理解剖での学習事項

① 病理解剖と系統解剖,司法解剖,行政解剖の違いを理解する.
② 病理解剖の許可:死亡診断書,遺族の承諾書,解剖資格を有する病理医がいること,および例外規定を理解する.
③ 解剖書類の確認,遺体搬入,解剖,遺体搬出の全行程を見学する.解剖の目的を理解し,病理医,検査技師の業務を理解する.
④ 解剖した所見が記載された病理解剖プロトコルを見せてもらい,各臓器重量,所見,死因などを理解する.

memo

≪固定法≫

固定法
目的 組織や細胞の自家融解による腐敗防止のため蛋白質を凝固させる．また，固定することで構造を人工的に強く表現でき，染色性をよくする．

要点 固定の良否が診断を左右することもある．
① 目的に応じた固定液を選択する．
② 組織はできるだけ新鮮な状態で固定する．
③ 組織片の厚さは 5 mm 程度に切り出して，液の浸透を速くする．
④ 液の量は組織片の 5〜10 倍量を使用する．
⑤ 時間は固定液の種類，組織片によって異なる．
⑥ 固定のための容器は広口瓶を用いる．
⑦ 通常常温で固定するが，目的に応じて冷蔵庫などで低温固定する．

臓器別注意
① 脳：変形しやすいので，糸を脳底動脈の下をくぐらせて固定液中に宙吊りにする．
② 消化管：胃は大彎切開し，腸は内腔を長軸方向に切開してコルク板，ゴム板にピンで止め，液にそのまま浸漬する．
③ 脾：血液が多く固定液の浸透が悪いので，厚さ 1 cm の板状にして固定する．
④ リンパ節，腎：被膜があり，固定液の浸透が悪いので割面をつくり固定する．

※検体によって処理法が異なるので，検査技師の臨機応変な対処を学ぶとよい．

memo

各種固定液

固定液	検索目的	処方と注意点
10〜20%ホルマリン液	一般染色,鍍銀法,脂肪染色	ホルマリン原液を水で希釈
中性ホルマリン液	同上	$CaCO_3$, $MgCO_3$
等張ホルマリン液	同上	10%ホルマリン NaCl
10〜20%緩衝ホルマリン液	免疫組織化学 一般染色	ホルマリン原液を緩衝液で希釈
アルコール	グリコーゲン 粘液多糖類	組織の収縮が強い
カルノア液	グリコーゲン 粘液多糖類	純アルコール クロロホルム 氷酢酸
ブアン液	内分泌系細胞	飽和ピクリン酸 中性ホルマリン 氷酢酸
アセトン液	組織化学	組織の収縮,硬化
ミューラー液	クロム親和性細胞	重クロム酸カリ Na_2SO_4
グルタルアルデヒド オスミウム酸	電子顕微鏡	二重固定をする

memo

≪脱脂法，脱灰法≫

脱脂法
目的 乳腺や脂肪腫など脂肪組織を多く含んだ臓器は，含んでいる脂質が固定や包埋処理の浸透液の置換を妨害するため不良標本になりやすい．したがって，固定後はアルコールなどの脱脂剤により脂質を除く．

方法 脱脂液との接触面を多くし，脱脂を促進させる．脱脂により変形するので形状を保持する工夫が必要．浸透器や超音波洗浄機を利用すると効率がよい．

試薬
① 純アルコール，アセトンなどの有機溶媒
② CE液（クロロホルム・エタノール溶液）

脱灰法
目的 骨，歯，石灰化病巣，結石を含む臓器などから，石灰（Ca^{2+}）を除去し薄切可能にする．

要点
① 脱灰前に固定と脱脂を完了させておく．
② 組織片はなるべく小さく薄くする．
③ 脱灰液の量は組織片の50〜100倍が必要である．
④ 室温で脱灰する．時間は液の種類により異なる．
⑤ 無機酸で脱灰後，中和や組織膨化防止のため5%**硫酸ナトリウム**に浸漬する．有機酸脱灰後は不要．
⑥ 脱灰の完了はカミソリで一端を切るか針を刺して確認する．

(memo)

各種脱灰液

迅速脱灰	プランク-リュクロ法：塩化アルミニウム，ギ酸，濃塩酸
キレート脱灰	EDTA法：EDTA-4 Na, pH 7.4 CS-5151：キレート剤＋塩酸
イオン交換樹脂	ギ酸＋カチオン・レジン
電気脱灰	塩酸中で直流電流，組織は陽極
酸性脱灰	トリクロル酢酸，硝酸，塩酸など CO_2発生のため容器は密閉しない

memo

≪包埋法≫

パラフィン包埋
意義
① 日常的に実施でき，かつ安定した方法である．
② 薄い切片が得られ，連続切片も可能である．
③ HE染色をはじめ，多くの染色に応用できる．
④ ブロック整理が容易で，長年の保存が可能である．

手順
① 脱水：組織中の水分除去(アルコール脱水)
② 脱水剤除去：パラフィンとの媒介(キシレン，Hemo D)
③ パラフィン浸透：組織内にパラフィンを浸透
・これらの工程は一般的に自動包埋装置を使用して夜間に行われ，翌朝，包埋皿やトレイを用いて組織をパラフィン中に沈め，温度を下げて硬化し，パラフィンブロックを作製する．

参考
① 脱水に用いるアルコールはエタノールが一般的であるが，メタノールを用いてもよい．
② 媒介剤としてクロロホルムを用いる場合もある．
③ 通常はパラフィン包埋が主流で，ほかにセロイジン，ゼラチン，カーボワックスなどが包埋剤として用いられることがある．また，電子顕微鏡観察にはエポキシ樹脂などが用いられる．

memo

≪薄切法≫

目的 組織ブロックから目的とする染色方法に応じた厚さの切片を得る.

パラフィンブロックの薄切

準備 ユング型ミクロトーム,ミクロトーム刀,新聞紙,筆(大・小),切片紙,水槽,スライドガラス,伸展器,潤滑油,ブロック冷却用の氷など

手順
① ミクロトームの設定(引き角,逃げ角など)
　・引き角:刀台滑走路と刃のなす角(約45°)
　・逃げ角:ブロック表面と刃の角(約3〜5°)
② 荒削り,面出し:ミクロトームの滑走路に注油し,滑らかに動くようにしてから,慎重に少しずつ削る.
③ 本削り:目的とする染色法によって薄切切片の厚さを変える.
④ 切片の貼付け,伸展:十分に水切りと伸展を行う.
⑤ 後片付け:ミクロトームは精密機器であり,後片付けもていねいに行う.

注意 ミクロトーム実習ではとくに切傷事故を起こさないように注意する.また実習途中で席を離れるときは,ミクロトーム刀を必ずミクロトーム刀台からはずす.

ミクロトームについて

① 滑走式:ユング型,シャンツェ型,ライヘルト型
② 回転式:ミノー型,ザルトリウス型
③ 大型:テトランダー型
※日本ではパラフィンブロックにはユング型が一般的であり,凍結切片にはザルトリウス型やクリオスタットが用いられる.

(memo)

≪凍結切片≫

凍結切片
目的 術中迅速診断, 酵素組織化学, 免疫組織化学, 脂肪染色に用いられる.
使用機器 クリオスタット

❶ 術中迅速診断
目的 この診断に基づいて, 手術の術式や切除範囲が決まることがある.
① 病変の良・悪性, 組織型の決定
② 切除断端における病変の有無
③ リンパ節転移の有無

順序 切り出し→包埋と凍結→薄切→固定→(ホルマリンなど)→染色(HE, PAS, 脂肪)→診断→報告
　注) 術中検体は病原体の感染源であり, 未固定の組織を扱うので, 手袋, マスクを着用し, 切り出し台, クリオスタット内部の汚染に注意をはらう.

❷ 酵素組織化学, 免疫組織化学: 熱によって失活する酵素や抗原などの検索に用いる.

❸ 脂肪染色: 脂肪はアルコールに溶解するため, 通常のパラフィン包埋では検索不能のため, 凍結切片を用いる.
① 順序: ホルマリン固定組織→薄切→染色→親水性封入
② 染色法: ズダンⅢ, ズダンⅣ, オイル赤O, シャールラッハ赤, ズダン黒B, ナイル青

(memo)

≪電子顕微鏡検査≫

種類
① 透過型電子顕微鏡：細胞内微細構造のミトコンドリア，小胞体，分泌顆粒，マイクロフィラメント，核膜，細胞膜，ウイルスなどの観察に適している．
② 走査型電子顕微鏡：細胞組織の三次元的観察が可能であり，中空組織の自由表面，血球表面，組織割断面などの観察に適している．

目的
光学顕微鏡で観察・診断が不可能な細胞内微細構造であるミトコンドリアの形態異常，内分泌系疾患の分泌顆粒の確認，腎疾患における糸球体の膜性疾患の確認，ウイルス性疾患におけるウイルスの同定，線毛形態異常の確認などに利用される．

手順
目的とする組織片の切除直後に，よく切れるカミソリなどで約 1 mm 角に切り出し，グルタルアルデヒド・オスミウム酸の二重固定を行う．脱水，脱アルコール(プロピレンオキサイド)を経て，エポキシ樹脂に包埋しウルトラミクロトームにより薄切する．約 50 nm の厚さに薄切し，酢酸ウランとクエン酸鉛にて電子染色を行った後に，電子顕微鏡で観察，写真撮影し診断に用いる．

memo

≪分子病理学≫

分子病理学とは 疾病機構を分子の視点から解明する分野である．従来の組織病理学が，細胞や組織の形態的特徴を解明する手法として HE 染色や特殊染色などを用いるのに対し，分子病理学では DNA や RNA，蛋白などを分子レベルで解析するため分子生物学的手法を用いる．実際に病院内の病理検査室で行えるものはコストや設備などの問題で限られるが，病理組織診断の精度向上を目指すうえで重要な検査法であり，導入の傾向にある．下表は病理検査室で行える代表的な検査である．

疾患	目的	検出分子	材料	手法	判定法
リンパ腫	腫瘍性増殖の判別	IgH, TCR 遺伝子の再構成	組織標本から抽出したDNA	PCR	ゲル電気泳動
感染症	病原体の証明	病原体遺伝子	パラフィン切片	ISH	細胞の染色性
乳癌	治療効果の予測 分子標的治療適用のための診断	染色体上のHER 2 遺伝子		FISH	細胞核の陽性比をスコアリング

IgH：immunoglobulin heavy chain
TCR：T cell receptor
HER 2：human EGF receptor 2
PCR：polymerase chain reaction
ISH：in situ hybridization
FISH：fluorescence in situ hybridization

memo

≪免疫組織化学染色≫

目的 高い特異性をもつ抗原抗体反応の特徴を利用し，標的物質を分子レベルで同定する．組織切片上で病原体の同定や変異蛋白，糖鎖，腫瘍マーカーなどの局在を明らかにすることは診断上きわめて有用である．

原理 組織切片上に存在する標的物質に特異抗体を反応させ，抗原抗体反応が成立した部位だけを色素，蛍光物質，金属コロイドなどを用いて可視化し光学，蛍光，電子顕微鏡などで観察する．

固定 未固定凍結，ホルマリン，アルコール，アセトンなど．ホルマリンでは抗原賦活化が必要な場合がある．

酵素抗体法 可視化のために酵素反応による色素沈殿の形成を用いる方法．連続した酵素反応により色素沈殿物が増加するため感度は高いが，過度の反応や内因性酵素活性があると非特異的な着色を生じることがある．PAP 法，ABC 法，LSAB 法，ポリマー法などがある．検査室では蛍光抗体法よりも主に酵素抗体法が採用されているが，とくに**ポリマー法**は新しい手法で，染色工程が ABC 法や LSAB 法よりも 1 ステップ少ない 2 段階であること，従来の染色法よりも高感度であるといった特徴をもっている．

染色法	標識酵素試薬	酵素	色素一色調
PAP 法	3 次 PAP 複合体	ペルオキシダーゼ	DAB─茶褐色 AEC─赤色
ABC 法	3 次 ABC 試薬		
LSAB 法	3 次標識 ストレプトアビジン		
ポリマー法	2 次ポリマー試薬		

＊標識酵素はアルカリホスファターゼも可能．その場合，色素一色調は NBT─黒紫色になる．

蛍光抗体法 可視化のために蛍光物質を用いる方法．通常，二次抗体に FITC─緑色，あるいは RITC─オレン

ジ色などの蛍光物質を標識する．標識抗体と直接結合している蛍光物質だけが可視化されるため，非特異的な着色は起きにくいが，検出感度は酵素抗体法ほど高くない．糸球体腎炎における免疫複合体の検出などに用いられる．自動免疫染色機を導入し，精度の向上が図られている．

memo

≪一般染色≫

HE 染色法

目的 病理組織診断の基本となる染色法，組織構築や細胞形態の観察に用いられる．

原理
① ヘマトキシリン染色：ヘマトキシリン染色液の色素分子〔ヘマトキシリンを酸化して金属とレーキを形成させたもので，正(＋)に帯電〕が，細胞核のリン酸基などの負(－)官能基とイオン結合することによる．骨組織ではリン酸カルシウムのリン酸基と結合する．

② エオジン染色：酸性色素であるエオジン色素の負(－)荷電と組織細胞成分の正(＋)荷電とのイオン結合による．

染色液
① ヘマトキシリン液：ヘマトキシリン液には，マイヤー，カラッチ，ギルなどの種類がある(表1)．
注）ヘマトキシリン液は，進行性ヘマトキシリン液(染色時間を適度に延長することにより適正な染色結果が得られる)と，退行性ヘマトキシリン液(過染色した後，塩酸水，塩酸アルコールなどによる分別が必要)に大別される．

② エオジン液：エオジン色素としては，主としてエオジン Y が使用される．pH は蛋白質の等電点(pH 3.5〜5.0)の範囲で適度に調整．

固定 ホルマリン，カルノアなど

手順 注）脱パラフィン，水洗などのステップは省略
① ヘマトキシリン液
② 流水中で色出し(炭酸リチウム，中性緩衝液なども可)
③ エオジン液

表 1 代表的なヘマトキシリン液の組成

各種ヘマトキシリン液	ヘマトキシリン	過ヨウ素酸ナトリウム	媒染剤	溶媒	安定剤	酸
マイヤー[1]	1.0 g	0.2 g	カリウムミョウバン 50 g	脱イオン水 1000 ml	抱水クロラール 50 g	結晶クエン酸 1 g
リリー・マイヤー[2]	5.0 g	0.5 g	アンモニウムミョウバン 50 g	脱イオン水 700 ml	グリセリン 300 ml	酢酸 20 ml
カラッチ[2]	1.0 g	0.2 g	カリウムミョウバン 50 g	脱イオン水 800 ml	グリセリン 200 ml	—
ギル No.1[3]	2.0 g	0.2 g	硫酸アルミニウム・18 H₂O 17.6 g	脱イオン水 730 ml	エチレングリコール 250 ml	酢酸 20 ml
ギル No.5	5.0 g	0.52 g	硫酸アルミニウム・18 H₂O 44.0 g	脱イオン水 730 ml	エチレングリコール 250 ml	酢酸 60 ml
ワイゲルト A液:	1.0 g	—	—	純アルコール：100 ml	—	—
B液:	—	—	塩化第2鉄・6 H₂O：1.16 g	脱イオン水：95 ml	—	濃塩酸：1.0 ml

1) 他にヘマトキシリンと過ヨウ素酸ナトリウムの量をそれぞれ2倍量に増量して2倍処方がある.
2) 他にヘマトキシリンと過ヨウ素酸ナトリウムの量を2倍, 3倍量に増量, 3倍処方の方,3倍処方がある.
3) No.1 処方のほか, ヘマトキシリン, 過ヨウ素酸ナトリウム, 硫酸アルミニウム, 酢酸の量を2倍, 3倍量に増量した No.2, No.3 処方と No.5 処方がある.
4) 使用時にA液とB液を等量混合する. 混合液の使用期間は冷蔵保存で1週間くらい.

④ アルコールで分別・脱水
⑤ キシレン(透徹),封入

結果 核・軟骨基質・カルシウム沈着…青藍色,粗面小胞体(膵腺房細胞,胃主細胞,形質細胞)…淡青紫色,細胞質・結合組織・筋組織…ピンク色,赤血球…鮮紅色

(memo)

≪結合組織染色≫

アザン(Azan)染色法

目的　結合組織の線維成分(膠原線維，細網線維)と筋線維を染め分ける．組織構築を客観的に観察する．肝硬変症の病変観察に有用である．

原理　色調も分子量の大きさも異なる3種類の酸性色素が，分子構造的に異なる組織細胞に選択的に結合し染色する．色素結合を高めるため，媒染剤が利用されている．

固定　ホルマリン，中性緩衝ホルマリン

染色液・手順　注)脱パラフィン，水洗などのステップは省略

❶ **アザン染色法をさらに改良した変法**
① 重クロム酸カリウム・トリクロル酢酸混合液(媒染剤)
② オレンジG水溶液
③ アゾカルミンG浮遊液
④ リンタングステン酸水溶液
⑤ アニリン青水溶液
　(アザン染色ではアニリン青・オレンジG混合液)
⑥ 分別，脱水，透徹，封入

結果　膠原線維…深青色，細網線維…青色，筋線維…赤色，杯細胞…淡青〜深青色，核…赤色，細胞質…赤桃色，線維素…赤色，赤血球…黄橙色〜赤橙色

マッソン・トリクローム染色法

目的　アザン染色と同様，組織構築の観察に適している．糸球体病変の診断にも応用される．

原理・特徴　原理はアザン染色と同様に考えられている．染色結果はアニリン青を使用すればアザン染色と類似したものとなる．ただ，核が鉄ヘマトキシリンで黒紫色に染色される点が異なっている．

固定 ホルマリン，中性緩衝ホルマリン

染色液・手順 注）脱パラフィン，水洗などのステップは省略

① ブアン液で再固定(省略可)
② 重クロム酸カリ・トリクロル酢酸混合液(媒染剤)
③ 鉄ヘマトキシリン液
④ ポンソー・酸フクシン・アゾフロキシン混合液
⑤ リンタングステン酸水溶液
⑥ オレンジG液
⑦ アニリン青(ライト青)液
⑧ 酢酸水
⑨ 脱水(手早く進める)，透徹，封入

結果 膠原線維…深青色，細網線維…青色，筋線維…赤色，杯細胞…淡青～深青色，核…黒紫色，細胞質…桃赤色，線維素…赤色～黄橙色，赤血球…黄橙色～赤橙色

エラスチカ・ワンギーソン染色法

目的 血管病変における弾性線維の変化や，癌組織病変における脈管侵襲の観察に用いられる．

原理・特徴 はじめにワイゲルトのレゾルシンフクシン液で弾性線維を染色し，後に膠原線維および筋線維をワンギーソン液で染色する．核は鉄ヘマトキシリン液で染色する．

固定 ホルマリン液，中性緩衝ホルマリン

染色液・手順 注）脱パラフィン，水洗などのステップは省略

① ワイゲルト・レゾルシンフクシン液
② 純アルコールで分別
③ 鉄ヘマトキシリン液
　(単染色の場合はケルンエヒトロート液を使用)
④ ワンギーソン液
⑤ 脱水・分別，透徹，封入

≪結合組織染色≫

結果 弾性線維…黒紫色，核…黒色，結合組織…赤色，細胞質・筋組織・赤血球…黄色

ビクトリア青染色法
目的 弾性線維を青色に染色するとともに，HE染色との重染色が行われ，脈管侵襲の観察に応用される．

固定 ホルマリン液，中性緩衝ホルマリン

染色液・手順　注）脱パラフィン，水洗などのステップは省略
① 過マンガン酸カリウム・硫酸混合液
② 重亜硫酸ナトリウム水溶液
③ ビクトリア青液
④ 70％アルコール(分別)
⑤ 後染色(HE染色，ケルンエヒトロート染色)
⑥ 脱水，透徹，封入

結果 弾性線維・肝細胞内のHBs抗原…青色

細網線維染色法(渡辺の鍍銀法)
目的 膠原線維と細網線維が染め分けられるため組織構築の観察に適しており，軟部腫瘍や肝細胞癌などの鑑別に応用される．

原理 酸化―漂白後，アンモニア銀粒子が細網線維に付着(鍍銀)することによる．

固定 ホルマリン，中性緩衝ホルマリン

染色液・手順　注）脱パラフィン，水洗などのステップは省略
① 過マンガン酸カリウム溶液(酸化…細網線維の膨化)
② シュウ酸水溶液(漂白)
③ 鉄ミョウバン水溶液(媒染…増感)
④ アンモニア銀液(鍍銀)
　注）硝酸銀に水酸化ナトリウムを滴下して黒褐色の沈殿を形成し，これに沈殿が消失する直前までアンモニア水を滴下する．

⑤ 95％アルコール(分別)
⑥ 還元液(切片を動かして馴染ませる)
⑦ 塩化金液(銀を金に置換)
⑧ シュウ酸水溶液
⑨ 酸性硬膜定着液(定着)
⑩ 核染色(ケルンエヒトロート液, ヘマトキシリン液)
⑪ 脱水, 透徹, 封入

結果 細網線維…黒色, 膠原線維…赤褐色(赤紫色), 核…赤色, 細胞質…ピンク色, 赤血球…えんじ色

(memo)

≪糖質(グリコーゲン，糖蛋白，プロテグリカン)染色≫

アルシアン青染色法

目的 上皮性粘液細胞の分泌するムチンや，間質組織の構成成分であるプロテオグリカンなどを検出する．粘液産生性腫瘍の診断に有用である．

原理 塩基性色素であるアルシアン青色素と，カルボキシル基または硫酸基とのイオン結合反応に基づく．

固定 ホルマリン，中性緩衝ホルマリン，カルノア

❶ アルシアン青 pH 2.5 染色法

手順 注)脱パラフィン，水洗などのステップは省略
① 3%酢酸水
② アルシアン青 pH 2.5 溶液
③ 3%酢酸水
④ ケルンエヒトロート液
⑤ 脱水，透徹，封入

結果 シアロムチンやスルフォムチンなどの酸性糖蛋白質，ヒアルロン酸，コンドロイチン硫酸，ヘパリン，ケラト硫酸などのプロテオグリカンが青色に染色される．

❷ アルシアン青 pH 1.0 染色法

手順 注)脱パラフィン，水洗などのステップは省略
① 0.1 N 塩酸水
② アルシアン青 pH 1.0 溶液
③ 0.1 N 塩酸水
④ ケルンエヒトロート液
⑤ 脱水，透徹，封入

結果 スルフォムチンおよびコンドロイチン硫酸，ヘパリン，ケラト硫酸など青色に染色される．陽性部位(ヒト)：アルシアン青 pH 2.5 染色で陽性を示す部位のうち，十二指腸および小腸の吸収上皮，杯細胞およびⅡ型肺胞上皮，乳腺導管上皮を除外した部位が染色される．

❸ 酸性ムコ物質の酵素消化法

目的 酸性ムコ物質の同定

原理 シアル酸やヒアルロン酸,コンドロイチン硫酸などに対する酵素消化を行った後,アルシアン青などの好塩基性色素用いて染色し,染色強度の減少を評価する.

染色液・手順 酵素消化後,アルシアン青pH 2.5あるいはコロイド鉄染色を行う.

① ヒアルロニダーゼ
② コンドロイチナーゼ(A・B・C)
③ ノイラミニダーゼ(シアリダーゼ)

結果 好塩基性が減弱または消失

PAS(periodic acid Schiff)反応(染色法)

目的 腺上皮細胞およびその腫瘍化した腺癌細胞の産生するムチンや刷子縁の証明,腎糸球体や腫瘍組織の基底膜の観察,あるいは真菌や赤痢アメーバの検出などに応用される.

原理 糖質〔1:2グリコール基(近接水酸基),1:2アミノアルコール基など〕を過ヨウ素酸で酸化し,生じたアルデヒド基をシッフ試薬で検出する.

固定 ホルマリン,中性緩衝ホルマリン,カルノア

染色液・手順 注)脱パラフィン,水洗などのステップは省略

① 過ヨウ素酸水溶液
② シッフ試薬
③ 亜硫酸水
④ 流水(色だし)
⑤ ヘマトキシリン液
⑥ アルコール脱水,キシレン透徹,封入

シッフ試薬 脱イオン水に亜硫酸ナトリウム(二亜硫酸ナトリウム),塩酸,塩基性フクシンを溶解後,活性炭を入れ,濾過する.

≪糖質(グリコーゲン,糖蛋白,プロテグリカン)染色≫

結果　グリコーゲン,糖蛋白質,糖脂質,真菌類,赤痢アメーバ,セルロース,デンプンなどが陽性(紫赤色).

アルシアン青 pH 2.5―PAS 重染色法

目的　PAS 反応陽性官能基と酸性基の両者を同一切片上で検出する.内視鏡的消化器生検や気管支生検,子宮腟部〜頸部生検などでは HE 染色とともに実施される.

手順　注)脱パラフィン,水洗などのステップは省略

アルシアン青 pH 2.5 染色後,PAS 染色を行う.

結果　シアロムチンおよびスルホムチンなどの糖蛋白質は,近接水酸基や酸性基の含有比率によって赤紫色〜青色の段階的色調を示す.中性多糖のグリコーゲンや糖蛋白質の中性ムチンは赤紫色に染色される.プロテオグリカン(酸性ムコ多糖)はアルシアン青のみに染色される.

(memo)

≪核酸染色≫

フォイルゲン反応(染色法)
目的 DNAを化学反応論に基づいて証明する.
原理 DNAを適度に酸で加水分解してデオキシリボースを露出しアルデヒド型の異性体を形成させ,シッフ試薬と反応させる.
固定 ホルマリン,中性緩衝ホルマリン
染色液・手順 注)脱パラフィン,水洗などのステップは省略
① 塩酸水(加水分解)
② シッフ試薬(PAS染色で用いられるものと同じ)
③ 水洗(色だし)
④ アルコール脱水,キシレン透徹,封入
結果 DNA核酸…紫赤色

メチル緑・ピロニン染色法
目的 DNAとRNAの同時証明
原理 塩基性色素であるメチル青とピロニン色素が,主として核酸のリン酸基と結合する.両者の染め分けに対する理論は,おのおのの核酸の重合度に差があるためと考えられている.
固定 中性緩衝ホルマリン,カルノア
染色液・手順 注)脱パラフィン,水洗などのステップは省略
① メチル緑・ピロニン混合液
② n-ブタノール(分別,脱水)
③ キシレン透徹,封入
結果 DNA(核クロマチン)…青緑色,RNA(核小体,粗面小胞体)…赤~赤桃色

> memo

≪無機物の染色≫

❶ **カルシウム**：カルシウムは主に炭酸塩やリン酸塩の状態で組織内に石灰化とよばれる沈着を生じる．加齢などの生理的なものや原発性の代謝異常，悪性腫瘍に伴うものなど，原因は多様である．

目的 組織内にみられる石灰化様物質は，数ミリ大から砂粒状のきわめて微小なものまでさまざまな大きさである．これらがカルシウム由来かどうか調べるために行われる．

固定 ホルマリンで可能だが，アルコール系のほうがよい．重金属を含むものは禁忌である．

コッサ反応(染色法)

原理 カルシウム塩を銀塩に置換させ，置換した銀塩を光により還元し微粒子状とすることで可視化する．

試薬 5％硝酸銀

手順
① 5％硝酸銀．日光，間接光下
② 定着
③ 対比染色：ケルンエヒトロート液

結果 カルシウム沈着…黒褐色

※原理上カルシウム自体と反応していないことを考慮して判定する．

❷ **鉄**：鉄は種々の原因により細胞内に沈着する．局所的には肝，肺などにみられ，組織障害を伴う高度な状態をヘモクロマトーシスという．

目的 組織内にみられる顆粒状物質が鉄由来であることを証明する．

固定 ホルマリンで可能．固定液に酸が含まれていると鉄が溶出する可能性がある．

ベルリン青染色法
原理 組織内の3価鉄にフェロシアン化カリウムを反応させ、青色のフェロシアン化鉄として可視化する。
試薬 フェロシアン化カリウム…塩酸混合液
手順
① フェロシアン化カリウム…塩酸混合液
② 対比染色:ケルンエヒトロート液
結果 3価鉄:青色…フェロシアン化鉄(ベルリン青)

memo

≪腎臓の染色≫

　腎疾患の病体を把握するためには腎糸球体の詳細な観察が必要であるが，毛細血管，メサンギウム細胞，podocyte，基底膜，メサンギウム基質などが微細で複雑な構造を呈するため，光学顕微鏡レベルでは評価が困難であり，HE染色に加え特殊染色の実施が不可欠である．

　固定　　ホルマリンで可能

PAM染色法
　目的　　主に基底膜やメサンギウム基質の観察
　原理　　基底膜やメサンギウム基質に含まれる多糖体を過ヨウ素酸で酸化し，アルデヒド基を生じさせる．メセナミン銀がアルデヒド基によって還元されると，銀粒子になり可視化する．
　試薬　　過ヨウ素酸，メセナミン銀液
　手順
　① 薄切：1～2μmの厚さに薄切する．
　② 酸化：過ヨウ素酸
　③ 媒染：チオセミカルバジド液
　④ 染色：メセナミン銀
　⑤ 置換：塩化金
　⑥ 補強：シュウ酸
　⑦ 定着：定着液
　⑧ 対比染色：HE染色
　結果　　基底膜・メサンギウム基質…黒色

マッソン・トリクローム染色法
　基底膜ではPAM染色ほどの解像度はないが，組織全体の色調が多彩で観察しやすい．とくに糸球体の硬化性病変，間質の線維化，免疫複合体などの観察に有用である．

　原理　　組織内のさまざまな構成成分は，独自の分子構造をもち，取り込む色素の分子量に違いがある．この性

質を利用し，分子量の異なる色素混合液を用いることで種々の組織成分を染め分けることができる．

試薬　重クロム酸カリウム・トリクロル酢酸混合液，オレンジG，ポンソーキシリジン・酸フクシン・アゾフロキシン混合液，リンタングステン酸，アニリン青

手順
① 媒染：重クロム酸カリウム・トリクロル酢酸混合液
② 核染：ヘマトキシリン
③ 染色：(1)オレンジG，(2)ポンソーキシリジン・酸フクシン・アゾフロキシン混合液
④ 媒染：リンタングステン酸
⑤ 染色：アニリン青

結果　基底膜…青色，免疫複合体…赤色，核…紫黒色〜紫赤色，細胞質…淡赤色〜紫赤色，赤血球…橙黄色〜橙赤色

(memo)

≪神経組織の染色≫

　神経組織は多くの成分からなっているが，診断上有用な特殊染色が染め出すものは，神経細胞，神経原線維，髄鞘，ニッスル小体，神経膠細胞，神経膠線維などである．

固定　ホルマリンで可能

クリューバー・バレラ(KB)染色法
目的　ニッスル小体と髄鞘を同時に検出する染色．ニッスル小体は神経細胞の変性や分布の程度を検索するために，髄鞘の有無は脱髄性疾患の診断に有用である．

試薬　ルクソールファスト青，クレシル紫

手順
① 髄鞘染色：ルクソールファスト青
② ニッスル小体染色：クレシル紫

結果　髄鞘…青色，ニッスル小体…濃紫色

ボディアン染色法
目的　神経原線維の染色．アルツハイマー病における神経原線維の形態的変化などの観察に有用である．

試薬　プロテイン銀

手順
① 染色：プロテイン銀液
② 置換：塩化金
③ 補強：シュウ酸
④ 定着：定着液

結果　神経原線維・軸策・樹状突起…黒色～黒褐色

その他の染色法
- ホルツァー染色：グリア線維…青紫色
- カハール染色：星状膠細胞・足突起…褐色～黒褐色

memo

≪アミロイドの染色≫

　アミロイドーシスは全身性アミロイドーシスと限局性アミロイドーシスに分類される．全身性アミロイドーシスには免疫細胞性アミロイドーシス，反応性アミロイドーシス，家族性アミロイドーシスなどが含まれる．沈着するアミロイド蛋白は，それぞれALまたはAH，AA，ATTR（トランスサイレチン）である．一方，限局性アミロイドーシスには脳アミロイドーシスや**内分泌アミロイドーシス**などが含まれる．前者にはアルツハイマー型痴呆やクロイツフェルト・ヤコブ病などがあり，沈着するアミロイド蛋白は，それぞれAβとAScr（プリオン）である．これらの鑑別には免疫染色を必要とする．

固定　ホルマリンで可能

コンゴー赤染色法

目的　アミロイドの検出．HE染色では赤橙色の無構造物であり，類似する他物質との鑑別ができないため，コンゴー赤染色後，偏光顕微鏡で複屈折像を観察しアミロイドであるかを確認する．また，AA型とそれ以外のアミロイドを鑑別する場合は酸化試験を行う．

試薬　コンゴー赤，過マンガン酸カリ・硫酸混合液

手順　① 染色：コンゴー赤
　② 対比染色：ヘマトキシリン
　③ 偏光顕微鏡で観察
　〈酸化試験〉
　① 酸化：過マンガン酸カリ
　② 染色：コンゴー赤
　③ 対比染色：ヘマトキシリン
　④ 偏光顕微鏡で観察

結果　アミロイド…緑色（偏光顕微鏡像）
〈酸化試験〉・AA型アミロイド…消失，その他のアミロイド…緑色（偏光顕微鏡像）

≪内分泌細胞の染色≫

　内分泌臓器から発生した腫瘍や,他臓器でも神経内分泌細胞への分化傾向を示す腫瘍細胞では,分泌顆粒の確認が診断上重要である.
　固定　ホルマリンで可能

グリメリウス染色法
　目的　銀好性内分泌顆粒の検出
　原理　銀好性反応を利用し,硝酸銀を銀粒子に還元し可視化する.
　試薬　硝酸銀液,ヒドロキノン・亜硫酸ナトリウム溶液
　手順
　① 染色:硝酸銀液
　② 還元:ヒドロキノン・亜硫酸ナトリウム溶液
　③ 対比染色:ケルンエヒトロート液
　結果　内分泌顆粒…黒色,神経内分泌顆粒…黒色.カルチノイドや内分泌組織由来の腫瘍も陽性となる.

フォンタナ・マッソン染色法
　目的　銀親和性内分泌顆粒の検出.
　原理　銀親和性反応を利用し,アンモニア銀を銀粒子に還元し可視化する.
　試薬　アンモニア銀液
　手順
　① 染色:アンモニア銀液
　② 対比染色:ケルンエヒトロート液
　結果　内分泌顆粒…黒色,神経内分泌顆粒…黒色.カルチノイドや内分泌組織由来の腫瘍も陽性となる.

(注)「内分泌腺とその機能」については巻末付図参照
(p. 392)

≪脂肪染色≫

目的 脂肪肉腫や莢膜細胞腫などにおける脂肪の証明,脂肪肝における脂肪蓄積程度の判断に利用される.

原理 有機溶媒に溶けた色素が脂質成分に溶解することによる.

固定 ホルマリン,ホルマリンカルシウム液

凍結切片 ホルマリン固定組織の場合は,0.88 M 高張ガム蔗糖液に浸漬後,クリオスタットで薄切し,十分乾燥する.未固定組織は薄切後,乾燥せずにホルマリン液で固定する.切片の厚さは $6〜8\,\mu m$.切片はコーティングガラスに貼付する.

ズダンⅢ・ズダン黒B・オイル赤O染色法

染色液・手順 注)脱パラフィン,水洗などのステップは省略

① 1%水酸化ナトリウム液(省略可能)
② 50%エタノールに軽く浸漬
③ 染色液(飽和70%エタノール溶液)
④ 50%エタノールで軽く分別
⑤ 核染色
⑥ 水溶性封入剤(グリセリン,ゼラチンなど)で封入

結果 中性脂肪,リン脂質,糖脂質,脂肪酸,コレステロールなどが染色される.色調:ズダンⅢ(橙黄色〜橙赤色),オイル赤O(赤),ズダン黒(黒)

ナイル青染色法

染色液・手順 注)脱パラフィン,水洗などのステップは省略

① ナイル青飽和水溶液
② 酢酸分別(中性脂肪の赤みが出るまで)
③ 水溶性封入剤で封入

結果 中性脂肪…赤色〜紫赤色,その他脂肪酸など…青色

≪横紋筋の染色≫

PTAH染色法

目的　中枢神経系における神経膠線維と結合組織の鑑別，線維素の確認，横紋筋肉腫における横紋の証明

原理　不明(クロム酸処理は媒染，過マンガン酸カリ処理は酸化)

固定　ホルマリン，重クロム酸系固定液

染色液・手順　注)脱パラフィン，水洗などのステップは省略
① 重クロム酸カリウム水溶液またはクロム酸水溶液
② 重亜硫酸水素ナトリウム水溶液
③ 過マンガン酸カリウム水溶液
④ シュウ酸水溶液
⑤ PTAH液
⑥ アルコール脱水，キシレン透徹，封入

結果　神経膠線維・筋線維(平滑筋線維)・横紋筋線維(横紋)・線維素…青藍色，結合組織・神経細胞…茶褐色，細胞核…青藍色

(memo)

≪ヘリコバクター・ピロリの染色≫

　ヘリコバクター・ピロリ($H. pylori$)菌体はヘマトキシリンでも淡染し確認できるが，特殊染色を併用することにより，さらに検出は容易になる．

ギムザ染色
目的・特徴　$H. pylori$ 菌体の簡単な確認方法として利用するが，菌量が少ない検体では菌体の検出は難しい．
固定　ホルマリン，中性緩衝ホルマリン
方法
① ギムザ液
② 軽く水洗
③ 純アルコールで分別・脱水(手早く)
※酢酸分別後，イソプロピルアルコールで脱水する方法もある．
④ キシレン透徹，封入
結果　$H. pylori$ 菌体…紫青色

酵素抗体法
目的・特徴　菌数の少ない場合や菌形態がコッコイドを形成し，ゴミなどと鑑別が困難な場合に有用．
固定　ホルマリン，カルノア
方法
① 4～5 μm 厚の切片
② 抗原賦活化処理(酵素処理，熱処理)
③ 抗 $H. pylori$ 抗体(種々あり)
結果　鞭毛を有するらせん桿菌(条件がよければ鞭毛の観察可能)

(memo)

≪細胞診≫

細胞診の意義

　細胞診は治療医学（病巣部の診断，治療効果判定，経過観察）および予防医学（癌の早期発見，感染症に対する病原体の特定）の両面において有用な病理形態学的検査の1つであり，「臨床細胞診断学」ともよばれている．

　また，組織診が標本の作製から診断結果を得るまでに数日を要するのに対し，細胞診の標本作製は比較的簡便であり，短時間のうちに検査結果を得ることができる．

　さらに細胞診（剝離細胞診）は組織診（生検組織診）に比べ，患者に対する侵襲が少ない点からもその意義は大きいといえる．

細胞診の目的

　悪性細胞の有無を確認すること，また組織型の推定や治療効果の判定などの目的によって，その細胞（観察）診は異なってくる．

① 集団検診：スクリーニング…癌の早期発見
② 腫瘍性病変：細胞同定…確定診断
③ 悪性腫瘍：化学・放射線療法…治療効果・経過観察

細胞診検査法

　自然剝離細胞や人為的に採取した細胞の塗抹標本を作製し，その細胞形態を観察することにより，病変の推定または判定などの診断的価値を有する検査方法である．

　したがって，基本的には細胞採取法により，次の4法に大別される．

❶ **剝離細胞診**：尿や喀痰また腟内貯留物など，排泄物や分泌物中に自然に剝れ落ちた細胞を対象とし，その病変を推定する．

❷ **擦過細胞診**：直視下あるいは内視鏡下で子宮腟部や気管支などの病巣部を人為的に擦過することにより，得られた細胞を観察しその病変を判定する．

❸ **穿刺吸引細胞診**：体腔液や腫瘍病変部に直接細い針を刺し陰圧で細胞を採取し，その病変の良悪性を判定する．

❹ **捺印細胞診**：組織片（生検材料など）やリンパ節さらには腫瘍組織（摘出材料など）の割面より，直接捺印標本として細胞を採取し，その病変を判定する．

術中細胞診

術中迅速細胞診は術中凍結切片組織診と同様に，手術中に病理形態学的診断を行うことを目的とした検査法である．この両者は基本的には提出される検体（材料）の種類によって，それぞれに検査・診断の長所と短所を有している．したがって，お互いが相補的な関係にある検査法ともいえる．また，術中細胞診は凍結切片検索の補助的な検査法として行われてきたこともあったが，近年，とくに胸腔・腹腔洗浄液細胞診においては臨床的意義が認められ，その有用性が高まっている．

検体の種類と主な対象病変

① 体腔液，腫瘍病変部の穿刺吸引材料：悪性細胞の有無など
② 開胸・術中・閉胸時の胸腔洗浄液：肺癌（原発・転移性）など
③ 開腹・術中・閉腹時の腹腔洗浄液：胃癌，卵巣癌，子宮体癌など
④ リンパ節や腫瘍組織片の直接捺印標本
  ・リンパ節：転移性腫瘍病変の有無など
  ・腫瘍病変部：悪性細胞の有無など
⑤ 微小組織材料の圧座標本：脳腫瘍・脳病変など

(memo)

≪各種検体処理法≫

集細胞法
　液状検体(体腔液,脳脊髄液,尿,洗浄液など)の性状によって,その処理法は異なる.
① 遠沈法:1,500〜2,000 rpm,5〜10分間遠沈し,赤血球層よりも上のバッフィコート(有核細胞層)から塗抹標本を作製する.
② 濾過法(フィルター法):濾過膜(ミリポア・フィルター)孔径5〜8 μm を用い,陰圧で液を吸引後,濾過膜に集まった細胞を膜ごと固定・染色する.
③ オートスメア法:細胞数の少ない検体を対象とし,1,500 rpm,5分間遠沈すると同時にスライドガラス面に細胞塗抹ができる装置を利用した方法.
④ セルブロック法:集細胞した液状検体や喀痰などを固定後脱水し,組織標本と同様にパラフィン包埋し,薄切標本を作製する.

細胞塗抹法
　検体の性状(種類)および細胞採取法,また各種染色法に適した方法を選択する.
① 直接塗抹法:検体(細胞)を採取した用具(綿棒,ブラシなど)を直接スライドガラスに塗抹する.
　婦人科材料,呼吸器ブラシ材料,生検材料など.
② 引きガラス法:末梢血液細胞の塗抹と同様に,塗抹用スライドガラスの一端に検体を適量滴下し,カバーガラスの一辺で均一に塗布する.
　体腔液,尿,洗浄液などの液状検体
③ すり合わせ法:2枚のスライドガラスの間に適量の検体を挟んで,すり合わせながら反対方向に均等に引き伸ばし塗抹する.
　喀痰,吸引物材料など
④ 捺印法:検体を直接スライドガラス面に軽く押し

付け塗抹する．

　　生検や手術材料の組織片，リンパ節など
⑤　圧挫法：検体(組織片)を２枚のスライドガラスの間に挟み，軽く押しつぶしながら伸展し，両面均等に塗抹する．

　　微量の組織片など(とくに脳腫瘍，脳病変などの微小な穿刺組織材料の検索に適している)．

固定法

　固定とは細胞の自己融解を防ぎ，なるべく生細胞に近い状態で細胞構造をとらえようとする操作である．

　また，固定操作とは固定液の細胞内への移動・浸透性のことであり，それが急速に良好な状態で進行すると固定そのものは完了する．固定された細胞標本は細胞構成成分の溶出を防ぎ，目的とする染色色素に対する吸着性を増し，その染色性を高める作用がある．

　固定法には湿固定と乾燥固定があり，各種染色目的に適した固定法を選択する必要がある．

湿固定

①　塗抹後(検体塗抹面が乾燥しないうちに)速やかに，スライドガラス全体を固定液中に投入する．
②　PAP染色，PAS(反応)染色，粘液染色，免疫染色など多くの染色法に対応できる．
③　固定液は無水エチルエーテルと95%エタノールの等量混合液で，15分以上固定する．また，固定液を濾過すること〔異物混入(contamination)除去操作〕により，何度でも反復して使用することができるが，固定頻度(固定液の劣化)によっては頻繁に交換(新調)する必要がある．

※異物混入除去操作：濾過あるいは新調すべき場合
・癌細胞の存在が強く疑われる標本を固定した直後

各種検体処理法

の液
- 体腔液，尿などの液状検体を固定した直後の液
- 喀痰を固定した直後の液
- 上記以外の場合でも，1日1回は濾過する．

④ アルコール(95%エタノール)単独で使用しても，何ら固定作用，染色性に影響を与えることはない．とくにグリコーゲンの証明を目的とする染色の場合には，水を避けたアルコール固定が必要である．

⑤ 脂肪染色を目的とする場合は，脂溶性であるアルコール固定は避けて(固定液であるアルコール中に細胞内脂肪成分が溶出する)，通常ホルマリン固定またはホルマリン蒸気固定が用いられる．

乾燥固定
① 塗抹後，スライドガラスの塗抹面を冷風で急速に乾燥させる．
② ギムザ染色，ペルオキシダーゼ反応などの染色法に対応できる．
③ 乾燥固定後，さらにメタノールで固定し，ギムザ染色などに供する．

コーティング固定
① 塗抹後，スライドガラスの塗抹面に固定液を噴霧または滴下し(保護膜を作る)，乾燥させる．
② この固定法は，細胞成分が少ない場合あるいは塗抹標本の郵送時に利用される．
③ 固定剤として，プロピルアルコール，ポリエチレングリコール(カーボワックス)を混合したものが用いられる．
④ 染色前に通常のエタノール固定を行う(保護膜を取り除く)ことで，よい染色結果を得ることができる．

≪細胞診の染色≫

細胞診に用いられる基本的な染色法として，パパニコロウ染色とギムザ染色がある．また，目的に応じて種々の殊特染色も行われる．

パパニコロウ染色法

細胞の透過性に優れ，厚く塗抹された部分（細胞の重積部）も鏡検可能である．また，数種類の色素を用いることで細胞質を多彩な色（多染性：オレンジG…角化細胞の胞体，またエオジン，ライト緑…非角化細胞の胞体）に染め分けることができる．

染色液の組成

① ギルヘマトキシリン（ギル-V）液
- ヘマトキシリン　　　　　　　　　　　5 g
- 蒸留水　　　　　　　　　　　　　730 ml
- 硫酸アルミニウム　　　　　　　　　44 g
- エチレングリコール　　　　　　　250 ml
- ヨウ素酸ナトリウム　　　　　　　0.52 g
- 氷酢酸　　　　　　　　　　　　　 60 ml

② OG-6 液
- 10％オレンジG水溶液　　　　　　　50 ml
- 95％エタノール　　　　　　　　　950 ml
- リンタングステン酸　　　　　　　0.15 g

③ EA-50 液
  I液（0.1％ライト緑液）
  - 10％ライト緑SF水溶液　　　　　　2 ml
  - 95％エタノール　　　　　　　　198 ml

  II液（0.5％エオジン液）
  - 10％エオジンY水溶液　　　　　　10 ml
  - 95％エタノール　　　　　　　　190 ml

  III液（0.5％ビスマルクブラウン液）
  - 10％ビスマルクブラウン水溶液　 2.5 ml

- 95%エタノール　　　　　　　　　47.5 ml

Ⅰ液180 ml，Ⅱ液180 ml，Ⅲ液40 ml を混合し，これにリンタングステン酸2.4 gを加える．

手技
① 95%エタノール：15分以上(固定)
② 80%～70%～50%エタノール後水洗(親水)
③ ギルヘマトキシリン-V：約2分(核染)
④ 流水―蒸留水(水洗)
⑤ 0.1～0.5%塩酸水：10秒～1分(分別)
⑥ 水洗(色出し)
⑦ 50%～70%～80%～95/100%エタノール(脱水)
⑧ OG-6：2分(染色)
⑨ 95%エタノールⅠ・Ⅱ・Ⅲ(分別)
⑩ EA-50：2～3分(染色)
⑪ 95%エタノールⅠ・Ⅱ・Ⅲ(分別)
⑫ 100%エタノールⅠ・Ⅱ・Ⅲ(透徹)
⑬ キシレンⅠ・Ⅱ・Ⅲ(透徹)
⑭ 封入

結果
- 核…青藍色～暗紫色(ヘマトキシリン)
- 核小体…赤色～暗紫色
- 細胞質…淡紅色～朱色～橙黄色(エオジン，オレンジG，ビスマルクブラウン)
  淡青緑色～濃青緑色(ライト緑)
- 赤血球…赤橙色～淡青緑色

ギムザ染色法
体腔液，尿，髄液などのように，薄く均一な塗抹が可能な液状検体の乾燥標本に施されるため，細胞の保持性に優れている．血液疾患などの白血病や悪性リンパ腫の診断には欠かせない染色法である．

染色液の組成
① ギムザ原液
- アズール青(メチレンアズール)
- メチレン青
- エオジン

(上記3種色素の混合物をグリセリンメタノールで溶解したもの)

手技
① 塗抹乾燥標本を100%メタノール固定：3～10分
② ギムザ染色液で染色：15～30分
(調製：pH 6.4 リン酸緩衝液 1 ml にギムザ原液1滴を加え染色液とする)
③ 軽く水洗
④ 自然乾燥後キシロールで透徹
⑤ 封入

その他の特殊染色法
❶ PAS(反応)染色法
① 目的：多糖類の検出(赤紫色)
② 陽性物質：グリコーゲン，ムチン，コロイド，ヒアリン…横紋筋肉腫，軟骨肉腫，印環細胞癌
③ 病原体：真菌，赤痢アメーバ

❷ アルシアン青染色法
① 目的：酸性粘液多糖類と酸性粘液の検出(青色)
② 陽性物質：ヒアルロニダーゼ消化法でヒアルロン酸を同定…悪性中皮腫

❸ ムチカルミン染色法
① 目的：上皮性粘液の検出(赤色)
② 陽性物質：上皮性粘液の証明……粘液産生細胞(腺癌)
③ 病原体：クリプトコッカスなどの菌体や莢膜

≪細胞診の染色≫

❹ 酵素抗体法
① 目的：腫瘍マーカー，癌遺伝子蛋白，細胞増殖抗原，リンパ球表面マーカー，ホルモンレセプター，病原体などの検出

> memo

≪細胞診と組織診の違い≫

細胞診(長所)	組織診(短所)
① 剝離細胞診では腔内のあらゆる面からの脱落膜細胞を検査できる． 　例）腟分泌物の細胞診 ② 肉眼ではとらえられない病変，メスによる切除困難病変部の診断が可能である． 　例）体腔液の細胞診 ③ 患者への侵襲が少ないため，反復検査による経過観察が可能である． 　例）喀痰細胞診による治療効果の経時的追跡と判定 ④ 侵襲が少なく，簡便で短時間な検査であるため，集団検診や健康診断上有用である． 　例）子宮癌検診などによる癌の早期発見	① 生検(標本採取)部位が病巣からはずれると，その病変部の診断ができない． ② 病巣部位が明瞭でない場合は盲目的な組織採取となり，その診断的価値が低下する． ③ 患者への侵襲が大きく，ときには組織採取による病変部の悪化をきたす場合がある．
細胞診(短所)	組織診(長所)
① 検体採取部位が限られているため，組織から剝がれにくい細胞は見逃されやすい． ② 悪性細胞が見つかっても，その広がりや構造異型また血管，リンパ管の破壊の有無などを判定することができない． 　例）胃洗浄液の細胞診 ③ 悪性細胞を見つけることはできるが，原発巣の判定は困難． 　例）体腔液の細胞診，喀痰の細胞診 ④ 細胞の変性が起こりやすく正しい判定には熟練を要する． 　例）剝脱細胞の細胞診	① 採取された組織内すべての細胞変化や組織構築の観察が可能である． ② 組織の全構造成分が観察できるため，病変の程度や治療効果など患者の予後判定が可能である． ③ 悪性細胞と組織像との関係や病変部の肉眼的所見から，原発性あるいは転移性かの鑑別が可能である．

≪標本の見方≫

鏡検(標本観察)上，熟知し留意すべき点
① 患者の性，年齢，臨床情報を知る．
② 材料の採取部位，採取方法，固定条件，染色方法などの検体処理法と標本の良否を確かめる．
③ 臨床側の検査依頼目的(要求)を理解する．
④ 診断的価値のある細胞の検出に努める：ラングハンス巨細胞，ヘルペスに感染した細胞など
⑤ 細胞以外の診断的価値のある病的所見を検出する：細菌，真菌などの微生物，虫卵および虫体，原虫など
⑥ 細胞以外の病変に随伴する物質を検出する：砂粒体，アミロイド，石綿体，各種結晶体など
⑦ 目的とする細胞が上皮性か非上皮性かの判定をする．
⑧ 目的とする細胞が良性か悪性かの判定をする．
⑨ 悪性像であれば，可能な限り組織型の推定と，原発性病変(腫瘍)か転移性病変かの推測をする．
⑩ 治療効果の判定をする．

異型度判定
　異型度とは細胞異型のことであり，形態的に正常細胞と比較してどのくらい異なった像を呈しているかということである．一般的には核所見の変化についての大小を重要視した表現(判定)であり，細胞質の所見もそれに伴った変化として用いている．

異型度の記載法
　パパニコロウの5段階分類がその基本であったが，アメリカを中心にこの分類は廃止の傾向にあって，婦人科頸部細胞診はベセスダ方式に改変され，また他の臓器では3段階分類の陰性・疑陽性・陽性の表記法が主として用いられている．

≪鏡検の実際≫

　検体採取部位あるいは各種臓器が構成する構築細胞の基本(正常細胞)像，また細胞の由来とその機能(性格)についてよく理解しておくことが重要である．また，細胞背景にも注意をはらい，全細胞見落としなく観察することが要求される．

悪性度判定のための核所見
① 核の腫大化(核/細胞質比…N/C比の増大化)，大小不同性，形状の不整度(多様化)
② クロマチンの増量(濃染)，粗造化(異常凝集)，分布異常(不均一)
③ 不整な核縁の肥厚
④ 核小体の著明化(増加，腫大)
⑤ 核分裂像(異常，増加)
⑥ 裸核，多核形成(巨細胞)

診断に有用な特徴的核所見
① 核の縦溝：甲状腺乳頭癌，卵巣顆粒膜細胞腫など
② スリガラス状(スマッジ)核：HPV感染など
③ 核内封入体：ヘルペスウイルス，サイトメガロウイルス感染など
④ 核内細胞質封入体：甲状腺乳頭癌，悪性黒色腫(アピッツ小体)など
⑤ くびれ核：悪性リンパ腫(B細胞性)
⑥ ねじれ核：悪性リンパ腫(T細胞性)
⑦ 脳回転状核：悪性リンパ腫(多形性Tリンパ腫)
⑧ 花弁状核：悪性リンパ腫(成人T細胞性)

悪性度判定のための細胞質所見
① 大小不同性，形態の異常変化(多彩性)
② 異常染色性(染色性の変化，多染性)
③ 細胞相互封入，対細胞

診断に有用な特徴的細胞質所見
① 角化物質：角化扁平上皮癌など
② 粘液物質：印環細胞癌など
③ 細胞質内小腔：腺癌(乳腺の硬癌)など
④ 偽線毛：腹水中にみられる卵巣癌など
⑤ 細胞質内封入体：クラミジア，トキソプラズマなどの病原微生物
⑥ 泡沫状細胞質：中性脂肪の存在など
⑦ 硝子化小体(滴)：卵黄嚢腫瘍，肝細胞癌など
⑧ 顆粒状細胞質：乳腺アポクリン癌，神経内分泌腫瘍(カルチノイド)など
⑨ 核周明庭：HPV感染(コイロサイト)，扁平上皮癌など
⑩ 層状構造：扁平上皮癌など
⑪ 虫食い状，多染性：トリコモナス感染など

細胞質内顆粒
① メラニン：悪性黒色腫細胞，メラノファージ(貪食細胞)
② ヘモジデリン：硬化性血管腫・肺出血・心臓病細胞(組織球)
③ リポフスチン：精嚢腺上皮細胞
④ ビリルビン：肝細胞

細胞質内あるいは背景にみられる物質
① アスベスト小体(含鉄小体)：悪性中皮腫
② ミカエリス・ガットマン小体：マラコプラキア
③ シャルコ・ライデン結晶：好酸球増多，アレルギー性疾患
④ クルシュマンのらせん体：気管支喘息
⑤ でんぷん様小体：慢性前立腺炎
⑥ 尿酸結晶：痛風

脂質を有する腫瘍
① 脂肪腫, 脂肪肉腫
② 腎細胞癌
③ 肝細胞癌

砂粒小体(石灰化小体)を伴う腫瘍
① 甲状腺乳頭癌
② 子宮・肺・大腸乳頭状腺癌
③ 卵巣嚢胞腺癌
④ 髄膜腫

特徴的な細胞所見とその病変
① オタマジャクシ型細胞:角化型扁平上皮癌
② ヘビ型細胞:角化型扁平上皮癌
③ 線維型細胞:小細胞型・角化型扁平上皮癌
④ 印環細胞:低分化腺癌
⑤ フクロウの眼(核小体):ホジキン病
⑥ 鋳型核細胞:小細胞癌, ヘルペス感染症
⑦ 燕麦細胞(裸核状):小細胞癌
⑧ 小型細胞:小細胞癌, 神経芽腫, 悪性リンパ腫
⑨ 単核細胞, 破骨細胞様多核巨細胞:骨巨細胞腫
⑩ ラングハンス巨細胞, 類上皮細胞:結核
⑪ 多数のリンパ球(小, 中, 大):濾胞性頸管炎
⑫ 内膜細胞の変化(アリアス・ステラ反応), ジンチジウムトロホブラスト, ラングハンス細胞:流産後の細胞像
⑬ 舟状細胞:妊娠期の細胞像
⑭ 錯角化を伴う扁平上皮細胞:口腔白板症, ヒトパピローマウイルス感染症
⑮ フィサリフォラス細胞, ステラ細胞:脊索腫
⑯ リード・ステルンベルグ巨細胞:ホジキン病
⑰ デコイ細胞:移行上皮細胞の変性像

≪鏡検の実際≫

特徴的な細胞配列と集塊像
① 乳頭状配列：乳頭癌
② 八つ頭状細胞集塊：乳頭状腺癌集団
③ マリモ状集塊：乳頭状腺癌集団，悪性中皮腫
④ 粘液球：腺様嚢胞癌
⑤ ミラーボール状：卵巣明細胞癌
⑥ 篩状構造：前立腺癌，乳癌，腺様嚢胞癌
⑦ ロゼット形成：神経芽腫，髄芽腫，網膜芽腫
⑧ 柵状配列：カルチノイド，神経鞘腫
⑨ インディアンファイル：乳腺小葉癌，硬癌
⑩ リボン状配列：カルチノイド
⑪ 渦巻き構造：髄膜腫，組織球腫
⑫ 癌真珠形成：角化型扁平上皮癌
⑬ クレモナ小体：過形成を伴った円柱上皮細胞の集塊
⑭ 木目込み細工型配列：小細胞癌
⑮ 杉綾模様，ニシンの骨配列：線維肉腫

特徴的な背景
① 壊死性背景：結核の乾酪壊死，悪性腫瘍
② 粘液性背景：腹膜偽粘液腫，粘液癌
③ 出血性背景：材料採取手法と病的なもの

memo

微生物検査　　《染色法》

染色法
グラム染色法
❶ 目的
① 検査材料(尿,喀痰,髄液,膿など)を直接染色:簡便かつ重要な迅速検査法で,細菌・真菌の有無,染色性,菌数のほか,白血球および貪食の有無なども観察する.菌属,菌種の推定が可能な場合がある.また,喀痰では顕微鏡的な品質管理(Geckler の分類)も行う.とくに化膿性髄膜炎が疑われる髄液の検査や血液培養陽性時における迅速な鏡検結果の報告は患者の予後を大きく左右することがある.
② 培地上の集落(コロニー)から釣菌して染色:染色性により,同定検査における生化学性状項目,薬剤感受性検査における薬剤種類(パターン)を決定する.

❷ 方法(ハッカーの変法)
①塗抹標本の作製(検査材料をスライドガラス上に塗抹・積載またはごく少量の滅菌水に菌を浮遊)→②自然乾燥→③火炎固定またはアルコール固定→④クリスタル紫液(1分)→⑤水洗→⑥ルゴール液(媒染:30秒〜1分)→⑦水洗→⑧エタノール(脱色:30秒前後*)→⑨水洗→⑩サフラニン液(後染色:30秒〜1分)→⑪水洗→⑫乾燥→⑬鏡検(1,000倍油浸)

　　*材料の厚さなどで異なり,肉眼的に染色液の流れが止まるまで
　　・その他:Bartholomew & Mittwer の変法(バーミー法),西岡の方法(フェイバーGセット)など

抗酸菌の染色法
❶ 方法(チール・ネールゼン法)
①塗抹標本の作製(グラム染色と同様)→②自然乾燥→

③火炎固定またはアルコール固定→④チールの石炭酸フクシン液(加温染色:5分)→⑤水洗→⑥3%塩酸アルコール(脱色分別:5〜10分*)→⑦水洗→⑧メチレン青液(脱色:30秒前後)→⑨水洗→⑩乾燥→⑪鏡検(1,000倍油浸)

* 標本面が無色になるまで
- その他:オーラミン染色法(蛍光染色), Kinyounの方法(加温不要, ノカルジア属)

❷ 鏡検における検出菌数記載法

記載法	蛍光法 (200倍)	チール・ネールゼン法 (1,000倍)	備考* (ガフキー号数)
−	0/30 視野	0/300 視野	G 0
±	1〜2/30 視野	1〜2/300 視野	G 1
1+	2〜20/10 視野	1〜9/100 視野	G 2
2+	≧20/10 視野	≧10/100 視野	G 5
3+	≧100/1 視野	≧10/1 視野	G 9

* 相当するガフキー号数

(臨床検査学講座 微物学物/臨床微生物学. 医歯薬出版, p 211)

特殊染色

❶ **墨汁染色**:*Cryptococcus neoformans* の莢膜の観察に用いられる. 髄液などの材料を直接用いる. 培養菌では, 観察できない場合がある. インディアンインク製図用インクなどを用いる.

❷ **真菌染色**:検査材料を直接観察するファンギフローラ Y 染色(蛍光染色), スライド・カルチャーではラクトフェノール・コットン青染色を用いる.

memo

❸ その他

染色法	手　技[*1]	染色性
鞭毛染色 (レイフソン法)	液体培養→鞭毛の固定[*1]→スライドガラス積載(斜めに立て菌液を流す)→自然乾燥→染色[*2](室温, 10分前後)→水洗	鞭毛：濃赤色 菌体：濃赤色
芽胞染色 (メラー法)	塗抹→乾燥→火炎固定→媒染(5%クロム酸：脱脂)→加温染色(チールの石炭酸フクシン)→脱色(1〜3%硫酸水)→対比染色	芽胞：赤色 菌体：青色
芽胞染色 (ウイルツ法)	塗抹→乾燥→火炎固定→加温染色(5%マラカイト緑液)→対比染色(サフラニン液)	芽胞：緑色 菌体：赤色
異染小体染色 (ナイセル法)	塗抹→乾燥→火炎固定→前染色(ナイセル液[*3])→後染色(クリソイジン液)	異染小体：黒褐色 菌体：黄色
莢膜染色 (ヒス法)	塗抹→乾燥→火炎固定→加温染色(ゲンチアナ紫液[a]またはフクシン液[b])→洗浄(20%硫酸銅水溶液)	[a]莢膜：淡紫色 　菌体：濃紫色 [b]莢膜：淡紅色 　菌体：深紅色

[*1]：ホルマリン固定(培養液に中性ホルマリンを加える)
[*2]：①1.5%塩化ナトリウム, ②3.0%タンニン酸水溶液, ③パラローズアニリン酢酸塩+パラローズアニリン塩酸塩+無水アルコール
　　①②③等量混合液
[*3]：第1液(メチレン青)+第2液(クリスタル紫)

memo

《染色法》

主要菌とグラム染色性
❶ グラム陽性菌

菌　種	特　徴	主な材料
Staphylococcus	ブドウの房状の球菌	各種材料
Streptococcus	連鎖状の球菌	呼吸器系，血液
S. pneumoniae	ランセット型の双球菌，莢膜	喀痰，髄液，血液，耳漏
Peptostreptococcus	連鎖状の球菌(嫌気性)	各種材料
Corynebacterium	棍棒状の桿菌	皮膚，呼吸器系，尿
Listeria monocytogenes	短桿菌	髄液，血液
Bacillus	大きな桿菌，ときに有芽胞	各種材料
Lactobacillus	桿菌	腟分泌物
Nocardia	分岐した桿菌(抗酸性)	喀痰，膿
Actinomyces	分岐した桿菌	呼吸器の膿瘍
Propionibacterium	棍棒状の短桿菌(嫌気性)	皮膚
Clostridium	桿菌，ときに有芽胞(嫌気性)	糞便，膿
Mycobacterium	屈曲した桿菌(抗酸性)	喀痰，各種材料
Candida	大型の球状～桿状	各種材料
Cryptococcus neoformans	球形(墨汁染色で莢膜)	髄液，喀痰

memo

❷ グラム陰性菌

菌　種	特　徴	主な材料
Neisseria	**双球菌** N. gonorrhoeae は好中球内に(貪食)	泌尿器：N. gonorrhoeae 髄　液：N. meningitigis 呼吸器：Neisseria sp.
Branhamella catarrhalis (Moraxella)	**双球菌**	呼吸器
腸内細菌科	桿菌，E. coli は短桿菌 K. pneumoniae は莢膜	各種材料
Vibrio cholerae	彎曲した桿菌(コンマ状)	水様性下痢便 (時として米の研ぎ汁様)
V. parahaemolyticus	彎曲した桿菌	水様性下痢便 (時として粘血性)
Pseudomonas aeruginosa	桿菌，ムコイド型は周囲透明	各種材料
Haemophillus influenzae	短桿菌，ときに多形性 サフラニンでは薄く染まる	喀痰，髄液
Campylobacter	**らせん状桿菌**	糞便：C. jejuni，C. coli 血液：C. fetus (C. jejuni)
Helicobacter pylori	らせん状桿菌 ("く"の字状)	胃・十二指腸壁
Bacteroides	多形性の桿菌(嫌気性)	各種材料
Fusobacterium	フィラメント状の桿菌(嫌気性)	各種材料
Mobiluncus	三日月型の桿菌	腟分泌物
Gardnerella vaginalis	グラム不定の小桿菌	腟分泌物
Legionella	材料中では難染色性，桿菌	下気道

> memo

≪培地の種類と作製≫

培地の種類と作製　　主な培地の種類と用途

用途	培地名	主成分および選択物質
全般	血液寒天 チョコレート寒天 BTB 乳糖寒天 トリプトソイ寒天 (TSA, SDC) ハートインフュージョン寒天	5％血液（ヒツジ，ウマ） 1％乳糖，BTB
陽性球菌 ブドウ球菌	PEA 血液寒天 マンニット食塩培地 スタフィロコッカス培地 No. 110	フェニルエチルアルコール 1％マンニット，PR，NaCl 1％マンニット，0.2％乳糖，NaCl
MRSA	MDRS-II寒天 (MSO 寒天)	1％マンニット，BCP，NaCl，MPIPC，セフチゾキシム
腸球菌	胆汁エスクリン寒天 EF 寒天	胆汁，エスクリン，クエン酸鉄アンモニウム 窒化ナトリウム，ブドウ糖，BTB，TTC
ジフテリア菌	荒川培地，HB ジフテリア培地	亜テルル酸カリウム
淋菌	サイアー・マーチン培地	VCM，コリスチン，ナイスタチン
腸内細菌 E. coli O157	マッコンキー寒天 ソルビトールマッコンキー寒天，SIB 寒天	1％乳糖，中性紅，胆汁酸塩 1％マンニット，中性紅，胆汁酸塩
腸内細菌	DHL 寒天	1％乳糖，1％白糖，中性紅，胆汁酸塩
赤痢，サルモネラ	SS 寒天	1％乳糖，中性紅，クエン酸鉄，胆汁酸塩
ビブリオ	TCBS 寒天	2％白糖，BTB，TB，NaCl，pH 8.8
カンピロバクター	スキロー培地	VCM，トリメトプリム，PL-B
嫌気性菌	GAM 寒天 ブルセラ血液寒天	ヘミン，ビタミン K，溶血液
バクテロイデス	BBE 寒天	ゲンタマイシン
クロストリジウム C. difficile	CW 寒天 CCFA 寒天，CCMA 寒天	カナマイシン，フラジオマイシン サイクロセリン，セフォキシチン
百日咳菌 レジオネラ	ボルデー・ジャング培地 B-CYE(α)寒天 WYO 寒天	ジャガイモ滲出液，20％血液 VCM，PL-B，アムホテリシン B
抗酸菌	小川培地（1％，3％） ミドルブルック 7H9 培地	全卵，グルタミン酸 Na，グリセリン，マラカイト緑，1または3％リン酸二水素カリウム （コーン 7H 10）

(次頁につづく)

用途	培地名	主成分および選択物質(赤色)
真菌	サブロー寒天	2〜4%ブドウ糖, pH 6.0
	コーンミール 80 寒天	Tween 80
	ポテトデキストロース寒天	2%ブドウ糖
酵母様真菌	クロモアガー・カンジダ	複合発色基質, クロラムフェニコール
	カンジダ GS	ニトロフラン誘導体(グアノフラシン)
2)増菌培地 嫌気性菌	GAM 半流動培地 HK 半流動培地	
サルモネラ	セレナイトブロス	0.4%乳糖, 0.4%亜セレン酸ナトリウム
ビブリオ	アルカリ性ペプトン水	ペプトン, 2.4%NaCl, 炭酸 Na pH 8.2〜8.4

3)確認培地, 他
腸内細菌科:TSI, シモンズクエン酸, SIM, VP 半流動, LIM, メラー(リジン, オルニチン), DNA(DNase)
ブドウ糖非発酵菌:TSI, シモンズクエン酸, キング A・B, アセトアミド(アシルアミダーゼ), OF
陽性球菌:6.5%NaCl 加ブイヨン, SF
薬剤感受性検査:ミューラーヒントン
輸送・保存:嫌気ポーター, キャリー・ブレーヤー, カジトン, マイクロバンク

NaCl:塩化ナトリウム, MPIPC:オキサシリン, VCM:バンコマイシン, PL-B:ポリミキシン B
BTB:ブロムチモール青, PR:フェノール赤, TB:チモール青, BCP:ブロムクレゾール紫

作製法

❶ 血液寒天培地

① 多量に作製する場合:三角コルベンに基礎培地(TSA 寒天培地など)を作製枚数に合わせ定量*し, 精製水に加温溶解し, 115℃で 15 分間高圧蒸気滅菌する. 約 50℃に冷却後, 無菌的に約 **5%の脱線維血液**を加え, 泡立てないように混和し, シャーレに約 20 ml ずつ分注する.

*通常は 1,000 ml 当りの使用量が明記されている.

≪培地の種類と作製≫

② 1枚ずつ作製する場合：中試験管に基礎培地約20 mlを分注，滅菌，冷却後，シャーレに1 mlの脱線維血液とともに加え，泡立てないようによく混和する．なお，滅菌ピペットで血液を中試験管に直接加える方法もある．

❷ **チョコレート寒天培地**：上記❶と同様に基礎培地を作製する．**約90℃で，無菌的に約5%の脱線維血液**を加え，泡立てないように混和し（チョコレート色），シャーレに約20 mlずつ分注する．

❸ **TSI寒天培地**（確認培地）：三角コルベンに粉末培地を作製量に合わせ定量し，100℃温浴中で加温溶解後，小試験管に約3 lずつ分注し121℃，15分間高圧蒸気滅菌後，試験管をラックごと蓋に付けないよう十分傾けたまま半斜面（斜面1：高層2）として凝固させる．

❹ **その他**

① SS寒天培地，TCBS寒天培地，セレナイト培地は，**高圧蒸気滅菌をしてはいけない**．

② 作製した培地は，できる限り1夜35℃において無菌であることを確かめて使用する．

③ 培地の成分（血清，酵素など）によっては，高温にできないものもあり，添加成分を濾過滅菌（メンブランフィルター）で行う．

memo

≪培養方法≫

培養方法

好気培養 孵卵器により,一般に 35〜37℃, 18〜48 時間培養する.目的の微生物により,42℃, 30℃, 22℃など適当な温度に調整して用いる.孵卵器内は,上段と下段に温度差があったり,乾燥状態になっているので注意する.

炭酸ガス培養 3〜10%の濃度の炭酸ガスを含む環境で培養する方法.*Haemophillus* 属,*N. gonorrhoeae*,*Streptococcus* 属などの培養に用いられる.分離培地では,チョコレート寒天培地(各種材料),血液寒天培地(とくに髄液,喀痰など)は炭酸ガス培養を行う.一般に 35〜37℃, 18〜48 時間培養する.

(方法)
① 炭酸ガス培養器:5〜10%の濃度に設定する.
② ガスパック法(炭酸ガス発生袋):約 4%の濃度
③ ローソク培養法:約 3%の濃度

微好気培養 5〜10%の炭酸ガスと約5%の低い**酸素分圧**で培養する方法.*Campylobacter* 属,*Helicobacter* 属の培養に用いられる.

(方法)
① ガスパック法:ガス発生袋と触媒
② 混合ガス($N_2:CO_2:O_2=85:10:5$)

嫌気培養 遊離酸素のない環境で培養する方法.(偏性)嫌気性菌の培養に用いられる.

(方法)
① 嫌気チャンバー法:混合ガス($N_2:H_2:CO_2=80:10:10$)
② ガスパック法:ガス発生袋と触媒
③ 高層培地培養法:HK 半流動培地など

≪鑑別・同定検査≫

鑑別・同定検査
❶ **オキシダーゼテスト**(チトクロームオキシダーゼ)
　① **コバック法**：1%テトラメチルパラフェニレンジアミンを含ませた濾紙または綿棒(市販品により使用時に滅菌水を数滴含ませる)に新鮮培養被検菌を塗布する。規定時間以内に青色になれば陽性。

❷ **カタラーゼテスト**：3%過酸化水素を1滴スライドガラスにとり、血液を含まない培地で培養した集落の一部と接触させる。すぐに発泡すれば陽性。

❸ **インドールテスト**：トリプトファンが細菌のトリプトファナーゼによりインドールとピルビン酸となる。このインドールを**コバック試薬**(パラジメチルアミノベンツアルデヒド 10 g、塩酸 50 ml、イソアミルアルコール 150 ml)または**エールリッヒ試薬**(パラジメチルアミノベンツアルデヒド 2 g、塩酸 40 ml、エタノール 190 ml)で検出する。

　SIM 培地や LIM 培地に被検菌を接種し、18〜24 時間培養後、試薬を 3〜5 滴加え、赤色になれば陽性。

❹ **フォーゲス・プロスカウエル(VP)テスト**：ブドウ糖からピルビン酸、さらにアセチルメチルカルビノール(**アセトイン**)を産生する。

　VP 半流動培地に被検菌を接種し、18〜24 時間培養後、5%α-ナフトールエタノール溶液 0.6 ml、40%水酸化カリウム水溶液 0.2 ml を加え混和し、5〜10 分以内にピンク〜赤色になれば陽性。

❺ **コアグラーゼテスト**：S. aureus が産生する動物の血漿凝固酵素で、結合型(クランピング因子)および遊離型がある。
　① 結合型：**ウサギ血漿**1滴をスライドガラスにとり、*Staphylococcus* の集落の一部をとり混ぜる。な

お，生理食塩水を用いて同様に実施し凝集がないことを確認する．凝集を認めれば陽性．赤血球およびラテックス凝集反応による市販品もある．

② 遊離型：滅菌試験管にウサギ血漿 0.5 ml をとり，被検菌を少量混ぜ，35℃，1 夜培養後，凝固またはフィブリンの析出があれば陽性．

❻ **胆汁溶解テスト**：S. pneumoniae の同定に用いる．

被検菌を 2 本のリン酸緩衝液(pH 7.0)に濃厚に懸濁し，1 本に 1%デオキシコール酸塩水溶液 0.5 ml，もう 1 本には生理食塩水 0.5 ml を加え，35℃，30〜60 分放置する．透明(菌が溶解)になれば陽性．

❼ **キャンプ(CAMP)テスト**：S. agalactiae, L. monocytogenes などの同定に用いる．

ヒツジ血液寒天培地に白金耳で β 溶血毒産生の S. aureus(ATCC25923 で可)を一直線に塗抹する．それに対し 90°の角度で被検菌を S. aureus に触れないように一直線に塗抹し，35℃で 1 夜培養する．

被検菌の溶血が S. aureus に近い部分で増強され，**矢尻型**になれば陽性．

memo

≪滅菌と消毒≫

滅菌と消毒
① 滅菌：物質中の**すべての微生物**を殺滅または除去すること
② 消毒：ヒトに対して有害な微生物または目的とする微生物のみを殺滅すること

物理的方法
❶ **火炎滅菌**：ガスバーナーによる白金耳など
　・焼却：紙類，検査材料など
❷ **乾熱滅菌**：180℃，15分以上または160℃，45分
　・ガラス器具，金属製品，流動パラフィンなど
❸ **湿熱滅菌**
　① 煮沸消毒：沸騰水中15分，芽胞菌は死滅しない．
　　・注射器，はさみなど
　② 蒸気滅菌
　(1) 平圧蒸気滅菌：100℃，10〜20分，芽胞菌は死滅しない．
　(2) 間欠滅菌法：1日1回80〜100℃，30分を3日繰り返す（レフレル培地）
　(3) 凝固滅菌法：**小川培地**は90℃，60分加温
　(4) **高圧蒸気滅菌（オートクレーブ）**：121℃，15〜20分
　　・培地，検査材料，器具など
❹ **濾過滅菌**：ミリポアフィルター，HEPAフィルター
　・膜の穴の大きさに注意：液状（培地成分），空気
❺ **紫外線滅菌**：安全キャビネット内
❻ 超音波滅菌
❼ **放射線滅菌**：X線，γ線…プラスチック製品

化学的方法
❶ **ガス滅菌**
　① **エチレンオキサイド滅菌**：プラスチック製品

② ホルマリンガス滅菌：病室
❷ プラズマ滅菌
① 低温プラズマ滅菌：プラスチック製品, ゴム製品, カテーテル類(液体, 粉末, セルロース製品は不可)
❸ 消毒剤

消毒剤の種類と適用

消毒剤 (主な商品名)	微生物					対象物					
	一般細菌	結核菌	芽胞	真菌	ウイルス	環境	金属	非金属	手指・皮膚	粘膜	排泄物
グルタールアルデヒド (ステリハイド)	●	●	●	●	●	●	●	●	×	×	●
ホルムアルデヒド (ホルマリン)	●	●	●	●	●	▲	▲	▲	×	×	▲
消毒用エタノール	●	●	×	●	▲	●	●	●	●	×	×
ポビドンヨード (イソジン)	●	●	▲	●	●	●	●	●	●	●	×
次亜塩素酸ナトリウム (ピューラックス)	●	●	●	●	●	●	▲	▲	▲	▲	●
フェノール	●	●	▲	●	▲	●	●	●	▲	×	●
クレゾール石鹸	●	●	▲	●	▲	●	●	●	▲	×	●
グルコン酸クロルヘキシジン (ヒビテン, ヒビスクラブ)	▲*	▲	×	▲	×	●	●	●	●	×	×
グルコン酸クロルヘキシジンアルコール (ヘキザックアルコール)	▲*	▲	×	▲	×	●	●	●	●	×	×
塩化ベンザルコニウム (オスバン)	▲	×	×	▲	×	●	●	●	●	●	×
塩化ベンザルコニウムアルコール (ウエルパス)	▲	×	×	▲	×	●	●	●	●	●	×
両性界面活性剤 (ハイアミン, テゴ51)	▲	▲	×	×	▲	●	●	●	●	×	×

×：無効/不適, ▲：一部無効/不適, ●：有効/適用
*B. cepacia などに抵抗性

≪微生物検査≫

微生物検査
検体の取り扱い
① 無菌操作を常に心がける．
② 感染防止を心がける．

検体
① **常に無菌である検体**（血液，髄液，穿刺液など）：菌が見つかれば起因菌と推定できる．
② 常に常在菌が存在する検体（喀痰，便など）：常在菌以外の病原菌，起因菌を見つける．
③ 常在菌がいない場合：新生児，薬剤投与などによる菌の死滅
・常在菌といわれている菌でも起因菌となりうる．

検体の保存（直ちに検査することが望ましい）
① 孵卵器（35～37℃）：血液，髄液など
② 室温（15～20℃）：便など
③ 冷蔵庫（4℃）：喀痰，咽頭粘液，穿刺液，膿，分泌

検体の一般的検査手順

検査材料採取
↓
（保存・輸送）
↓
肉眼的観察
↓
（前処理）
↓
塗抹検査 ― 分離培養 ← 増菌培養
　　　　　・好気培養
　　　　　・微好気培養
　　　　　・炭酸ガス培養
　　　　　・嫌気培養
報告
↓
同定検査　薬剤感受性検査
↓
判定
↓
報告

日常使用される主な培地と培養法

培養法	培地の種類	血液	髄液	尿	喀痰	咽頭鼻腔	便	膿	眼	耳	皮膚	生殖器	胆汁
好気培養	血液寒天	◎	◎	◎	◎	◎		●	●	●	●	●	
	BTB乳糖寒天			◎			◎	●		●		●	●
	マッコンキー寒天						◎						
	SS寒天						◎						
	TCBS寒天（ビブリオ寒天）						◎						
	サブロー寒天				●	●				●	●	●	
炭酸ガス培養	チョコレート寒天		◎			◎		●	●	●		●	
	サイアー・マーチン					●						●	
	血液加PEA							●				●	
嫌気培養	血液加ブルセラ寒天	●						●		●	●	●	●
	ゲンタマイシン加GAM寒天	●						●		●	●	●	●
微好気培養	スキロー						●						
増菌培養	GAM半流動寒天（または）臨床用チオグリコレート培地							●					
	セレナイト培地						●						
	血液培養ビン	◎											
結核菌培養	小川培地	●	●	●	●	●	●	●	●	●	●	●	●

◎：必ず使用したほうがよい培地，●：必要に応じて使用する培地

液，尿（*N. gonorrhoeae* を疑う場合は不可）など．

起因菌の推定

① 本来無菌の材料（血液，髄液，穿刺液など）から検出されたとき．
② 多数検出されたとき．
　・尿：尿中菌数が $10^5/ml$ 以上
　・喀痰：喀痰中菌数が $10^6/ml$ 以上
③ 塗抹で，好中球が多く，貪食像が認められたとき
④ 病原菌とされている菌種のとき．
⑤ 感染症の検査結果が得られているとき（白血球増多，CRP高値，赤沈亢進など）．
⑥ 頻回に検出されたとき．

≪材料別検査の進め方≫

材料別検査の進め方

尿　主に尿路感染症原因菌の検出を目的とする．

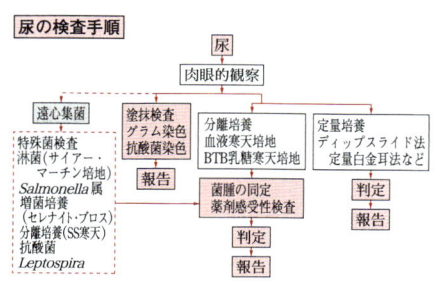

尿の検査手順

```
                      尿
                      │
                肉眼的観察
    ┌─────────────┼─────────────┬─────────────┐
 遠心集菌      塗抹検査      分離培養        定量培養
              グラム染色    血液寒天培地    ディップスライド法
              抗酸菌染色    BTB乳糖寒天培地  定量白金耳法など
 特殊菌検査       │              │              │
 淋菌(サイアー・  報告         菌腫の同定       判定
  マーチン培地)                薬剤感受性検査     │
 Salmonella属                     │            報告
 増菌培養                       判定
 (セレナイト・ブロス)             │
 分離培養(SS寒天)               報告
 抗酸菌
 Leptospira
```

❶ 採取，保存：原則として中間尿，カテーテル尿を滅菌容器にとる．尿を室温に放置すると混入菌が増殖するので直ちに検査すること．できない場合には *N. gonorrhoeae* 目的以外は冷蔵(4℃)保存．

❷ 塗抹検査
① グラム染色：菌が観察されれば 10^5/ml 以上の菌が存在
② *N. gonorrhoeae*, *Mycobacterium*, *Leptospira* では沈渣をとって鏡検
③ *Leptospira* は暗視野鏡検

❸ 菌数定量培養：採尿の際に，尿道，外陰部付近からの常在菌混入が避けられないため，定量培養を実施する(定量白金耳法，ディップスライド法など)．

❹ 培養
① 血液寒天培地，BTB乳糖加寒天培地に培養．
② グラム染色の結果に応じ真菌分離培地に，陽性球菌と陰性桿菌を認めた際，*Proteus* のスウォーミン

グなどで球菌の分離が困難になることがあるため，グラム陰性桿菌の発育を阻止する PEA 加血液寒天培地を用いるのも有効である．

❺ **特殊菌検査**
① 抗酸菌検査では 3,000 rpm，20〜30 分遠心後，塗抹標本，培養を行う（☞ p.259）．
② N. gonorrhoeae の培養では Thayer-martin 培地，GC 培地にて 37℃，48 時間培養する．

尿から検出される主な病原菌

定量培養で有意に発育した場合のみ病原菌	少数でも検出されれば病原菌
E. coli Klebsiella spp. Enterobacter spp. Proteus spp. Serattia spp. その他の Enterobacteriaceae Pseudomonas aerugnosa その他の非発酵グラム陰性桿菌 Staphylococcus aureus Staphylococcus epidermidis その他のブドウ球菌 Enterococcus spp. Streptococcus agalactiae その他の Streprococcus Candida albicans	Salmonella 属 　S. typhi 　S. paratyphi A　など N. gonorrhoeae Mycobacterium tuberculosis Leptospira 属

(memo)

≪材料別検査の進め方≫

便 主に腸管感染症原因菌の検出を目的とする．

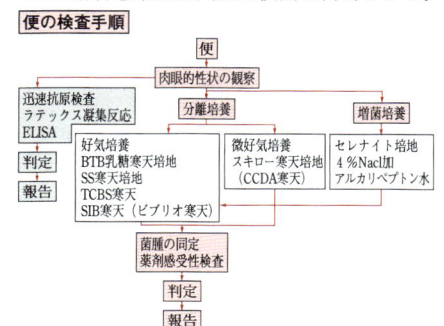

便の検査手順

```
                          便
                          ↓
                   肉眼的性状の観察
   ┌──────────────┼──────────────┐
迅速抗原検査        分離培養            増菌培養
ラテックス凝集反応    │                  │
ELISA           ┌───┴───┐      セレナイト培地
  │         好気培養  微好気培養    4％Nacl加
判定      BTB乳糖寒天培地 スキロー寒天培地  アルカリペプトン水
報告       SS寒天培地地    (CCDA寒天)
          TCBS寒天
          SIB寒天（ビブリオ寒天）
                    ↓
              菌種の同定
              薬剤感受性検査
                    ↓
                  判定
                  報告
```

❶ **採取，保存**：拇指頭大を滅菌容器にとる．保存，輸送のさいは Cary-Blair 培地を用いる．

❷ **肉眼的性状の観察**：水様便，粘血便など

❸ **塗抹検査**：*Campylobacter*，寄生虫や原虫（赤痢アメーバ）

❹ **分離培養**
 ① BTB 乳糖寒天培地，SS 寒天培地：病原大腸菌，*Shigella*，*Salmonella*，*Yersina*，*Aeromonas*，*Presiomonas* などの検出に使用
 ② ビブリオ寒天培地または TCBS 寒天培地：*Vibrio* 検出を目的に使用

❺ **特殊菌検査**
 ① *Campylobacter* の分離：スキロー培地，CCDA 培地にて 48 時間，微好気培養を行う（☞ p.251）．
 ② *C. difficile*：CCFA，CCMA 培地にて嫌気培養を

— 237 —

行う(☞ p. 251).
③ *Yersinia* はリン酸緩衝液 4〜5°C, 1〜3 週間増菌し, SS 寒天培地などを用い 25°C にて培養する.

腸管感染症の主な原因菌

Shigella spp. (*S. sonnei*, *S. flexneri*, *S. dysenteriae*, *S. boydii*)*
病原大腸菌 (ETEC, EIEC, EPEC, 腸管出血性:EHEC)
Salmonella 属 (*S.* Typhi*, *S.* Paratyphi A*, 他の *Salmonella*)
Yersinia 属 (*Y. enterocolitica*, *Y. pseudotuberculosis*)
Vibrio 属 (*V. cholerae* O1*, *non* O1* *V. parahaemolyticus*, *V. mimicus*, *V. fluvialis*)
Campylobacter 属 (*C. jejuni*, *C. coli*)
Aeromonas 属
Plesiomonas 属
Staphylococcus aureus (MRSA)
Bacillus cereus
Clostridium 属 (*C. perfringens*, *C. difficile*)

*二類感染症の原因菌

❻ **迅速検査**:ラテックス凝集反応, ELISA によるものがある.
・*C. difficile* 腸管毒素, *Rotavirus*, *Adenovirus* など
❼ **病原大腸菌の検査**(☞ p. 225)

喀痰 下気道(気管, 気管支), 肺実質(肺胞組織)の感染症の原因菌を検索

❶ **採取, 保存**:滅菌容器に採取. 保存する際は冷蔵(4°C)保存するが, 24 時間以内に検査する.
❷ **肉眼的性状の観察**
① 喀痰の肉眼的性状は塗抹検査と合わせて重要な意味をもつ.
② 大きく唾液性, 粘液性, 膿性, 血性に分けられる.
③ 泡沫は新鮮なものであることを意味する.

≪材料別検査の進め方≫

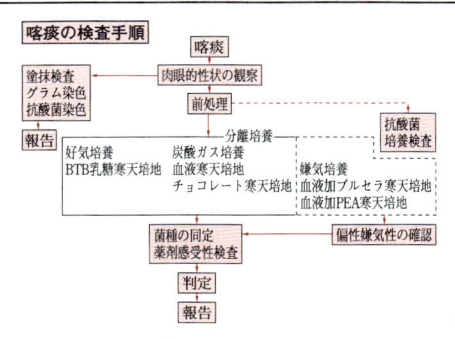

喀痰の検査手順

```
                          喀痰
                           ↓
    塗抹検査 ← 肉眼的性状の観察
    グラム染色      ↓
    抗酸菌染色    前処理
       ↓           ↓
     報告      ───分離培養───      抗酸菌
                                  培養検査
         好気培養    炭酸ガス培養
         BTB乳糖寒天培地  血液寒天培地    嫌気培養
                    チョコレート寒天培地  血液加ブルセラ寒天培地
                                  血液加PEA寒天培地
                           ↓
                      菌種の同定 ← 偏性嫌気性の確認
                      薬剤感受性検査
                           ↓
                          判定
                           ↓
                          報告
```

④　悪臭は嫌気性菌存在が疑われる．
⑤　*Aspergillus* の菌魂や *Actinomyces* のドルーゼにも注意

❸ **塗抹検査**
①　グラム染色を行い，多数の多核白血球とともに特徴ある *Streptococcus*，グラム陰性桿菌が多数認められたときは，それらの菌による感染が疑われる．
②　扁平上皮細胞が多数認められる標本では，唾液成分の多い検体のことがしばしばあるので取り直しが必要である．

❹ **喀痰の前処理**(均一化)：喀痰は粘性が強く，菌の分布が一様でないため均一化する．ホモジナイザーを用いる物理的方法と，喀痰溶解剤を用いる化学的な方法がある．

❺ **分離培養**
①　血液寒天培地，BTB乳糖寒天培地を好気培養，チョコレート寒天培地(血液寒天培地)にて炭酸ガス培養を行う．

② 臨床からの依頼や外観,塗抹結果により培地を追加する.

❻ 特殊菌の検査
① 嫌気性菌の検査(☞ p.251)
② 抗酸菌の検査(☞ p.259)
③ 真菌の検査(☞ p.261)
④ *Mycoplasma pneumoniae* の検査(☞ p.264)

咽頭粘液,鼻腔,扁桃 上気道感染症(鼻炎,咽頭炎,喉頭炎,扁桃炎など)の原因菌の検索.猩紅熱,ジフテリア,百日咳も検査の対象

咽頭・鼻腔の検査手順

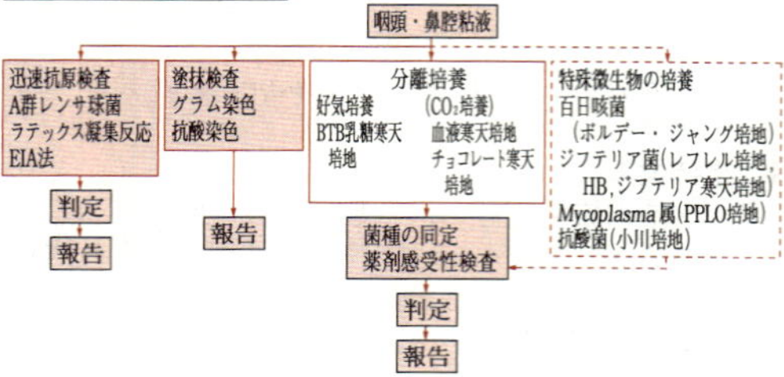

```
                          咽頭・鼻腔粘液
  ┌────────┬──────────┬──────────────┬──────────────┐
迅速抗原検査   塗抹検査      分離培養        特殊微生物の培養
A群レンサ球菌  グラム染色   好気培養 (CO₂培養)  百日咳菌
ラテックス凝集反応 抗酸染色   BTB乳糖寒天 血液寒天培地  (ボルデー・ジャング培地)
EIA法                     培地     チョコレート寒天  ジフテリア菌(レフレル培地,
                                   培地          HB,ジフテリア寒天培地)
  ↓          ↓                                Mycoplasma属(PPLO培地)
 判定        報告           菌種の同定         抗酸菌(小川培地)
  ↓                       薬剤感受性検査
 報告                          ↓
                              判定
                              ↓
                              報告
```

❶ 採取,保存:滅菌綿棒を用い,すぐに検査できない場合は冷蔵(4℃)保存
❷ 塗抹検査:グラム染色を行う.
・ジフテリアを疑う場合は(偽膜など)異染小体染色を行う.
❸ 分離培養
① 血液寒天培地,チョコレート寒天培地:炭酸ガス培養(CO_2培養)
② BTB乳糖寒天培地:好気培養

≪材料別検査の進め方≫

③ 臨床からの依頼や塗抹結果より培地の追加を行う．

❹ 特殊菌の検査
① *C. diphtheriae* の培養：レフレル培地，または荒川培地を用い2日間培養
② *B. pertussis* の培養：ボルデー・ジャング培地を用い3日以上培養

喀痰・咽頭・鼻腔粘液から検出される主な微生物

上気道常在菌	下気道感染の主な原因菌	咽頭・鼻腔由来の主な原因菌
緑色レンサ球菌群 α溶血型レンサ球菌群 *Micrococcus* 属 *Neisseria* 属 *Moraxella catarrhalis* 　(*Branhamella*) *Haemophilus* 属 Enterobacteriaceae *Lactobacillus* 属 *Mycoplasma* 属 コアグラーゼ陰性ブドウ球菌 非病原性 *Coynebacterium* 属 *Candida* 属	*Mycobacterium tuberculosis* *Mycobacterium* spp. *Staphylococcus aureus* *Streptococcus pyogenes* *Streptococcus agalactiae* 他のβ溶血性レンサ球菌(C，G群) *Streptococcus pneumoniae* *Coynebacterium* spp. *Branhamella catarrhalis* Enterobacteriaceae *Haemophilus influenzae* *Bordetella pertussis* *Pseudomonas aeruginosa* 他のブドウ糖非発酵グラム陰性桿菌 *Bacteroides* spp. 嫌気性グラム陰性球菌 *Mycoplasma pneumoniae* *Candida albicans* 　他の *Candida* spp. *Cryptococcus neoformans* *Aspergillus* spp.	*Staphlococcus aureus* *Streptococcus pyogenes* *Streptococcus agalactiae* *Streptococcus pneumoniae* *Bordetella pertussis* *Haemophilus influenzae* *Corynebacterium diphtheriae* *Moraxella catarrhalis* 　(*Branhamella*) Enterobacteriaceae *Pseudomonas aeruginosa* *Mycobacterium tuberculosis* *Neisseria meningiticlis* *Mycoplasma pneumoniae* *Candida albicans* 　他の *Candida* spp.

血液

① 血液培養は敗血症や菌血症が疑われる場合に行われる．

② 血液中から早期に菌を検出し，感受性テストの成績に基づいて適切な化学療法を実施する．

❶ **培養**：培養ビンが用いられ，静置培養して肉眼的に菌の発育を観察するものと，自動検出機器を用いるものとがある．

❷ **分離培養**

① 培養ビンで陽性となった場合：グラム染色を行う．グラム染色の結果から分離培地も目的培地をプラスする．血液寒天培地，チョコレート寒天培地は炭酸ガス培養，BTB乳糖加寒天培地は好気培養，ブルセラHK培地は嫌気培養を行う．

② ブラインドテスト（数日間隔および最終5〜7日後）：培養ビンに菌の増殖が認められなくとも，グラム染色およびチョコレート寒天培地などに分離培養し発育を認めない場合，陰性と報告する．

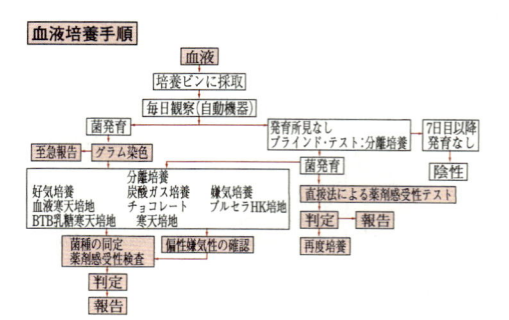

血液培養手順

血液
↓
培養ビンに採取
↓
毎日観察（自動機器）
├─ 菌発育 → 至急報告 → グラム染色
│   分離培養：
│   好気培養（血液寒天培地，BTB乳糖寒天培地）
│   炭酸ガス培養（チョコレート寒天培地）
│   嫌気培養（ブルセラHK培地）
│   ↓
│   菌種の同定・薬剤感受性検査／偏性嫌気性の確認
│   ↓ 判定 → 報告
├─ 発育所見なし → ブラインド・テスト：分離培養
│   ├─ 菌発育 → 直接法による薬剤感受性テスト → 判定 → 報告／再度培養
│   └─ 陰性
└─ 7日目以降発育なし

≪材料別検査の進め方≫

血液から検出される菌

CNS, S. aureus	Haemophilus influenzae
Streptococcus pneumoniae	Listeria monocytogenes
Streptococcus pyogenes	その他の非発酵グラム陰性桿菌
Streptococcus agalactiae	Clostridium spp.
他の Streptococcus spp.	Bacteroides spp., その他嫌気性菌
Enterococcus spp.	Candida spp.
Enterobacteriaceae	Leptospira spp.
Neisseria spp.	

髄液 髄膜炎は敗血症とともに重篤な疾患であり，迅速な起因菌の推定と適切な化学療法が重要である．

❶ **採取，保存**：化学療法前に採取し，速やかに検査を行う．やむをえず保存する際は 37℃に保存する．

❷ **肉眼的性状の観察**：混濁の有無と程度，色調，浮遊物質の有無を観察する．
・細菌性髄膜炎では混濁することが多い．

❸ **塗抹検査**：髄液が 2 m*l* 以上あれば 3,000 rpm，15～20 分遠心して沈渣の塗抹標本を作製し，グラム染色，抗酸菌染色，墨汁染色などを行う．

❹ **分離培養**
① 血液寒天培地，チョコレート寒天培地：炭酸ガス培養
② BTB 乳糖寒天培地：好気培養
③ 塗抹所見に応じ追加する．
④ 増菌培地にはチオグリコレート培地，GAM 半流動培地，ブルセラ半流動培地などを用い，1 週間以上培養を行う．

memo

髄液検査手順

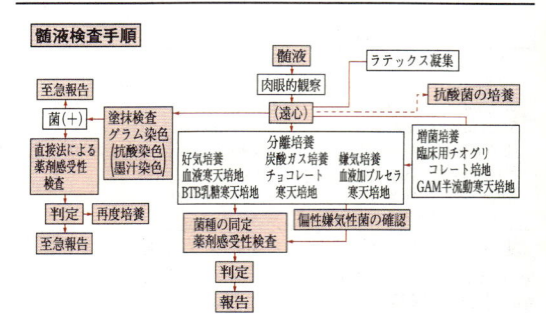

```
                                    髄液 ──→ ラテックス凝集
                              肉眼的観察
至急報告              塗抹検査              ┌─────→ 抗酸菌の培養
  ↑      菌(+)  ←  グラム染色    (遠心)
直接法による     ←   抗酸染色              増菌培養
薬剤感受性           墨汁染色              臨床用チオグリ
検査                                       コレート培地
  ↓                好気培養  分離培養 嫌気培養   GAM半流動寒天培地
判定  ← 再度培養   血液寒天培地 炭酸ガス培養 寒天培地
  ↓                BTB乳糖寒天培地 チョコレート 血液加ブルセラ
至急報告                       寒天培地    寒天培地

                菌種の同定        偏性嫌気性菌の確認
                薬剤感受性検査
                    ↓
                   判定
                   報告
```

髄液から検出される主な微生物

Staphylococcus aureus	*Campylobacter* spp.
コアグラーゼ陰性ブドウ球菌	*Bacteroides* spp.
Streptococcus agalactiae	*Cryptococcus neoformans*
Streptococcus pneumoniae	*Candida* spp.
Enterococcus spp.	*Mycobacterium tuberculosis*
Listeria monocytogenes	*Treponema pallidum*
Neisseria meningitidis	*Leptospira* spp.
Haemophilus influenzae	
E. coli および *Enterobacteriaceae*	
Pseudomonas aeruginosa	

memo

≪材料別検査の進め方≫

膿，分泌液，穿刺液　化膿巣のうち深部に貯留し，外皮表面と隔離されているものを非開放性膿(閉塞性膿)，隔離されていないものを開放性膿とよんでいる．

❶ 採取，保存
① 乾燥，菌の死滅を防ぎ，採取されたときの状態が保持できるような容器を用いる．
② 嫌気性菌目的検体は嫌気ポーターなどを用いる．
③ 直ちに検査できない場合は冷蔵(4℃)保存する．

❷ 肉眼的観察
① 色調，形状，臭気，粘稠度，ドルーゼの存在などを見る．
② 腐敗臭は嫌気性菌の存在が疑われる．

❸ 塗抹検査
① グラム染色は必ず行う．
② 必要に応じ抗酸菌染色を行う．

❹ 分離培養
① 好気培養：血液寒天培地，BTB 乳糖寒天培地
② 嫌気培養：ブルセラ HK 寒天培地
③ 材料，グラム染色の結果により培地を追加する．

膿，分泌液，穿刺液の検査手順

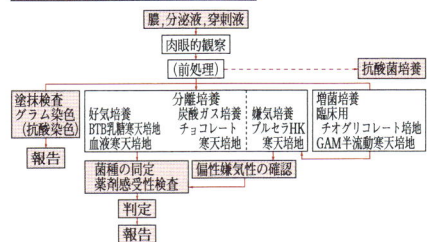

膿，分泌液，穿刺液
↓
肉眼的観察
↓
(前処理) ----→ 抗酸菌培養

塗抹検査　グラム染色　(抗酸染色) → 報告

分離培養
- 好気培養：BTB乳糖寒天培地，血液寒天培地
- 炭酸ガス培養：チョコレート寒天培地
- 嫌気培養：ブルセラHK寒天培地
- 増菌培養臨床用：チオグリコレート培地，GAM半流動寒天培地

↓
菌種の同定　薬剤感受性検査　／　偏性嫌気性の確認
↓
判定
↓
報告

≪一般細菌の同定≫

一般細菌の同定

グラム陰性桿菌 チトクロームオキシダーゼ試験，普通寒天培地での発育性，ブドウ糖の発酵性により大別される．

主なグラム陰性桿菌（偏性嫌気性菌除く）

				チトクロームオキシダーゼ試験	
				陰性	陽性
普通寒天培地発育性	発育	発酵性ブドウ糖	陽性	腸内細菌科	*Vibrio* 属 *Aeromonas* 属など
			陰性	*Acinetobacter* 属 *S. maltophilia*	*Pseudomonas* 属 *Flavobacterium* 属など
	非発育				*Haemophilus influenzae* *Pasteuralle* 属 *Bordetella* 属 *Campylobacter* 属など
				Legionella 属（不定）	

❶ 腸内細菌科

① 確認培地：TSI，シモンズのクエン酸，SIM，VP，メラー(リジン，オルニチン)，尿素，DNase，LIM など

② 簡易キット：エンテロチューブⅡ，アピ20E，ID・EB20 など

③ 自動機器：バイテック，マイクロスキャンW/A など

---

memo

❷ ブドウ糖非発酵菌
① 確認培地：TSI，シモンズのクエン酸，キング A・B，アシルアミダーゼ，OF(グルコース，マルトース，キシロース，ラクトース)など
② 簡易キット：アピ 20 NE，ID・NF 18，バイオテスト 2 など
③ 自動機器：バイテック，マイクロスキャン W/A など

主な腸内細菌科の生化学性状

	IPA	硫化水素産生	VP テスト	インドール テスト	シモンズクエン酸	リジン脱炭酸	オルニチン脱炭酸	尿素分解	DNase	ガス産生	乳糖分解	運動性
E. coli	−	−	−	+	−	+	d	−	−	+	+	+
Shigella sp.	−	−	−	d	−	−	d	−	−	−	−*2	−
S. Enteritidis など	−	+	−	−	+	+	+	−	−	+	−	+
S. Typhi	−	−*1	−	−	−	+	−	−	−	−	−	+
S. Paratyphi A	−	d	−	−	−	−	+	−	−	+	−	+
C. freundii	−	d	−	d	d	−	−	d	−	+	d	+
K. pneumoniae	−	−	+	−	+	+	−	+	−	+	+	−
K. oxytoca	−	−	+	+	+	+	−	+	−	+	+	−
E. cloacae	−	−	+	−	+	−	+	d	−	+	d	+
E. aerogenes	−	−	+	−	+	+	+	−	−	+	+	+
P. agglomerans	−	−	d	−	d	−	−	d	d	d	d	d
H. alvei	−	−	+	−	+	+	+	−	−	+	−	+
S. marcescens	−	−	+	−	+	+	+	−	+	d	−	+
Y. enterocolitica	−	−	d*3	d	−	−	+	+	−	−	−	d*3
P. mirabilis	+	+	−	−	d	−	−	+	−	d	d	+
P. vulgaris	+	+	−	+	d	−	−	+	−	+	−	+
P. rettgeri	+	−	−	+	+	−	−	+	−	−	−	+
M. morganii	+	−	−	+	−	−	+	+	−	+	−	+

*¹わずかに黒変，*²*S. sonnei* は遅れて分解，*³25℃では陽性，
d：菌株により異なる

主なブドウ糖非発酵菌の生化学性状

	オキシダーゼ	TSI(斜面/高層)	鞭毛	色素産生	41℃発育	アシルアミダーゼ	DNase	ゼラチン液化	インドール	グルコース(OF)	マルトース(OF)	キシロース(OF)	ラクトース(OF)
P. aeruginosa	+	-/-	1	+	+	+	-	+	-	+	-	+	-
P. putida	+	-/-	>1	+	-	+	-	-	-	+	-	+	-
B. cepacia	+	-/-	>1	-	d	+	-	d	-	+	+	+	+
B. mallei	+	-/-	-	-	-	-	-	-	-	+	+	+	-
S. maltophilia	-	-/-	>1	-	-	-	+	+	-	+	+	-	+
C. meningosepticum	+	-/-	-	-	-	-	+	+	+	+	+	-	+
A. baumannii	-	-/-	-	-	d	-	-	-	-	+	d	+	+

❸ *Haemophilus* 属

	発育要求		ウサギまたはウマ血液の溶血性
	X因子	V因子	
H. influenzae	+	+	-
H. parainfluenzae	-	+	-
H. haemolyticus	+	+	+
H. parahaemolyticus	-	+	+

❹ *Vibrio* 属

	白糖分解 TCBS(黄変)	食塩加ペプトン水での発育		
		0%	3%	8%
V. cholerae	+	+	+	-
V. parahaemolyticus	-	-	+	+
V. alginolyticus	+	-	+	+
V. vulnificus	d	-	+	-

memo

≪一般細菌の同定≫

グラム陽性球菌　カタラーゼ試験，6.5%NaCl加ブイヨンおよびSF培地(またはEF寒天培地)での発育性，コアグラーゼ試験により大別される．

	カタラーゼ	6.5%NaCl	SF培地	コアグラーゼ
S. aureus	+	+	−	+
CNS	+	+	−	−
Streptococcus	−			
Enterococcus	−	+	+	

❶ *Staphylococcus* 属
　① *S. aureus*
　　・DNase(+)，マンニット分解(+)，コアグラーゼ(+)，各種簡易同定キット
　　・MRSA：オキサシリン耐性(MICが$4\,\mu g/ml$以上)，PBP 2′，*mecA* 遺伝子，選択培地によるスクリーニング
　② コアグラーゼ陰性 *Staphylococci*(CNS)：*S. epidermidis* など，各種簡易同定キット
❷ *Streptococcus* 属：溶血性，血清型(ランスフィールドの分類)，性状により同定
　① *S. pyogenes*：β溶血，A群，バシトラシン感受性
　② *S. agalactiae*：β溶血，B群，CAMPテスト陽性
　③ *S. pneumoniae*：α溶血，オプトヒン感受性，胆汁溶解試験陽性
❸ *Enterococcus* 属：D群，胆汁エスクリン培地に発育，各種簡易同定キット

(memo)

グラム陰性球菌

❶ *Neisseria gonorrhoeae*：サイアー・マーチン培地で発育, カタラーゼ陽性, オキシダーゼ陽性, 簡易同定キット

❷ *Branhamella catarrhalis*：カタラーゼ陽性, オキシダーゼ陽性, 糖分解陰性, DNase産生, 硝酸塩還元陽性, 簡易同定キット

グラム陽性桿菌

❶ *Listeria monocytogenes*：カタラーゼ陽性, β溶血, CAMPテスト陽性, 鞭毛(28°Cでの運動性), 4°Cでの発育

❷ *Corynebacterium*属：カタラーゼ陽性, ジフテリア菌と鑑別

❸ *Bacillus*属：カタラーゼ陽性, 芽胞形成, 臨床的に炭疽菌およびセレウス菌が重要(枯草菌は嫌気培養では発育せず)

❹ *Nocardia*属：分岐したフィラメント状の多形成を示すグラム陽性桿菌. 弱抗酸性(Kinyounの抗酸性染色). 普通寒天, 血液寒天, サブロー寒天培地などに発育. 3日〜1週間で表面に粉状のしわがあるオレンジ色〜黄色のコロニーを形成. カタラーゼ陽性, 尿素陽性

memo

≪一般細菌の同定≫

特殊な菌の培養と同定
❶ 嫌気性菌

芽胞	グラム染色性	菌属	備考
有芽胞	陽性桿菌	*Clostridium* 　*C. perfringens* 　*C. tetani* 　*C. botulinum* 　*C. difficile*	環境により形成せず ガス壊疽,食中毒,一般感染 破傷風菌 ボツリヌス菌(食中毒) 偽膜性大腸炎,菌交代現象
無芽胞	陽性球菌	*Peptostreptococcus* *Streptococcus* *Peptococcus*	*P. niger* の1菌種のみ
	陽性桿菌	*Eubacterium* *Propionibacterium* *Bifidobacterium* *Mobiluncus*	口腔,消化管に常在 皮膚に常在 乳児の腸管に常在 細菌性膣症
	陰性球菌	*Veionella*	口腔内に常在
	陰性桿菌	*Bacteroides* 　*B. fragilis* *Prevotella* *Porphyromonas* *Fusobacterium*	BBE寒天培地発育 血液含有培地で黒色コロニー 〃 紡錘状の形態

① 嫌気性菌であるか否かの検査
(1)平板培地を用いる方法
(2)半流動(高層)培地を用いる方法

② 同定法:簡易同定キット(RapID ANA, APIなど),ガスクロマトグラフィーによる代謝脂肪酸の測定,生化学性状試験(糖分解,インドール,エスクリン水解,レシチナーゼ,リパーゼなど)

❷ *Campylobacter*:グラム染色でらせん状のグラム陰性桿菌.微好気培養で発育.糞便からは *C. jejuni* または *C. coli*,血液からは *C. fetus* が検出される.オキシダー

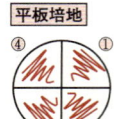

平板培地		半流動(高層)培地

嫌気培養 / 炭酸ガス培養または好気培養

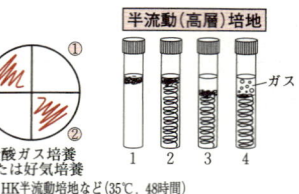

ブルセラHK寒天培地など (35～37℃, 48時間)
①, ③:嫌気性菌 (偏性嫌気性菌)
②, ④:好気性菌 (通性嫌気性菌含む)

HK半流動培地など(35℃, 48時間)
1. 好気性菌(偏性嫌気性菌):P.aeruginosa, Candida など
2. 好気性菌(通性嫌気性菌):E.coli, S.aureus など, または好気性菌＋嫌気性菌
3. 嫌気性菌(偏性嫌気性菌):B.fragilis など
4. 嫌気性菌:C.perfringens (ガス産生)

ぜおよびカタラーゼともに陽性. C. jejuni は, 馬尿酸塩を加水分解する.

❸ *Helicobacter pylori*：胃組織またはコロニーのグラム染色でらせん状ないしS状のグラム陰性桿菌. 極多毛性(4～6本)の鞭毛. ウレアーゼ陽性

❹ *Legionella pneumophila*：患者呼吸器材料および環境材料が対象となる. グラム染色は難染性であるのでヒメネス染色またはギムザ染色を行う. 無菌材料はB-CYE培地(非選択), 雑菌汚染の疑われる材料は前処理(低Ph, 熱)を行いWYO培地(選択)を用い, 1週間観察する. 同定は, スライド凝集反応用の抗血清を用いる. *L. pneumoniae* は, 馬尿酸加水分解陽性である.

memo

≪薬剤感受性検査法≫

薬剤感受性検査法
種類
❶ ディスク拡散法
① Kirby-Bauer(KB, NCCLS)ディスク法(商品名：センシディスク, KBディスク, SNディスク)：アメリカの標準法．わが国でも多くの施設で採用している．発育条件の厳しい菌種(嫌気性菌など)は不可．ミュラーヒントン培地(菌種により血液などを添加)を用いる．判定は阻止円直径により, S(感性), I(中間), R(耐性)
② 昭和1濃度ディスク法, 栄研トリディスク法(3濃度)：わが国独自の方法．判定は－, 1+, 2+, 3+の4段階．2004年に製造・発売中止となった．

❷ ディスク濃度勾配法(Eテスト)：ディスクの阻止帯により最小発育阻止濃度(MIC)を判定．発育条件の厳しい菌種も適応．NCCLS法に準拠

❸ 希釈法
① 微量液体希釈法：NCCLSおよび日本化学療法学会標準法．多くの施設で採用され, 各種の自動機器により測定．薬剤濃度は, …, 0.25, 0.5, 1, 2, 4, 8, 16, …$\mu g/ml$ を採用．結果は, MICおよびNCCLS法によるカテゴリー(S・I・R)で報告
② 寒天平板希釈法：日本化学療法学会の標準法．日本では $100\ \mu g/ml$ が基準で, 50, 25, 12.5, 6.25, …$\mu g/ml$ の薬剤濃度を採用．日常検査では使用されない．

薬剤感受性検査結果に影響を及ぼす因子
① 薬剤の劣化(有効期限・保存状況)：耐性傾向
② 菌液濃度(接種量)：規定より濃いと耐性傾向
③ 培地の種類・厚さ・水分量

④ 培養条件(環境・温度・時間)
⑤ 判定誤差(透過光・反射光,個人)など

β-ラクタマーゼ

❶ **分類**:構造および遺伝学的な相違により,クラス A (ペニシリナーゼ,ESBLs),クラス B (メタロ β-ラクタマーゼ),クラス C (セファロスポリナーゼ),クラス D (オキサシリン分解型ペニシリナーゼ)に分類される.

❷ **検査法**
① ニトロセフィン法(セフィナーゼディスク):菌種により判定時間が異なる.陽性は赤色,陰性は無色または黄色
② アシドメトリック法
③ ヨードメトリック法
④ その他

❸ **実施すべき菌種**
① *Haemophilus* spp., ② *N. gonorrhoeae*, ③ *Staphylococcus* spp., ④ *M. catarrhalis*, ⑤ *E. faecalis* (血液,髄液分離), ⑥ *Prevotella* spp., ⑦ *Porphyromonas* spp. など

精度管理 標準株(ATCC 株)を用い,週1回は必ず実施する.
① *E. coli* (ATCC 25922), ② *S. aureus* (ATCC 25923), ③ *P. aeruginosa* (ATCC 27853), ④ *E. coli* (ATCC 35218)など 12 菌株が測定方法,目的別に設定されている.

注)測定法,結果の解釈は各マニュアルに忠実に従うこと

memo

≪薬剤感受性検査法≫

抗菌剤の種類，作用機序，適応

系統		作用機序	主な抗菌剤
β-ラクタム系	ペニシリン系	細胞壁（ペプチドグリカン）合成阻害	ペニシリンG（PCG），アンピシリン（ABPC），ピペラシリン（PIPC）
	セフェム系 セファマイシン系 オキサセフェム系 モノバクタム系 カルバペネム系 ペネム系 阻害剤		セファゾリン（CEZ），セフメタゾール（CMZ） フロモキセフ（FMOX） アズトレオナム（AZT） イミペネム（IPM），パニペネム（PAPM） ファロペネム（FRPM） スルバクタム（SBT），クラブラン酸（CVA）
アミノグリコシド系		蛋白質合成阻害	ゲンタマイシン（GM），アミカシン（AMK）
テトラサイクリン系			テトラサイクリン（TC），ミノサイクリン（MINO）
マクロライド系 リンコマイシン系			エリスロマイシン（EM） クリンダマイシン（CLDM）
クロラムフェニコール系			クロラムフェニコール（CP）
キノロン系 ピリドンカルボン酸系 ニューキノロン系		DNA合成阻害	ナリジクス酸（NA） レボフロキサシン（LVFX），シプロキサシリン（CPFX）
ポリペプチド系		細胞膜障害	コリスチン（CL），ポリミキシンB（PL-B）
グリコペプチド系		細胞壁合成阻害	バンコマイシン（VCM）
オキサゾリジノン系		蛋白質合成阻害	リネゾリド（LZD）
ホスホマイシン（FOM）		細胞壁合成阻害	
ST合剤（ST）		代謝阻害	
抗結核剤		RNA合成阻害	リファンピシン（RFP）

memo

主な菌種の適応薬剤

菌 種	適応薬剤
腸内細菌科	ABPC, PIPC, セフェム系, カルバペネム系, アミノグリコシドなど *Klebsiella* はペニシリン系無効
P. aeruginosa	ピペラシリン, セフタジジム, カルバペネム系 (IPM/CS など)
Legionella	マクロライド系 (EM, CLDM)
Campylobacter	マクロライド系 (EM, CLDM)
MRSA	バンコマイシン, アルベカシン, テイコプラニン (TEIC)
マイコプラズマ	テトラサイクリン系(TC, MINO), マクロライド系(EM, CLDM)
リケッチア	テトラサイクリン系(TC, MINO), マクロライド系(EM, CLDM)
スピロヘータ	テトラサイクリン系(TC, MINO), マクロライド系(EM, CLDM)

(memo)

≪薬剤耐性菌の検出≫

薬剤耐性菌の検出
薬剤耐性菌の種類と検出法
① MRSA(メチシリン耐性黄色ブドウ球菌):スクリーニング培地,薬剤感受性検査,*mecA* 遺伝子の検出
② PRSP(ペニシリン耐性肺炎球菌),PISP(ペニシリン中等度耐性肺炎球菌):薬剤感受性検査,耐性遺伝子の検出
③ VRE(バンコマイシン耐性腸球菌):スクリーニング培地,薬剤感受性検査,*Van*A,*Van*B,*Van*C 遺伝子の検出
④ ESBL(基質特異性拡張型 $β$-ラクタマーゼ):薬剤感受性検査,各種耐性遺伝子の検出
⑤ BLNAR($β$-ラクタマーゼ陰性アンピシリン耐性ヘモフィルス・インフルエンザ):薬剤感受性検査,$β$-ラクタマーゼの測定
⑥ 多剤耐性緑膿菌:薬剤感受性検査
⑦ VRSA(バンコマイシン耐性黄色ブドウ球菌:GISA,VISA ともよばれている):スクリーニング培地,薬剤感受性検査
⑧ その他:PPNG,IMP-1型メタロ $β$-ラクタマーゼなど

五類感染症 「感染症の予防及び感染症の患者に対する医療に関する法律」(いわゆる感染症法)に基づく五類感染症の中に,VRE感染症,VRSA感染症(全数把握)およびPRSP感染症,MRSA感染症,薬剤耐性緑膿菌感染症(定点把握)が規定されている.

memo

NCCLS 法による耐性菌の検出（M 100-S 14 より）

対象菌		方法	薬剤	ブレークポイント	使用培地	温度/時間
MRSA		MIC	オキサシリン（MPIPC）	$\geq 4\,\mu g/ml$	2%NaCl 添加 CAMHB	35℃, 24 時間
MRSA		MIC	メチシリン（DMPPC）	$\geq 16\,\mu g/ml$	2%NaCl 添加 CAMHB	35℃, 24 時間
MRSA		DISC	MPIPC	≤ 10 mm	4%NaCl 添加 MHA	35℃, 24 時間
MRSA		DISC	DMPPC	≤ 9 mm	4%NaCl 添加 MHA	35℃, 24 時間
PRSP		MIC	ペニシリン G（PCG）	R：$\geq 2\,\mu g/ml$ I：$0.12\sim 1\,\mu g/ml$ S：$\leq 0.06\,\mu g/ml$	ウマ溶血液添加 CAMHB	35℃, 24 時間
PRSP		DISC	MPIPC	S：≥ 20 mm	ヒツジ血液添加 MHA	35℃, 24 時間
VRE		MIC	バンコマイシン（VCM）	R：$\geq 32\,\mu g/ml$ I：$8\sim 16\,\mu g/ml$ S：$\leq 4\,\mu g/ml$	CAMHB	35℃, 24 時間
VRE		DISC	VCM	R：≤ 14 mm I：$15\sim 16$ mm S：≥ 17 mm	MHA	35℃, 24 時間
ESBL	スクリーニング	MIC	セフポドキシム（CPDX）または セフタジジム（CAZ）または アズトレオナム（AZT）または セフォタキシム（CTX）または セフトリアキソン（CTRX）	$\geq 8\,\mu g/ml$ $\geq 2\,\mu g/ml$ $\geq 2\,\mu g/ml$ $\geq 2\,\mu g/ml$ $\geq 2\,\mu g/ml$	CAMHB	35℃, 16〜20 時間
ESBL	スクリーニング	DISC	CPDX または CAZ または AZT または CTX または CTRX	≤ 17 mm ≤ 22 mm ≤ 27 mm ≤ 27 mm ≤ 25 mm	MHA	35℃, 16〜18 時間
ESBL	確定法	MIC	CAZ と CAZ/CVA* および CTX と CTX/CVA	それぞれ 3 管差以上	CAMHB	35℃, 16〜20 時間
ESBL	確定法	DISC	CTX と CTX/CVA	それぞれ 5 mm 以上の差	MHA	35℃, 16〜18 時間

MIC：微量液体希釈法，DISC：KB ディスク法，*セフタジジム・クラブラン酸

≪抗酸菌検査≫

抗酸菌検査
抗酸菌染色 (p.220 参照)
培養法

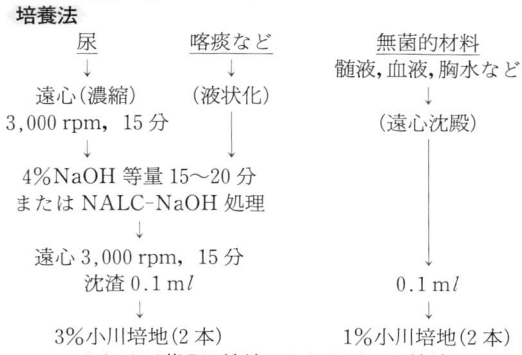

```
     尿              喀痰など            無菌的材料
     ↓                 ↓            髄液,血液,胸水など
  遠心(濃縮)          (液状化)               ↓
 3,000 rpm, 15分                         (遠心沈殿)
     ↓                 ↓
  4%NaOH 等量 15〜20 分
  または NALC-NaOH 処理
     ↓
  遠心 3,000 rpm, 15分
  沈渣 0.1 ml                          0.1 ml
     ↓                                   ↓
  3%小川培地(2本)                   1%小川培地(2本)
  または工藤 PD 培地                 またはビット培地
  または液体培地(自動機器)
                      ↓
              適時観察(4〜8週間まで)
              判定：表示記号
         〔−：陰性, ＋(実数), ++, +++, ++++〕
```

同定検査
① 生化学的一般性状検査(p.260 表)
② 遺伝学的検査(DDH 法，アキュプローブ法など)

遺伝子増幅法による検査材料からの直接検出
① PCR 法：サーマルサイクラー装置を用いてDNAポリメラーゼにより遺伝子を増幅する.

　M. tuberculosis, M. avium, M. intracellurae がそれぞれ検出できるコバスアンプリコアがある.

② その他の方法：TMA 法，LCR 法などがある.

表 主な抗酸菌の一般性状

群別	主な菌種	増殖速度	S型またはR型	着色(暗所)	着色(光照射後)	ナイアシン	硝酸塩還元	ツイーン80水解	ピラジナミド培地増殖	HA培地増殖	PAS培地	黒変
結核菌群	M.tuberculosis	2~3週	R	-	-	+	+	-	-	-	-	+
	M.bovis	3~5週	S(R)	-	-	-	+	-	-	-	-	-
I群(光発色)	M.kansasii	2~3週	RS	-	黄	-	+	+	-	-	+	-
	M.marinum	2~3週	S	-	黄	-	-	+	-	-	+	-
II群(暗発色)	M.scrofulaceum	2~3週	S	橙	橙	-	-	-	-	-	+	-
	M.gordonae	2~3週	S	橙	橙	-	-	+	-	-	+	-
III群	M.avium complex	2~3週										
IV群(迅速発育)	M.chelonae	<3日	S(R)	-	-	干	-	-	-	-	+	-
	M.abscessus	<3日	S(R)	-	-	-	-	干	+	+	+	-

薬剤感受性検査

① 測定方法:(1)1%小川培地による固定濃度法(直接法,間接法)
(2)1%小川培地によるマイクロタイター法
(3)液体培地法

② 抗結核剤の種類と略号:イソニコチン酸ヒドラジド(INH),ストレプトマイシン(SM),パラアミノサリチル酸(PAS),リファンピシン(RFP),ピラジナミド(PZA)など

業務感染予防 抗酸菌(結核菌)検査は,生物学用安全キャビネット内の設備のもとで実施する.また,バイオハザード対策用遠心器を使用する.

(memo)

≪真菌検査≫

真菌検査
培養法
❶ 酵母様真菌
① 非選択培地:サブロー寒天培地など
② 鑑別培地:クロモアガー・カンジダなど
・35℃, 48時間培養, 7日間観察

❷ 糸状菌:ポテト・デキストロース寒天培地(PDA)など
・25~35℃, 2~10日間, 必要に応じ2週間以上
※ *Candida* や *Aspergillus* などは血液寒天培地, BTB乳糖加寒天培地などにも発育する.

同定法
❶ 酵母様真菌
① 形態学的検査
(1)スライドカルチャー:厚膜胞子(*C. albicans*)
(2)墨汁染色:*Cryptococcus neoformans*
・髄液検体直接, 培地上のコロニーを用いる.
② 生化学的検査
(1)尿素培地:*Cryptococcus* 陽性
(2)炭水化物利用試験:アピ20Cなどの簡易キット
③ 血清学的検査(カンジダ・チェックなど)

❷ 糸状菌:形態学的検査により同定, 鑑別する.
① 皮膚糸状菌

	大分生子	大分生子
ミクロスポルム(小胞子菌)属	紡錘形	+
トリコフィトン(白癬菌)属	棍棒状	+
エピデルモフィトン(表皮菌)属	棍棒状(2~5個バナナ房状)	-

② アスペルギルス属：呼吸器，外耳道，角膜真菌症の原因菌

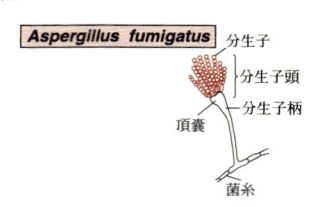

Aspergillus fumigatus
- 分生子
- 分生子頭
- 分生子柄
- 頂嚢
- 菌糸

③ ペニシリウム属：臨床材料から検出されるが，臨床的意義は乏しい．
④ スポロトリックス属：皮膚，皮下組織に感染．分生子(1細胞性)．2相性真菌(37℃で酵母，25℃で糸状菌の形態)
⑤ 黒色真菌：集落が黒色，暗色を呈する一群の真菌．皮膚，皮下組織に潰瘍，内臓，脳なども侵す．各種の分生子を形成し鑑別の基本となる．
  ・フォンセケア属，エクソフィアラ属(黒色酵母)，フィアロフォラ属，クラドスポリウム属など
⑥ 接合菌類：ムコール症の原因菌．菌糸は太く隔壁はほとんどない．胞子嚢胞子を産生
  ・リゾプス属，アブシディア属，ムコール属など
⑦ 輸入真菌：2相性真菌で病原性が強い．取り扱いに十分注意する．
  ・コクシジオイデス属，ヒストプラズマ属，ブラストミセス属，パラコクシジオイデス属など
⑧ ニューモシスチス・カリニ：カリニ肺炎の原因菌．現在は真菌の一種と考えられているが，以前は原虫に分類されていた．グロコット染色．栄養型と嚢子

≪真菌検査≫

が観察される．

薬剤感受性検査　酵母様真菌の薬剤感受性検査用キット（微量液体希釈法）が開発，市販されているが現状での実施率は低い．抗真菌剤として，アムホテリシンB（AMPH），フルコナゾール（FLCZ），フルシトシン（5-FC）などがある．

> memo

≪その他の検査≫

その他の検査

微生物検査室では，細菌・真菌検査のほかに，一部の施設ではマイコプラズマ，クラミジア，ウイルス抗原検出，原虫検査などを実施している．

❶ **マイコプラズマ**：*Mycoplasma pneumoniae* は，原発性異型肺炎（マイコプラズマ肺炎）を起こす．

検査法　PPLO 寒天培地で1週間以上，湿潤で好気培養する．増菌用として PPLO ブイヨンを用いる．乳首状などの特徴あるコロニーとなる．クローニング（純培養）を行い，ニワトリ血球吸着試験（陽性），ヒツジ血球溶血試験（陽性）を行う．

❷ **クラミジア**：*Chlamydia trachomatis*（トラコーマ，封入体結膜炎，非淋菌性尿道炎，鼠径リンパ肉芽腫），*Chlamydophila psittaci*（オウム病；人畜共通感染症），*C. pneumoniae*（気管支炎，肺炎）などがある．宿主細胞内で封入体をつくる．

検査法
1. 直接蛍光抗体法：検体からの直接抗原検出
2. 直接塗抹法：ギムザ染色
3. 遺伝子検査
4. 血清学的検査
5. 分離培養法（細胞培養）

❸ **リケッチア**：*Rickettsia* は，発疹チフス群（コロモシラミ媒介），ロッキー山紅斑熱群（マダニ媒介），ツツガムシ病群（ツツガムシ媒介），その他の4群に分類される．

検査法　血液学的診断（ワイル・フェリックス反応）

memo

❹ スピロヘータ：*Spirochaeta*
① トレポネーマ属
- 梅毒トレポネーマ：*Treponema pallidum*

② ボレリア属
- 回帰熱：*Borrelia recurrentis*, *B. duttonii*
- ライム病：*B. burgdorferi*

③ レプトスピラ属：黄疸出血性(ワイル病)，秋病A・B・C，イヌ血清群

検査法
① 直接塗抹：ギムザ染色，暗視顕微鏡
② 培養法：ボレリア，レプトスピラのみ
③ 血清学的診断

❺ ウイルス抗原の検出
①ヒトロタウイルス，②インフルエンザウイルス，③RS ウイルスなどの迅速抗原検出(EIA，RPHA)がある．

❻ 原虫検査
① 赤痢アメーバ：生鮮標本，ヨード・ヨードカリ染色，コーン染色
② クリプトスポリジウム：ショ糖遠心沈殿浮遊法，抗酸染色，直接蛍光抗体
③ その他

(memo)

感染症の予防及び感染症の患者に対する医療に関する法律（感染症法）における感染症の分類

平成11年4月制定（平成28年2月改正）

分類（ただし）	感染症名等
一類（ただし）	エボラ出血熱、クリミア・コンゴ出血熱、痘そう、南米出血熱、ペスト、マールブルグ病、ラッサ熱
二類（ただし）	急性灰白髄炎、結核、ジフテリア、重症急性呼吸器症候群（病原体がSARSコロナウイルスであるものに限る）、中東呼吸器症候群（病原体がMERSコロナウイルスであるものに限る）、鳥インフルエンザ（H5N1）、鳥インフルエンザ（H7N9）
三類（ただし）	コレラ、細菌性赤痢、腸管出血性大腸菌感染症、腸チフス、パラチフス
四類（ただし）	E型肝炎、ウエストナイル熱（ウエストナイル脳炎を含む）、A型肝炎、エキノコックス症、黄熱、オウム病、オムスク出血熱、回帰熱、キャサヌル森林病、Q熱、狂犬病、コクシジオイデス症、サル痘、ジカウイルス感染症、重症熱性血小板減少症候群（病原体がSFTSウイルスであるものに限る）、腎症候性出血熱、西部ウマ脳炎、ダニ媒介脳炎、炭疽、チクングニア熱、つつが虫病、デング熱、東部ウマ脳炎、鳥インフルエンザ（H5N1、H7N9を除く）、ニパウイルス感染症、日本紅斑熱、日本脳炎、ハンタウイルス肺症候群、Bウイルス病、鼻疽、ブルセラ症、ベネズエラウマ脳炎、ヘンドラウイルス感染症、発疹チフス、ボツリヌス症、マラリア、野兎病、ライム病、リッサウイルス感染症、リフトバレー熱、類鼻疽、レジオネラ症、レプトスピラ症、ロッキー山紅斑熱
五類（ただし）/全数：7日以内に（侵襲性髄膜炎菌感染症は直ちに）/定点：週単位か月単位	【全数】アメーバ赤痢、ウイルス性肝炎（A型肝炎及びE型肝炎を除く）、カルバペネム耐性腸内細菌科細菌感染症、急性脳炎（ウエストナイル脳炎、西部ウマ脳炎、ダニ媒介脳炎、東部ウマ脳炎、ベネズエラウマ脳炎及びリフトバレー熱を除く）、クリプトスポリジウム症、クロイツフェルト・ヤコブ病、劇症型溶血性レンサ球菌感染症、後天性免疫不全症候群、ジアルジア症、侵襲性インフルエンザ菌感染症、侵襲性肺炎球菌感染症、侵襲性髄膜炎菌感染症、水痘（入院例に限る）、先天性風疹症候群、梅毒、播種性クリプトコックス症、破傷風、バンコマイシン耐性黄色ブドウ球菌感染症、バンコマイシン耐性腸球菌感染症、百日咳、風疹、麻疹、薬剤耐性アシネトバクター感染症【定点】RSウイルス感染症、咽頭結膜熱、A群溶血性レンサ球菌咽頭炎、感染性胃腸炎、水痘、手足口病、伝染性紅斑、突発性発疹、百日咳、ヘルパンギーナ、流行性耳下腺炎、インフルエンザ（鳥インフルエンザ及び新型インフルエンザ等感染症を除く）、急性出血性結膜炎、流行性角結膜炎、性器クラミジア感染症、性器ヘルペスウイルス感染症、尖圭コンジローマ、淋菌感染症、肺炎球菌感染症、無菌性髄膜炎、ペニシリン耐性肺炎球菌感染症、メチシリン耐性黄色ブドウ球菌感染症、マイコプラズマ肺炎、薬剤耐性緑膿菌感染症
新型インフルエンザ等感染症（ただし）	新型インフルエンザ、再興型インフルエンザ
指定感染症（ただし）	既に知られている感染性の疾病（一類、二類、三類感染症及び新型インフルエンザ等感染症を除く）であって、第九条から第十二条までの規定の全部又は一部を準用しなければ、当該疾病の蔓延により国民の生命及び健康に重大な影響を与える恐れがあるものとして政令で定めるもの。
新感染症（ただし）	人から人に伝染すると認められる疾病であって、既に知られている感染性の疾病とその病状又は治療の結果が明らかに異なるもので、当該疾病にかかった場合の病状の程度が重篤であり、かつ、当該疾病の蔓延により国民の生命及び健康に重大な影響を与えるおそれがあると認められるもの。

免疫・輸血検査　≪自動分析機≫

試験管内抗原抗体反応と応用例

反応の種類	応用例
沈降反応	SRID法(免疫グロブリン，補体定量)
	Ouchterlony法(自己抗体および抗原の分析)
	免疫電気泳動法(異常蛋白の検索)
凝集反応	直接凝集反応(寒冷凝集反応, Paul-Bunnell反応)
	間接凝集反応(TPHA, RPRカードテスト, PA反応)
	抗グロブリン試験
溶解反応	溶菌反応
	溶血反応(CH 50測定, Donath-Landsteiner反応)
補体結合反応	ウイルス抗体価測定
中和反応	毒素抗毒素中和反応(Rantz-Randall法)
免疫化学的分析	標識抗原抗体反応, 比濁法, 比ろう法など

血清の取り扱い方法

① 血清分離まで冷蔵保存が不可のもの
 ・直接クームス法(抗グロブリン試験)：低温で患者血球と寒冷凝集素が結合し, 偽陽性反応を起こすことがある.
 ・Donath-Landsteiner反応：低温で患者血球と抗体が反応し, 補体により溶血を起こすことがある.
 ・寒冷凝集反応：冷蔵庫中で患者血球と寒冷凝集素が結合し低値を示すことがある. 分離まで37℃で扱う.

② 血清分離後, 血清の冷蔵保存が不可のもの
 ・CH 50(血清補体価)：冷蔵庫で保存するとコールドアクチベーションを起こすことがある.
 ・クリオグロブリン：低温で沈殿しやすい性質を有するため37℃で扱う.

③ サンプルが血漿では不適な検査
- 毛細管法によるCRP検査
- 補体を扱う検査:抗補体作用が出現することがある.
④ 血清の不活性化(非働化)の方法
- 56℃, 30分または60〜63℃, 3〜5分間行う.
- 一度不活性した血清は56℃, 10分で行う.
- 不活性化をしてはいけない検査法
　　免疫電気泳動法
　　血清補体価(CH 50)
　　交差適合試験(クロスマッチ)
⑤ 一般的な血清保存法
- 0.1%窒化ソーダで冷蔵保存
- 凍結保存(-20〜-70℃):凍結融解を繰り返すと脂質が析出し,抗補体作用が出現するので注意.
- 凍結乾燥

免疫化学的分析

　免疫化学的分析を用いた自動分析機(non RIA)の開発・普及は,特別な設備を要することなく,① 高感度分析,② 精度向上,③ 迅速化,④ 効率化を可能にした.

酵素免疫測定法(enzyme immunoassay:EIA)　酵素で標識した抗原(抗体)と試料中の抗体(抗原)の抗原抗体反応後,酵素活性を測定することにより間接的に抗体(抗原)量を検出する.

① 反応形式:非競合法(サンドイッチ法)→高分子多価抗原に適用. 競合法→主に低分子抗原(ハプテン)に適用
② 標識酵素:ペルオキシダーゼ,アルカリホスファターゼ,β-ガラクトシダーゼ
③ 酵素活性の検出方法は比色法(EIA)が多く用いら

≪自動分析機≫

れてきたが,最近ではより高感度な測定を可能とする蛍光法(FEIA)や発光法(CLEIA, ECLEIA)が用いられている.

④ 測定項目:ホルモン,腫瘍マーカー,HBs抗原,IgEなど

TIA, NIA, LAIA 溶液中の抗原と抗体が反応し形成された免疫複合体に照射した入射光の散乱は増大し,透過光は減少する.この光を利用し,抗体(抗原)量を検出する.

① **免疫比濁法(TIA)**:透過光を測定
② **免疫比ろう法(NIA)**:散乱光を測定
③ **ラテックス凝集光学的測定法(LAIA)**:抗原(抗体)を吸着させたラテックス粒子と抗原抗体反応を行い,抗体(抗原)量を比濁法(比ろう法)で検出
④ 測定項目:CRP,免疫グロブリン,微量アルブミン,血漿蛋白,梅毒トレポネーマ抗体など

(memo)

≪感染症/梅毒≫

梅毒
梅毒血清反応 梅毒は梅毒トレポネーマ(*Treponema pallidum*：TP)の感染によって起こる性行為感染症で，患者血清中にはリン脂質に対する抗体(カルジオリピン抗体：CL抗体)と梅毒トレポネーマ菌体に対する抗体(TP抗体)が出現する．この2種の抗体を合わせて検索することにより梅毒のスクリーニング，診断，治療効果判定を行う．

リン脂質抗体を検出する方法(serologic test for syphilis：STS)

❶ **ガラス板法**：カルジオリピン・レシチン抗原をコレステリン(結晶)に吸着させたものを抗原とし，患者血清とガラス板上で凝集反応を行わせ，顕微鏡で観察する．

❷ **梅毒凝集法**：カルジオリピン・レシチン抗原をカオリン粒子に吸着させたものを抗原とし，試験管内で凝集反応を行う．

❸ **RPRカードテスト**：カルジオリピン・レシチン抗原をカーボン粒子に吸着させたもの抗原とし，患者血清と間接凝集反応の形で判定する迅速検査法

TP抗体を検出する方法

❶ **TPHAテスト**：TPの菌体成分を吸着させた固定ニワトリ赤血球と患者血清を反応させる間接赤血球凝集反応

❷ **TPPAテスト**：ゼラチンを粒子化した人工担体にTPの菌体成分を吸着させた感作粒子が検体中の梅毒トレポネーマ抗体と反応し凝集する．

❸ **FTA-ABSテスト**：スライドガラス上に固定したTP菌体と患者血清を反応させ，これに蛍光標識抗ヒト免疫グロブリン抗体を加えて蛍光顕微鏡で観察する．標識抗体に抗ヒトIgM抗体を用いれば，**IgM-TP抗体**が検

出できる．

基準値 陰性(ガラス板法：1倍未満，TPHA：80倍未満)

生物学的偽陽性 CL抗体は梅毒以外の疾患，とくに全身性エリテマトーデスなどの自己免疫疾患患者でも陽性となる．これを生物学的偽陽性(biological false positive：BFP)といい，診断には注意が必要である．逆にこの現象は抗リン脂抗体症候群を検索するうえで利用価値がある．

結果の解釈

① CL抗体の変動は病態を反映する．
② TP抗体は梅毒に特異性が高い．
③ 早期診断や先天性梅毒の診断にはIgM-TP抗体の検出が有用である．

梅毒血清反応検査結果の解釈

STS (2〜3法)	TPHA	FTA-ABS	診　断
−	−	実施する必要なし	非梅毒
−	+	必要に応じて実施すればよい*	梅毒の治癒後も含めて非梅毒
+	+	実施する必要なし	梅　毒
+	−	+**	初期梅毒
+	−	−**	STSのBFP反応

*FTA-ABS(−)ならばTPHAの非特異反応と考えられるので，非梅毒とする．
　FTA-ABS(+)でも梅毒の治癒後と考えられるので，梅毒患者ではない．
**FTA-ABSは行わなくても，臨床経過，問診，再検査で診断はつく．

(水岡慶二による)

≪感染症/細菌感染症≫

細菌感染症

抗ストレプトリジンO価測定　猩紅熱,扁桃炎などの溶血レンサ球菌感染症やリウマチ熱,糸球体腎炎などの溶連菌関連疾患では,菌が産生する溶血毒素に対する抗体,ストレプトリジンO抗体(ASO)が出現する.

(測定法)　患者血清とストレプトリジンOを反応させると,中和反応によってウサギ(またはヒトO型)赤血球の溶血が阻止されることを利用した毒素中和反応(ランツ・ランダール法).最近では毒素を感作した粒子の凝集によって判定するゼラチン凝集反応,ラテックス凝集反応や免疫比濁法による定量検査も行われている.

(基準値)　毒素中和反応(成人:240単位未満,小児:320単位未満)

キナーゼテスト　溶レン菌感染によって産生される溶レン菌酵素ストレプトキナーゼを感作したヒツジ赤血球や,ゼラチン粒子と患者血清中のストレプトキナーゼ抗体とが反応して凝集することを利用したテスト.

(基準値)　成人:2,560倍未満,小児:5,120倍未満

Widal反応

① 腸チフスなどのサルモネラ感染症で出現する抗体を,細菌凝集反応で検出する.
② 抗原にはチフス菌のO抗原,H抗原,Vi抗原,パラチフスA菌のO抗原,H抗原,パラチフスB菌のO抗原,H抗原を使用し,それぞれの凝集素価を測定する.

(memo)

≪感染症/ウイルス・マイコプラズマ感染症≫

ウイルス・マイコプラズマ感染症

B型肝炎検査　B型肝炎ウイルス(HBV)に感染すると，患者血清中にはさまざまなウイルス由来の抗原や抗体が検出される．これらB型肝炎マーカーを測定することはB型肝炎のスクリーニング，診断，経過観察をするのに有用である．

（測定原理）　間接赤血球凝集反応(PHA/RPHA)，酵素免疫測定法(EIA)，放射免疫測定法(RIA)，化学発光免疫測定(CLIA)など，各メーカーからさまざまな測定系が開発されている．

B型肝炎ウイルス（難病治療看護に関する研究）

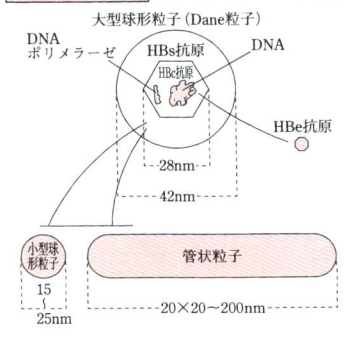

大型球形粒子(Dane粒子)
DNAポリメラーゼ
HBs抗原
HBc抗原
DNA
HBe抗原
28nm
42nm
小型球形粒子 15～25nm
管状粒子 20×20～200nm

HBs抗原検査　HBVの表面抗原で，HBVに感染していることを示す．

（基準値）　RPHA 8倍未満

HBs抗体検査　HBVに対する中和抗体であり，ウイルスは排除され過去に感染を受けたことを示す．またワクチン接種によっても陽性となり，ウイルスに対する感

染防御抗体となる．

基準値 PHA 4 倍未満

HBc 抗体検査 HBV のコアに対する抗体で，HBV キャリアでは 200 倍希釈しても陽性を示し，低力価の場合は HBs 抗体同様過去の感染を示す(中和抗体ではない)．また IgM 型の HBc 抗体が増加していれば，急性感染(高力価)か HBV キャリアの急性増悪(低力価)と判断できる．

基準値 RIA(inhibition)陰性：29%以下，保留：30〜69%，陽性：70%以上

HBe 抗原検査 HBV のコア内から血中に分泌される蛋白で，HBV の旺盛な増殖を示す．したがって HBe 抗原は母子間も含め，高感染性の指標として有用である．

基準値 RIA(cut off index)陰性：0.9%以下，保留：1.0〜1.9%かつ HBe 抗体 30%以上，陽性：2.0%以上または 1.0〜1.9%かつ HBe 抗体 29%以下

HBe 抗体検査 HBe 抗原が陰性化した後に認められ，B 型肝炎の鎮静化を意味する．

基準値 RIA(inhibition)陰性：29%以下，保留：30〜69%，陽性：70%以上

memo

≪感染症/ウイルス・マイコプラズマ感染症≫

急性B型肝炎の経過

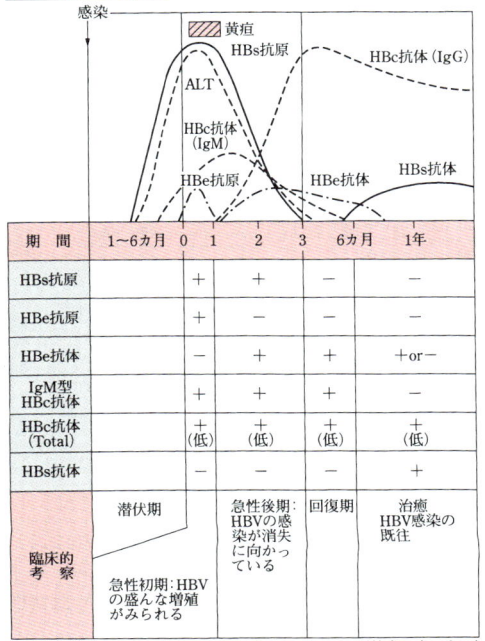

期　間	1〜6カ月	0	1	2	3	6カ月	1年
HBs抗原		+	+	+	−		
HBe抗原		+	+				
HBe抗体				+	+	+or−	
IgM型HBc抗体		+	+	+	−		
HBc抗体(Total)		+(低)	+(低)	+(低)		+(低)	
HBs抗体							
臨床的考察	潜伏期 急性初期：HBVの盛んな増殖がみられる		急性後期：HBVの感染が消失に向かっている		回復期		治癒 HBV感染の既往

(鈴木 宏による)

HA抗体検査　A型肝炎は3〜6週間の潜伏期で発症し，患者の血清中にはIgM-HA抗体が出現する．発症4週間後にはIgG-HA抗体が出現し，肝炎の鎮静化とともに

に**中和抗体**として血中に終生持続する．HA 抗体とは，IgG・IgM・IgA 抗体の総和で表されるが，通常は IgG 抗体を測定していることが多い．

基準値 RIA(inhibition)陰性：29%以下，保留：30〜69%，陽性：70%以上

結果の解釈 HA 抗体，IgG-HA 抗体は過去における A 型肝炎の感染を意味し，急性発症の診断には IgM-HA 抗体の検出を行わなければならない．

肝炎ウイルスマーカーの臨床的意義

HV 抗原・抗体		臨床的意義
HBs 抗原		HBV 感染中
HBe 抗原 DNA ポリメラーゼ活性		HBV 感染の活動中 HBV の活発な活動
HBe 抗体		HBV の非活動化 肝炎発症の抑制状態
HBc 抗体	高抗体価	HBV 感染の活動中
	低抗体価	HBV 感染の鎮静期 および既往
HBs 抗体		既往の HBV 感染 (治癒期)
HCV 抗体		HCV の感染

(「難治性肝炎の概要」より，福岡加筆)

HCV 抗体検査 HCV キャリアー血液中には，ウイルスとともに HCV 抗体が存在するため，HCV 抗体検査はウイルスキャリアーの検査に用いられる．

❶ **測定原理**：酵素免疫測定法(ELISA)，凝集法(PHA/PA)，放射免疫測定法(RIA)，蛍光酵素免疫測定法(FEIA)，ラテックス粒度分布測定法(PAMIA)，化学発光免疫測定法(CLIA)，イムノブロット法

≪感染症/ウイルス・マイコプラズマ感染症≫

❷ 測定法の種類

① 第一世代測定系：アメリカのカイロン社によって開発された．HCVのNS4領域(C100-3)の蛋白を抗原としている．

② 第二世代，第三世代測定系：NS3領域，NS4領域，NS5領域の各蛋白の組み合わせにコア領域を加えた抗原を使用している(組み合わせはメーカーで異なる)．

③ コア抗体測定系：HCVコア領域の抗体を単独で測定する．

④ NS抗体測定系：NS4, 5領域の抗体を測定する．

基準値 陰性(カットオフ値は各キットの能書を参照)

HCV遺伝子の構造と抗体測定系に用いられる抗原

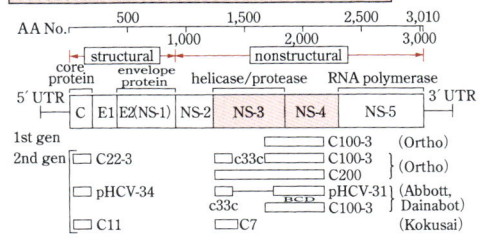

| AA No. | 500 | 1,000 | 1,500 | 2,000 | 2,500 | 3,000 / 3,010 |

structural — nonstructural

| core protein | envelope protein | helicase/protease | | RNA polymerase |

5′UTR — C — E1 — E2(NS-1) — NS-2 — NS-3 — NS-4 — NS-5 — 3′UTR

1st gen：　　　　　　　　　　　　　　　　　C100-3　(Ortho)
2nd gen：C22-3　　　　　　c33c　　C100-3　　(Ortho)
　　　　　　　　　　　　　　　　　　　　　　C200
　　　　　pHCV-34　　　　c33c　　BCD　pHCV-31　(Abbott, Dainabot)
　　　　　C11　　　　　　　　　C7　　　　C100-3　(Kokusai)

memo

❸ 検査に関する注意
① 第一世代測定系：抗体が陽性になるまでの期間が長い．偽陰性，偽陽性の存在など感度と特異性の面で問題があり，現在は使用されなくなった．
② 第二，第三世代測定系：感度・特異性とも高くスクリーニング検査に用いられている．スクリーニング，急性肝炎の鑑別，経過観察，治療法の適応判定など検査の目的に合わせて，コア抗体，NS抗体，イムノブロットなどの検査法を追加，選択する必要がある．

結果の解釈 抗体が陽性の場合，鑑別が必要になるのが，現在の感染か過去の感染かである．急性C型肝炎の鑑別には第二世代以降の測定系が適しており，肝機能異常があり抗体価が高力価の場合は現感染が強く疑われるが，中等度から低力価の場合に血中にウイルスが存在するか否かは，コア抗原やHCV-RNAの検出を行う．

memo

≪感染症/ウイルス・マイコプラズマ感染症≫

HIV 抗体検査 後天性免疫不全症候群を引き起こすヒト免疫不全ウイルス(HIV)は，血液や性行為，母子感染によって伝搬し，現在も患者は増加傾向にある．ウイルスキャリア血清中には HIV 抗体が存在するので，HIV 抗体の証明は HIV 感染の診断上有力な証拠となる．HIV は抗原性および遺伝子構造の差異から，**タイプ1**(HIV-1)と**タイプ2**(HIV-2)に大別されている．

❶ **HIV 感染の経過**：感染早期から HIV 抗原やウイルスゲノムは存在するが，抗体が検出されるまでには 6〜8 週間かかる．抗体が出現すると HIV 抗原は検出されなくなるが，ARC(AIDS related complex)，AIDS と進むに従って再び HIV 抗原が検出されるようになる．HIV 抗原や抗体を測定することによって HIV 感染のステージをある程度把握できる．

HIV抗原とHIV抗体の消長

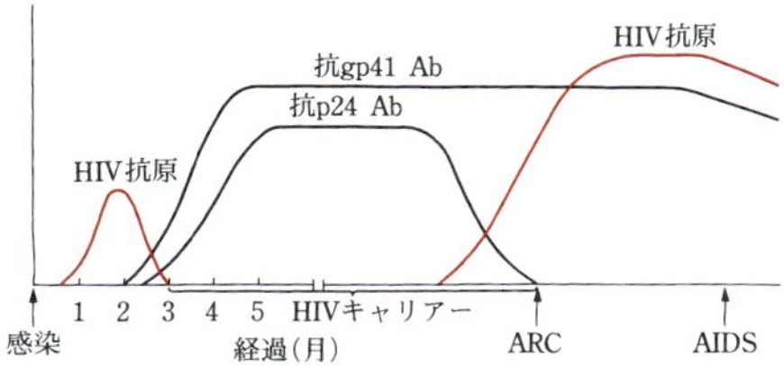

❷ **スクリーニング検査**
① ゼラチン凝集法(PA 法)：ゼラチンを粒子化した人工担体に HIV 抗原(HIV-1/gp 41，HIV-1/p 24，HIV-2/gp 36)を吸着させ，患者血清中の HIV 抗体との凝集反応をみる．
② 酵素免疫測定法(ELISA)：マイクロプレートやポリスチレンビーズに固相化した HIV 抗原(HIV-

1, HIV-2由来)とHIV抗体を反応させ, これに酵素標識抗ヒト免疫グロブリン抗体を加え発色検出する.

❸ 確認検査

① 間接蛍光抗体法(IFA):スライドガラスに固定したHIV感染細胞と患者血清を反応させた後, FITC標識抗ヒトIgG抗体を結合させ蛍光顕微鏡で観察する.

② ウエスタンブロット(WB)法:HIV抗原をSDSポリアクリルアミドゲル電気泳動で分離した後, ニトロセルロース膜に転写したストリップに血清を反応させ, これに酵素標識抗ヒト免疫グロブリン抗体を加え発色検出する.

❹ 抗原検査:酵素免疫測定法でHIV抗原を検出する.

基準値 陰性

結果の解釈 HIV抗体が陽性化するまでの期間(ウインドウ期)や長い潜伏期を考慮して, 診断には抗体検査結果だけでなく患者の生活歴, 病歴, 身体的所見, 他の検査結果から慎重に行う.

ATLV抗体検査 (HTLV-I抗体)

成人T細胞性白血病は, HTLV-Iの感染によって引き起こされるレトロウイルス感染症である. これは**ウイルス感染リンパ球の移入**によって伝搬し, 患者の血清中には感染を表すHTLV-I抗体が出現する.

測定法

① スクリーニング:ゼラチン凝集反応(PA), 酵素免疫測定法(ELISA)

② 確認試験:間接蛍光抗体法(IFA), ウエスタンブロット法(WB)

≪感染症/ウイルス・マイコプラズマ感染症≫

(基準値) 陰性
Paul-Bunnell(ポール・バンネル)反応 伝染性単核症は，EBウイルス(Epstein-Barr virus)の感染によって起こる．患者の血清中にはEBウイルス特異抗体のほかに，ヒツジ赤血球を凝集する異好抗体(ポール・バンネル抗体)が出現する．

(基準値) 陰性(224倍未満)
(結果の解釈) 異好抗体にはポール・バンネル抗体のほかに，血清病で出現するハンガナチウ・ダイヘル抗体や，健常者の血清中にもフォルスマン抗体がある．伝染性単核症とこれらを区別するために，ダビッドソンの吸収試験を行う．

マイコプラズマ抗体 マイコプラズマ肺炎は，*M. pneumoniae* の感染によって起こり，患者血清中にはマイコプラズマ特異抗体や寒冷凝集素が増加する．

❶ マイコプラズマ特異抗体の測定：補体結合反応(CF)，ゼラチン凝集反応(PA)，酵素免疫測定法(ELISA)

寒冷凝集素反応 ヒト血清中に存在する寒冷凝集素は，抗I特異性を示し，ABO血液型と無関係にヒト赤血球を低温(4℃)で凝集する．この抗体は，マイコプラズマ感染の他冷式の自己免疫性溶血性貧血，リンパ球系悪性腫瘍で増加する．高度の増加では，室温でも凝集活性を示すようになる．

(測定法) 通常ヒトO型赤血球浮遊液と患者血清を4℃で反応させ凝集素価を測定する．
(基準値) 陰性(256倍未満)
(検査の注意) 患者血液は，検査まで37℃に保温すること

(memo)

≪アレルギー≫

アレルギーとは，抗原の再投与によって起こる免疫反応が生体に傷害を与えること．

アレルギーの分類と機序

分類	免疫現象	機序
Ⅰ型 (アナフィラキシー型)	気管支喘息，じん麻疹，アレルギー性鼻炎，アトピー	肥満細胞，好塩基球-IgE-アレルゲンの反応→細胞から化学伝達物質(ヒスタミンなど)放出→組織傷害
Ⅱ型 (組織傷害型)	自己免疫性溶血性貧血，血小板減少症，溶血性輸血副作用	標的物質-抗体の反応→補体の活性化，マクロファージ，K細胞の誘導→組織傷害
Ⅲ型 (免疫複合体型)	Arthus反応，糸球体腎炎，血清病，SLEなどの膠原病	免疫複合体の沈着→補体の活性化→好中球や血小板からヒスタミンや酵素分泌→組織傷害
Ⅳ型 (遅延型)	ツベルクリン反応 接触性皮膚炎	T細胞-抗原→T細胞からリンフォカインの放出→細胞性免疫反応→組織傷害
Ⅴ型 (細胞刺激型)	甲状腺機能亢進症	細胞表面のレセプター-抗体 →機能亢進

検査法

① **血清総IgE定量(RIST)**：アトピー性疾患，寄生虫感染などで増加．
  ・測定原理：FEIA，RIA，EIA
  ・基準範囲：250 IU/ml 以下(成人)

② **特異的IgE定量(RAST)**：Ⅰ型アレルギーの原因となるアレルゲンおのおのに対する抗体(特異的IgE)を定量．
  ・アレルゲン：ダニ，埃，花粉，カビ類，食物など
  ・測定原理：FEIA，CLIA

③ **免疫複合体の検出**：血中に残存した免疫複合体は腎臓など，さまざまな組織に沈着しⅢ型アレルギー(組織傷害)を引き起こす．
  ・測定法：C1q固相法，抗C3d抗体法，mRF法(ELISA)

≪自己抗体≫

自己免疫疾患
自己免疫現象(自己寛容の破綻)により組織傷害が起き発生する疾患

❶ **自己免疫疾患の特徴**
① 臨床症状としては発熱,体重減少,易疲労感,皮疹,皮下結節,腫脹,筋肉痛,こわばり,レイノー現象,光過敏症,貧血など
② 自己抗体の検出
③ 多クローン性のγ-グロブリンが増加
④ 自己免疫疾患との合併
⑤ 病変にアミロイドの沈着
⑥ Ⅲ型アレルギーとして分類

❷ **自己抗原**:細胞膜(膜抗原,受容体,血液型),細胞間質,細胞核,細胞質,酵素,ホルモンなど.また,臓器特異性抗原(サイログロブリンなど)と非臓器特異性抗原(DNA,ミトコンドリア,IgGなど)に分類される.

❸ **自己抗体**:自己の組織や細胞などに対する抗体
① 臓器特異型(抗甲状腺抗体,抗赤血球自己抗体など)
② 非臓器特異性(リウマトイド因子,抗核抗体,抗平滑筋抗体など)

自己免疫 自己抗体が過量に産生されたり,自己組織に対する感作リンパ球が産生される状態

memo

主な自己免疫疾患と自己抗体

疾患名	自己抗体	検出法
バセドウ病, 橋本病	抗 TSH レセプター抗体	RIA
	抗サイログロブリン抗体	PHA
	抗マイクロゾーム抗体	PHA
重症筋無力症	抗アセチルコリン受容体抗体	RIA
原発性胆汁性肝硬変症	抗ミトコンドリア抗体	IF
自己免疫性溶血性貧血	抗赤血球自己抗体(温式)	抗グロブリン試験
寒冷凝集素病	(寒冷凝集素)	HA
発作性寒冷血色素尿症	(Donath-Landsteiner 抗体)	D-L 反応
悪性貧血	抗内因子抗体	RIA
血小板減少性紫斑病	抗血小板抗体	MPHA
関節リウマチ	リウマチ因子	PA, 免疫比濁法
全身性エリテマトーデス	抗 DNA 抗体, 抗 Sm 抗体	IF, RIA, ELISA
混合性結合組織病	抗 RNP 抗体	オクタロニー法
シェーグレン症候群	抗 SS-A 抗体, 抗 SS-B 抗体	ELISA, オクタロニー法
強皮症	抗 Scl-70 抗体	ELISA, オクタロニー法
慢性活動性肝炎	抗平滑筋抗体	IF
Goodpasture 症候群	抗基底膜抗体	IF

IF：蛍光抗体法, MPHA：混合赤血球凝集反応, PA：受身凝集反応

リウマトイド因子(RF)
IgG の Fc 部分に対する自己抗体. 大部分が IgM クラス(IgG, IgA, IgD, IgE も存在)

検査法	反応原理	抗原と担体
RA テスト	ラテックス受身凝集反応	ラテックスに吸着したヒト IgG
RAHA (RAPA)	赤血球(ゼラチン粒子)受身凝集反応	ヒツジ赤血球(ゼラチン粒子)に吸着した変性ウサギ IgG
RF 定量	比濁法(比ろう法)を原理とする自動分析	ラテックスに吸着したヒト IgG

その他の検査法：Waaler-Rose 反応

陽性 関節リウマチ, その他の膠原病, 肝・心疾患

≪自己抗体≫

抗核抗体(ANA) 核成分に対する自己抗体の総称(抗DNA抗体,抗ENA抗体など)

検査法 間接蛍光抗体法,酵素抗体法

抗原(核材):培養細胞(HEp-2)など

　抗核抗体価,抗体の免疫グロブリンクラス,染色パターンを判定.間接蛍光抗体法の染色パターンは,核小体型,斑紋型,均一型,辺縁型,セントロメア型がある.

陽性 SLE・その他の膠原病,自己免疫疾患・染色パターンと自己抗体および疾患との関連

抗核蛋白抗体:LE因子 DNA-ヒストン複合体(核蛋白)に対する自己抗体

検査法

ラテックス凝集反応を原理とする簡易法

LEテスト:血清中のLE因子を検出

陽性 SLE(特異性は高いが感度は低い)

memo

≪腫瘍関連抗原（腫瘍マーカー）≫

腫瘍関連抗原（腫瘍マーカー）

癌（腫瘍）細胞が産生する物質，または癌があることに反応して非癌細胞が産生する物質（腫瘍関連抗原）で，検出が癌の診断・治療効果の観察に有用なもの．

腫瘍に対する免疫監視機構 生体は腫瘍の抗原性（腫瘍特異抗原）を免疫監視機構により察知し，癌化した細胞を少数の段階で排除する（NK細胞，マクロファージ，細胞傷害性T細胞，B細胞などによる）．

代表的な腫瘍マーカー

名称	分類	高値を示す疾患	cut off値	備考
AFP（α-フェトプロテイン）	癌胎児性糖蛋白	肝細胞癌，ヨークサック腫瘍，肝硬変，慢性肝炎	10 ng/ml（EIA）	乳児・妊娠後期で高値
CEA（癌胎児性抗原）	癌胎児性糖蛋白	大腸癌，膵癌，胃癌，肺癌，肝硬変	5 ng/ml（EIA）	喫煙で高値
CA 19-9	糖鎖抗原	膵癌，大腸癌，胆石，糖尿病，膵炎	37 U/ml（RIA）	(Le^a)陰性者は産生しない
CA 125	糖蛋白	卵巣癌，子宮癌，子宮内膜症	35 U/ml（RIA）	性周期により変動
PSA（PA）	糖蛋白	前立腺癌，前立腺肥大症	4.0 ng/ml（RIA）	前立腺刺激後に高値
PIVKA-II	凝固因子関連蛋白	肝臓系腫瘍（とくに原発性肝癌）	40 mAU/ml（ECLIA）	
SCC	糖蛋白	扁平上皮癌	1.5 ng/ml（RIA）	唾液，汗の混入で異常高値

注）cut off値：測定キット・施設により異なる．

その他の腫瘍マーカーと臨床的意義 CA 15-3…乳癌，γ-Sm，PAP…前立腺癌，NSE…神経芽細胞腫，エラスターゼ1…膵癌，シフラ21-1…肺癌，DUPAN-2…胃癌

複数の腫瘍マーカーによるコンビネーション測定　複数の腫瘍マーカーを組み合わせて測定すると癌の診断率が向上する．

癌の遺伝子検査　テロメラーゼ活性や p53 遺伝子変異解析などがある．

測定法　RIA，EIA など自動分析装置を用いた免疫学的測定法が用いられている．モノクローナル抗体技術の応用により特異性が向上．

memo

≪血漿蛋白・他≫

急性期反応物質
急性の組織障害・炎症・感染症において血中に増加する蛋白質(CRP, α_1-アンチトリプシン, ハプトグロブリン, セルロプラスミン, フィブリノゲン, SAAなど).

CRP(C反応性蛋白)
IL-6などに誘導され肝臓で合成される(半減期は約8時間)

	測定法	標準域	備考
定性	ラテックス凝集法	陰性	簡便, 地帯現象に注意
定量	ラテックス受身凝集法〔比ろう(比濁)法〕	0.3 mg/dl 以下(施設により異なる)	非特異反応に注意(M蛋白, RF, 乳びなど)

液性免疫

免疫グロブリン
抗体として生体の体液性免疫に関与

免疫グロブリンの種類と性状

	IgG	IgA	IgM	IgD	IgE
分子量 ($\times 10^4$)	15	17, 40	95	18	20
H鎖 (subclass)	$\gamma_1 \sim \gamma_4$	α_1, α_2	—	—	—
L鎖	κ, λ	κ, λ	κ, λ	—	κ, λ
胎盤通過性	+	—	—	—	—
補体結合性	+(*)	(**)	—	—	—
基準範囲 (mg/dl)	870〜1,700	110〜410	35〜220	1.5〜40	0.002〜0.05
特徴		粘液中に二量体で存在し局所免疫に関与	五量体免疫応答の初期に産生		レアギン活性(+)

* IgG₄は—, ** alternative pathway

memo

IgGの基本構造

正常血清蛋白分画の電気泳動図と免疫グロブリン

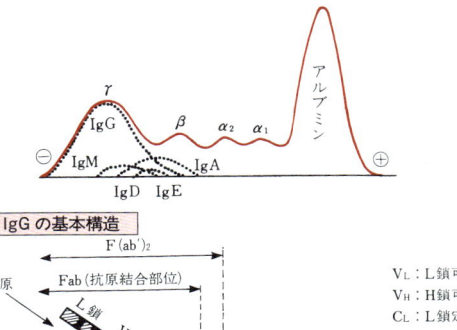

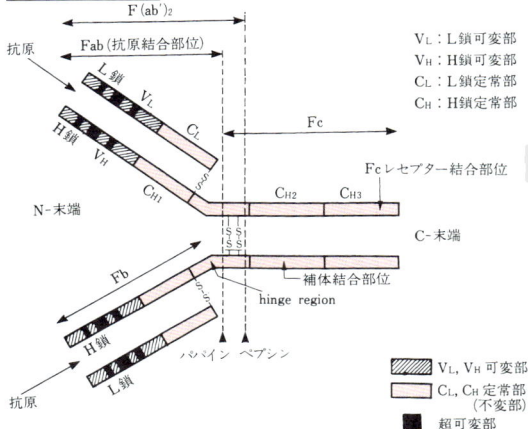

(グラフ: γ(IgG), β, α₂, α₁, アルブミン, IgM, IgD, IgE, IgA)

IgGの基本構造

- V_L：L鎖可変部
- V_H：H鎖可変部
- C_L：L鎖定常部
- C_H：H鎖定常部

F(ab')₂、Fab（抗原結合部位）、Fc、Fcレセプター結合部位、抗原、L鎖、H鎖、V_L、V_H、C_L、C_{H1}、C_{H2}、C_{H3}、N-末端、C-末端、Fb、補体結合部位、hinge region、パパイン、ペプシン

- V_L, V_H 可変部
- C_L, C_H 定常部（不変部）
- 超可変部

（臨床検査知識の整理．臨床免疫学．p.48, 医歯薬出版）

❶ **新生児の免疫グロブリン**：生後 IgG は 4 週, IgA は 2～3 週, IgM は生後まもなく産生される.
　① 母体由来の IgG(胎盤通過性)：感染防御を担う.
　② 臍帯血中の IgM・IgA 高値：子宮内感染を疑う.

❷ **異常免疫グロブリン症**
　① モノクローナル免疫グロブリン血症：M 蛋白の産生
　　・IgG, IgA, IgD, IgE, BJP 型多発性骨髄腫・原発性マクログロブリン血症(IgM の増加)・H 鎖病(IgGH 鎖蛋白の産生)
　② ポリクローナル免疫グロブリン血症：すべて増加
　　・自己免疫性疾患, 感染症, 肝疾患など
　③ 温度依存性蛋白(下表)

温度依存性蛋白	疾患	性状
Bence Jones 蛋白	骨髄腫	単クローン性に増加した L 鎖で構成され 40～60℃で凝固, 100℃で再溶解, 尿・血清中に出現
パイログロブリン	骨髄腫	56℃で凝固, 100℃で再溶解しない
クリオグロブリン	原発性クリオグロブリン血症, 骨髄腫, マクログロブリン血症, リンパ肉腫, 肝硬変など	寒冷中で白濁, ゲル状沈殿, 37℃で再溶解

　④ 免疫グロブリンの減少：免疫不全症(原発性, 2 次性), 体外への露出(ネフローゼ症候群など)

（検査法）
　① IgG, IgA, IgM 定量：免疫比ろう(比濁)法, SRID 法

≪血漿蛋白・他≫

注）方法により，乳び・抗原過剰の影響を受ける．

② **異常免疫グロブリンの検出・同定：免疫電気泳動法**
・原理：電気泳動法とゲル内二重免疫拡散法（Ouchterlony法）を応用したもの
・沈降線の読み方：①沈降線の重なり，太さ，位置，形を見る．②アルブミン，α_1，α_2，β，γ分画それぞれの中の目標となる蛋白を1つずつ見分け，その前・後・内側の線という見方で読む(下図)．

ヒト血清の免疫電気泳動パターン

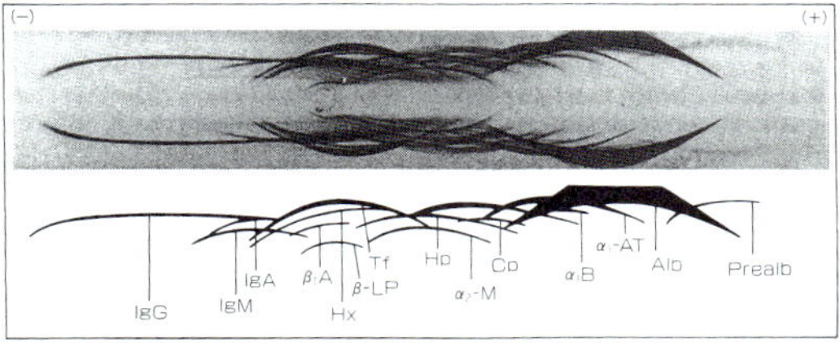

IgG　IgA　βA　Hd　Co　α-AT
　　　　β-LP　Hx　　　α₂B　Alb　Prealb

Prealb：プレアルブミン　　α₂-M：α₂-マクログロブリン　　βA：βAグロブリン
Alb：アルブミン　　　　　Hd：ハプトグロビン　　　　　IgA：免疫グロブリンA
α₁-AT：α₁-アンチトリプシン　Tf：トランスフェリン　　　IgM：免疫グロブリンM
α₂B：α₂B糖蛋白　　　　　β-LP：β-リポ蛋白　　　　　IgG：免疫グロブリンG
Cp：セルロプラスミン　　　Hx：ヘモペキシン

(最新電気泳動法．p.129，医歯薬出版)

目標となる5本の沈降線

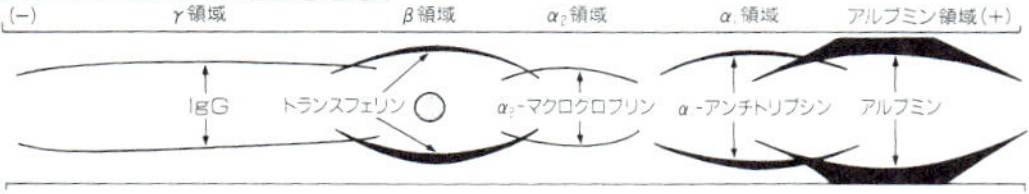

(−)　γ領域　　　β領域　　　α₂領域　　　α₁領域　　　アルブミン領域(+)

IgG　　トランスフェリン　　α₂-マクログロブリン　　α₁-アンチトリプシン　　アルブミン

(同上)

≪補 体≫

　免疫複合体などにより活性化され感染防御・炎症反応に関与．主に肝臓で産生（その他：単球，マクロファージなど）．C3の血清濃度がもっとも高い．

補体活性化経路
① 古典経路(classical pathway)：免疫複合体によりC1qからC9が活性化される．
② 第2経路(alternative pathway)：B, D因子，C3からC9因子が活性化される．
③ レクチン経路

補体価・補体成分測定の臨床的意義
免疫系が関与する疾患の診断・経過観察
① 低値：糸球体腎炎，SLE，肝疾患，自己免疫性溶血性貧血
② 増加：急性感染症，炎症性疾患，悪性腫瘍
③ 先天性補体欠損症

検査法
① **血清補体価(CH 50)**：溶血反応
② **補体(C3, C4)定量**：免疫比ろう(比濁)法，SRID法

基準範囲
CH 50：30～40 CH 50 U/ml，C3：65～135 mg/dl，C4：13～35 mg/dl

注意
①血清は−70℃以下に保存，② cold activation

妊娠反応
妊娠(6～16週)時，尿中に排泄される**ヒト絨毛性ゴナドトロピン(hCG)**を検出する．

検査法
ラテックス凝集反応，ラテックス凝集抑制反応，間接赤血球凝集反応

　注)胞状奇胎，悪性絨毛上皮腫，子宮外妊娠でも陽性

memo

≪細胞性免疫検査法≫

細胞性免疫検査法

	検査法
T細胞とB細胞の測定	Eロゼット試験 EAロゼット試験 EACロゼット形成試験 表面免疫グロブリンによるB細胞定量 リンパ球サブセット解析
リンパ球機能検査	リンパ球幼若化試験 マクロファージ遊走阻止試験 サイトカイン定量
in vivo の検査	遅延型皮膚反応

・免疫関連細胞の機能，T細胞の分類，B細胞膜表面マーカー，CD抗原，サイトカインの種類と性状

memo

≪内分泌(免疫化学的検査法)≫

内分泌(免疫化学的検査法)
検査法 RIA, CLEIA, FEIA

内分泌器官	産生される主要なホルモン
下垂体	TSH(甲状腺刺激ホルモン) LH(黄体化ホルモン), FSH(卵胞刺激ホルモン)
甲状腺	FreeT$_3$(遊離トリヨードサイロキシン) FreeT$_4$(遊離サイロキシン)
膵臓	IRI(immuno reactive insulin;インスリン) CPR(C-peptide Immunoreactivity;C-ペプチド)
性腺	E$_2$(エストラジオール)

TSH, freeT$_3$, freeT$_4$ 甲状腺機能の把握

	TSH	freeT$_3$	freeT$_4$
甲状腺機能低下症(粘液水腫など)	↑	↓	↓
甲状腺機能亢進症(バセドウ病など)	↓	↑	↑
標準域(施設により異なる)	0.41〜5.15 μIU/ml	2.3〜4.2 pg/ml	0.7〜1.5 μg/dl

- freeT$_3$, freeT$_4$の測定は**サイロキシン結合グロブリン(TBG)の影響を受けない**.
- 甲状腺ホルモンの合成・分泌, サイロイドテスト, マイクロゾームテスト

IRI・CPR 糖代謝, 糖尿病の診断・病態の把握
- 膵臓β細胞中のプロインスリンが**インスリン**(血糖低下作用)と **C-ペプチド**(生物活性なし)に切り離されて分泌

低値 糖尿病(とくにIDDM)
高値 インスリノーマ
標準範囲 施設により異なる
① IRI:17μU/ml以下(空腹時)
② 尿中CPR:18〜125μg/日
- 糖代謝, 糖尿病, インスリンindex

≪輸血検査≫

輸血検査

　輸血は，大量失血や重篤な疾患などの危機的な場合において生命維持を第一目的として施行される補充療法である．輸血検査には，ABO血液型検査，Rh(D)血液型検査，不規則性(抗赤血球)抗体検査，交差適合試験の4つの検査があるが，以上の検査のすべてにおいて，受血者(患者)血液と供血者血液が合致し適合した場合に限り輸血することが可能となるのが原則である．

　ヒト血液型には約400種にも及ぶ血液型抗原があるが，不規則性抗体を保有するような場合を除き多くの輸血検査は，臨床的に重要なABO血液型とRh(D)血液型というほんの一部の血液型だけを一致させて賄っているということを十分にふまえて検査にあたる必要がある．

ABO血液型検査

❶ **オモテ検査**(図1)：ABO型不一致による輸血は致死的な輸血副作用をもたらすので，もっとも重要な血液型である．ABO血液型検査は，赤血球膜表面上にあるABO型抗原をみたオモテ検査と，血清(漿)中に存在するABO型自然抗体をみたウラ検査の両方の結果を，ランドシュタイナーの法則に従って一致させABO型を判定する．

　各検査法には，のせガラス法や試験管法，さらに最近ではカラム凝集法による自動判定装置も普及しつつあるが，ここでは，オモテ検査をのせガラス法，ウラ検査を試験管法で示す．

　基本的には，使用する試薬の使用説明書に従って検査を実施する．以下は，一般的な術式について述べる．

　① 検体の番号・患者名は必ず記入してから行う．
　② 試薬は，常に抗A血清(青)が左側，抗B血清(黄)が右側となるようにのせガラス板に滴下する．

図1　オモテ検査：のせガラス法

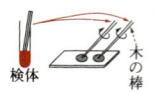

2本の木の棒を揃え，その先端を血(球)液中に浸して付着させ引き出す．その1本を抗A血清に，残りの1本は抗B血清に浸して，同時にかき混ぜる．

③ 用いる血球液は，全血もしくは10％赤血球生食浮遊液とする．
④ 判定は，明るく凝集が見やすいところで行い，凝集塊の強さやフリーセル(浮遊赤血球)に注意しながら2分程度で完了する．

❷ ウラ検査(図2, 3)：試験管法

ウラ検査は試験管法で行うが，ウラ検査に使用する標準血球液はすでにABO型がわかっている比較的新しい(採取後2週間程度)A_1血球，B血球(およびO血球)を用い，血球洗浄後，2～5％血球生食(または専用の保存溶液)浮遊液として使用する(図3)．

被検血清(漿)中の抗A, 抗B抗体価は32～1,024倍以上とさまざまであるが，一般に，乳幼児や高齢者では低い．血清検体の多くは不活化(56℃, 30分)しなくとも使用できるが，補体の活性化によって溶血し判定しがたくなることがあるので，不活化したほうがよい．なお，市販の標準血球液にはEDTA剤が添加してあり，検体中の補体による溶血の影響も少なく判定の際にも便利である．

Rh(D)血液型検査

Rh血液型にはD, C, c, E, eの5種の抗原が存在し，このうち，とくに"D"抗原はもっ

≪輸血検査≫

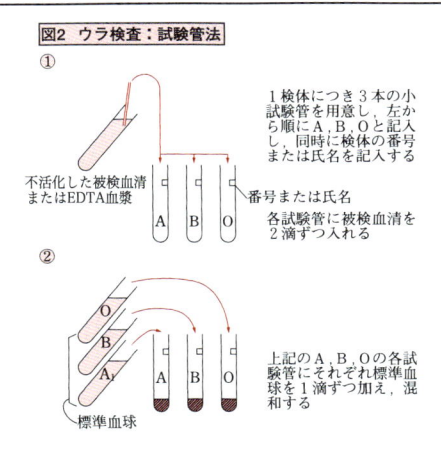

図2 ウラ検査：試験管法

① 不活化した被検血清またはEDTA血漿

番号または氏名

1検体につき3本の小試験管を用意し、左から順にA、B、Oと記入し、同時に検体の番号または氏名を記入する

各試験管に被検血清を2滴ずつ入れる

② 標準血球

上記のA、B、Oの各試験管にそれぞれ標準血球を1滴ずつ加え、混和する

とも強い抗原性を示す．わが国におけるD抗原陰性（いわゆる，"Rh陰性型"）の割合は約0.5％前後（1/200人程度）と非常に少なく，大多数の日本人はD抗原陽性（Rh陽性型）である．

　Rh抗原系はいずれも免疫原性が強いので，輸血後において，Rh血液型が不一致であったために抗Rh抗体（同種免疫抗体）を獲得してしまう割合は高く，仮に，D抗原陰性（Rh陰性）患者にD抗原陽性（Rh陽性）血液を輸血した場合では，高率に抗D抗体が産生され，この抗D抗体の獲得が，以後の輸血や妊娠の際において，重篤な輸血副作用や新生児溶血性疾患の原因となる．

　以上が，Rh(D)型判定が輸血前検査において必須の検査となる理由であるが，他の4つのRh抗原型検査も不規則性抗体検査や個人識別のための確認試験として実施

図3 2〜5%赤血球浮遊液のつくり方

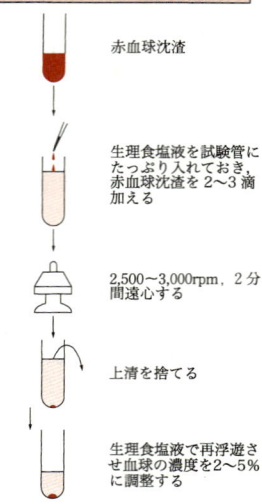

赤血球沈渣

生理食塩液を試験管にたっぷり入れておき，赤血球沈渣を2〜3滴加える

2,500〜3,000rpm，2分間遠心する

上清を捨てる

生理食塩液で再浮遊させ血球の濃度を2〜5%に調整する

されることが多い．

Rh(D)血液型検査法も，ABO血液型判定法と同様に，のせガラス法，試験管法，カラム凝集法などがある．いずれの場合も，用いるRh(D)抗原判定試薬の使用説明書に従って行い，とくに，IgM-MoAb，IgG-MoAb，IgG-PoAbなどの抗体試薬の特徴を熟知したうえで実施すること．A抗原やB抗原に比べて，Rh(D)抗原はやや弱いので，判定には2〜4分程要する．必ず，対照コントロール試験(22%ウシ重合アルブミン，Rhコントロール)と比較して判定する．

≪輸血検査≫

図4　Rh(D)の判定：試験管法

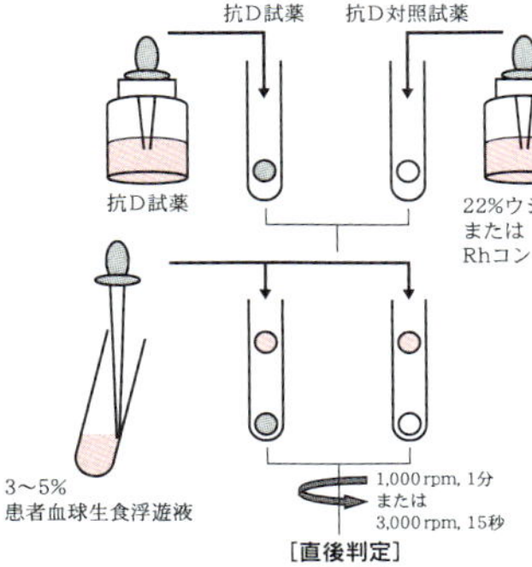

抗D試薬　抗D対照試薬

抗D試薬

22%ウシ重合アルブミン
または
Rhコントロール

3〜5%
患者血球生食浮遊液

1,000 rpm, 1分
または
3,000 rpm, 15秒

[直後判定]

図5　凝集塊(−)のときは、引き続き、「Rh(D)陰性確認(D^u)試験」へ

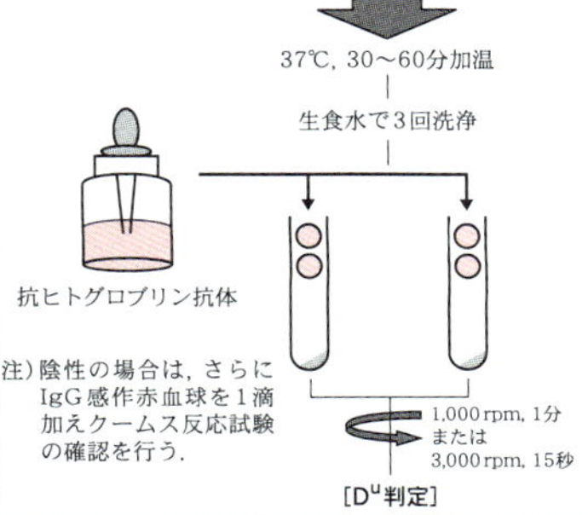

37℃, 30〜60分加温

生食水で3回洗浄

抗ヒトグロブリン抗体

注)陰性の場合は、さらに
IgG感作赤血球を1滴
加えクームス反応試験
の確認を行う．

1,000 rpm, 1分
または
3,000 rpm, 15秒

[D^{u}判定]

memo

Dの判定
[直後判定]

抗D試薬	抗D対照	判　定
−		判定保留 D陰性確認(D^u)試験へ
＋	−	Rh(D)陽性
＋	＋	判定不能*

* 疑陽性を疑い，以下を実施する．
(1) 非特異反応が少ない，IgM 型抗 D モノクローナル試薬にて再検査する．
(2) 寒冷凝集反応が疑われる場合には，検体や試薬を加温して再検査する．
(3) 直接クームス試験が陽性の場合には，クロロキン試薬などで処理して感作を除き，直接クームス試験が陰性化した材料にて再検査する．

[Rh(D)陰性確認(D^u)判定]

抗D試薬	抗D対照	判　定
−		Rh(D)陰性
＋		弱陽性D (weak D/partial D)
＋	＋	判定不能

Rh(D)確認試験(D^{u}試験)と陰性の判定　のセガラス法，試験管法(図4)での抗D試薬との反応において凝集塊が認められない場合でも，直ちに"Rh(D)陰性"とは判定できない．この場合は，図5に示したD抗原陰性を確認するための Rh(D)陰性確認試験(D^{u}試験)を引き続き実施し，ここでも凝集が起こらないことが確認されたとき"Rh(D)陰性"と判定する(ただし，緊急輸血の場合では，ABO 血液型が合致している Rh(D)陰性血液で適

≪輸血検査≫

合血の選定を行ってもよい).

　これに対し，Rh(D)確認試験（D^{u}試験）で凝集を認めた場合は，weak D(D^u)型/partial D 型と判定する．このような，**D 抗原を有するものの抗体試薬との反応性が弱い D 抗原**には，大別すると，D 抗原量が少ない"weak D(D^u)型"と，抗原性の質的変化を伴う変異型"**partial D 型**"（一部の partial D 型には抗 D 抗体を保有することも報告されている）の２種があり，いずれも，Rh(D)陰性確認試験（D^{u}試験）でしか検出されない．また，weak D(D^u)型/partial D 型の輸血は，供血する場合には Rh(D)陽性血として扱うが，受血する場合では Rh(D)陰性血が必要となる．

　Rh 式血液型抗原系は複雑で，weak D(D^u)型/partial D 型以外にも多くの亜型や変種が存在し，まれではあるが-D-型や Rh null など重要な血液型も多い．まず第一には，臨床的に重要な weak D(D^u)型/partial D 型の検出を含む D 陽性/D 陰性の型判定を確実にしておきたい．

交差適合試験（クロスマッチ）　　輸血時において受血者の安全を確保するために輸血前に必ず行う検査で，血液型検査に用いた検体とは別に採血した受血者検体（3日以内）を用いて行う．患者血清と供血赤血球との反応を**主試験**，受血者血球と供血血漿との反応を**副試験**として，患者-供血液間における ABO 血液型の合致性や不規則性抗体などの反応性の結果から輸血適合性を確認する検査である．

交差適合試験法　　交差適合試験は生食法，蛋白分解酵素法（主としてブロメリン法），間接抗グロブリン試験法（間接クームス法）で行う．生食法は自然抗体など IgM 抗体を検出するが，輸血副作用を起こしやすい抗体の多く

は免疫抗体でIgGに属し,生食法では検出できないので,ブロメリン法または間接クームス法を併用する.

ブロメリン法はRhの抗体を検出しやすい.MNSs,Duffy,Diego,Kellなどは酵素処理により抗原性が低下するので,これらに対する抗体を検出する場合クームス法が適する.実際の交差適合試験では3法を行う.

緊急の場合,Rh抗体を検出しやすいブロメリン法が有利である.Rh抗体はその他の抗体に比較し,溶血性副作用を起こしやすいからである.

血液型の種類と赤血球抗体

赤血球抗原には,ABO血液型以外にも多くの型が知られている.日本人の主な血液型の系とその抗原の一部を表1に示した.各血液型抗原に対する抗体には,ABO血液型の抗A,抗Bのような自然抗体と,輸血あるいは妊娠などの免疫の機会を得て産生される免疫抗体とがある(表2).自然抗体は主にIgMに属し,生食中でよく反応し,抗A,抗B以外は臨床上あまり問題にはならない.一方,免疫抗体はIgGに属し,37℃でよく反応する.そして,しばしば輸血副作用や母児不適合妊娠の原因抗体となる.

IgG抗体の検出には,わが国ではブロメリン溶液を用いた蛋白分解酵素法か間接抗グロブリン法(間接クームス法)がよく用いられている.とくに間接抗グロブリン法は輸血歴,妊娠歴や輸血副作用歴のある患者では欠かせない方法である.

生食中に浮遊した赤血球は表面に+(陽)イオンを引き寄せ,電気二重層を形成して互いに反発し合う(図6).この状態では,分子量の小さいIgG抗体は赤血球と結合はするが凝集することができない.そこで,赤血球の表面を蛋白分解酵素で処理して反発を弱めるか,抗グロブリン血清(クームス血清)を用いて抗体の感作した赤血球同

≪輸血検査≫

表1 日本人の主な血液型の系と抗原

系	血液型抗原
ABO	A, B, AB, A_1
MNS	M, N, S, s, U, 他
P	P_1
Rh	D, C, c, E, e, 他
Lutheran	Lu^a, Lu^b, 他
Kell	K, k, Kp^a, Kp^b, Kp^c, Js^a, Js^b, 他
Lewis	Le^a, Le^b, 他
Duffy	Fy^a, Fy^b, 他
Kidd	Jk^a, Jk^b, 他
Diego	Di^a, Di^b, 他
Yt	Yt^a, Yt^b
Xg	Xg^a
I	
Globoside	P
高頻度抗原	Lan, Jr^a, AnWj
低頻度抗原	Kg

表2 赤血球抗体の種類

自然抗体	免疫抗体
IgM抗体	IgG抗体
生食中で反応	生食中では反応しない
	(蛋白分解酵素法 / 抗ヒトグロブリン法) で反応
室温～低温で反応	37℃で反応
・正常規則性抗体 　(抗A, 抗B) ・正常不規則性抗体 　(抗H, 抗P_1, 抗A_1, 抗M, 抗N, 抗Le^a, 抗Le^b, 他)	・不規則性抗体 　(抗D, 抗E, 抗c, 抗C, 抗e, 抗Le^a, 抗Le^b, 抗Jk^a, 抗Jk^b, 抗Fy^a, 抗Di^a, 抗Xg^a, 抗M, 抗N, 他)

図6　赤血球表面の電気二重層

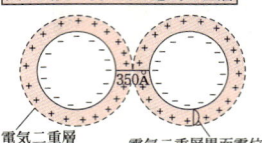

電気二重層　　350Å　　電気二重層界面電位

士を架橋することで凝集を起こさせる．

不規則抗体スクリーニングと同定　　輸血副作用，母児不適合妊娠の原因抗体を検出することは重要である．抗体スクリーニングには，保有抗原の明らかにされた抗体検出用血球(複数の本数で構成された市販品が便利．ただし，日本人に重要なDi^{a}抗原を含む血球を用いること)を，また抗体同定には，保有抗原の明らかになった血球を10～11本組み合わせた同定用血球(パネルセル：市販品が便利)を用いる．一般に輸血副作用，母児不適合妊娠に関与する不規則抗体はIgGに属し，生食中では反応しないため，蛋白分解酵素法および間接抗グロブリン法を実施する．ただし，通常は生食法も実施し，IgM抗体も検出するようにする．手順は交差適合試験の項(☞ p.301)で述べた方法に準じて行う．表3は不規則抗体の検出状況を示したものである．IgG系，IgM系いずれの抗体も含んでいるが，よく検出される抗体名とそのおおその頻度は把握しておくとよい．

注意

① Lewis系の抗体は自然抗体が多く，あまり臨床上で問題とならない．しかし，Le^{a}抗体は反応する温度幅が広く，ときに溶血反応を示す例もあるので注意が必要．

② Rh系の抗体は臨床上重要である．とくに抗EはRh系の中でもっとも多く見つかる抗体である．その他の

≪輸血検査≫

表3 過去4年間の赤血球抗体の検出状況
(東京医科歯科大学)

赤血球抗体検査総数		41,520	
赤血球抗体陽性例数		742 (1.8%)	
抗 Le^a	134	抗 E+Fy^a	1
抗 Le^b	68	抗 Jk^a	9
抗 Le^a+Le^b	35	抗 Jk^b	5
抗 P$_1$	118	抗 H	19
抗 M	26	抗 Fy^a	2
抗 N	17	抗 Fy^b	2
抗 D	18	抗 Fy^b+c	1
抗 D+E	2	抗 S	9
抗 E	57	抗 S+M	5
抗 C	5	抗 I	11
抗 c	7	抗 Xg^a	2
抗 E+c	22	抗 Di^a	3
抗 e	4	抗 Di^b	1
抗 E+同定不能	7	抗 Kell	1
抗 E+Jk^a	2	抗 Jr^a	2
抗 E+Le^a	2	同定不能抗体	145

抗体では遅延性溶血反応に関与するKidd, 日本人(モンゴル民族)特有のDiego, 日本人のまれな血液型で年間にもっともその適合血が使用されているJacobs (Jr^a)などの抗体が注意すべき抗体である.

③ 不規則抗体は単独で存在するとは限らず, むしろ複合抗体の形で存在することが多いので, 抗体の同定には消去法を用いることが重要である.

④ 不規則抗体には, 低温でよく反応する抗体と37℃でよく反応する抗体があり, 37℃で活性を示す抗体が臨床上重要である.

直接抗グロブリン試験(法)と自己免疫性溶血性貧血の診断

自己免疫性溶血性貧血(autoimmune hemolytic

anemia：AIHA)患者は,自身の赤血球に対して抗体(自己抗体)を産生する.赤血球が自己抗体と結合しているか否かをみる検査が直接抗グロブリン試験である.

直接抗グロブリン試験を図7, 8に示す.この方法で凝集すれば患者血球は自己抗体に感作されていると判定し,凝集しなければ自己抗体陰性と判定する(感作している抗体量がきわめて少ない場合には凝集しない場合がある).

図7 抗グロブリン試験法の原理

抗グロブリン血清
(クームス血清)
赤血球抗体(IgG)
赤血球抗原

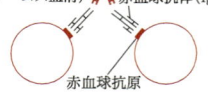

図8 直接抗グロブリン試験の方法

被検血球を3回洗浄し,
2～3%血球浮遊液を作製する

被検血球1滴
＋
クームス血清2滴

被検血球1滴
＋
生食2滴(対照)

3,400rpm, 15秒遠心後判定

輸血や妊娠によって産生される不規則抗体は,他人の赤血球に対する抗体(免疫同種抗体)で,患者自身の赤血球とは反応しない.患者が免疫同種抗体を産生したか否は,「不規則抗体スクリーニングと同定」(☞ p.304)の項で述べたように,ブロメリン法などの蛋白分解酵素法や間接抗グロブリン法を用いた抗体スクリーニングを行い,確かめる.間接抗グロブリン法(図9)は,患者血清に抗体検出用血球(検出すべき抗原を含んだO型標準血球)を加えて37℃で15分インキュベートし,血球を3回洗浄した後に抗グロブリン血清を加えて,凝集の有無を確認する.

① AIHAでは直接抗グロブリン試験は陽性になり,

≪輸血検査≫

その他の自己免疫性疾患でも陽性になることがある．
② 直接抗グロブリン試験陽性患者の交差適合試験は副試験が陽性となり，原則として輸血が行えない．

図9 間接抗グロブリン試験の方法

検体(血清)2滴＋抗体検出用血球1滴
↓ 22％アルブミン2滴またはPEGを1滴(反応増強剤)
37℃，15分インキュベート
↓
大量の生食で3回洗浄
↓
クームス血清2滴加える
↓
3,400rpm，15秒遠心後判定

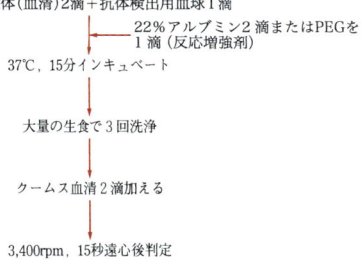

唾液の検査 日本人は約80％が分泌型で，唾液でABO血液型の判定が行える．ABOの亜型・変種の判定には唾液を用いた血液型検査(型物質の存在確認)は不可欠である．検査の原理は凝集抑制反応である．

検査手順

① 唾液の準備
　・唾液を試験管に2mlとり，20分間煮沸する(型物質分解酵素の破壊)．
　・3,000 rpm 15分遠心し，上清を得る．
② 抗血清(抗Hレクチンも便宜上抗血清とする)の準備
　・16単位に調整した抗A，抗B(B型のヒト血清およびA型のヒト血清を用いるか，市販品の中から適したものを選択・調製)，抗H(レクチンの *Ulex europaeus*

を用いるのがよいが入手困難なためニガウリの種子を代用)を用いる.

・検査に用いた抗A, 抗Bと抗Hが確かに16単位の力価を保有することを生食を用いた2^n希釈で, 本試験に準じた方法で確認しておく.

③ 唾液の希釈

・3列・10管まで生食を用いて2^n希釈により唾液の希釈系列を作り, それぞれA, B, H列とする.

・3列・9管目までの試験管に16単位に調製した前述の抗血清をそれぞれ0.1 ml加え, 10管目の試験管にはそれぞれ生食を0.1 mlずつ加え, よく混和した後, 室温で30分以上放置する.

・各試験管に対応する2%生食浮遊血球(A型血球はA_1型血球よりもA_2型血球を用いるほうが抑制しやすい)を0.2 ml加え, 3,400 rpm 15秒遠心の後, 凝集の抑制状況を確認する.

④ 判定は下表のとおり行う.

凝集像からの ABO の判定

凝集像			
A系列	B系列	H系列	分泌型の判定
唾液 + 抗A血清 + A血球	唾液 + 抗B血清 + B血球	唾液 + 抗H凝集素 + O血球	
凝集−	+	−	A型
+	−	−	B型
−	−	−	AB型
+	+	−	O型
+	+	+	<非分泌型>

血液検査　　　　　　　　≪採血≫

採血法と抗凝固剤
採血法
① 毛細管血：耳垂(朶)最下縁部, 指頭側部, 足踵などの血行をよくし, 穿刺部の皮膚を張ってランセットで一気に穿刺する. 最初の2～3滴は拭き取り, 次のものから検査に用いる. **採血のコツ**は穿刺部の位置と傷の深さ(2～3 mm), 傷口の血液を1滴ごとにきれいに拭き取り, 血液を球状に盛り上げて採取することである.

② 静脈血に関しては『臨床検査総論』参照(☞ p.79)

③ 静脈血：通常は肘正中皮静脈から採血する. 駆血帯の緊縛は**2分以内**にする. 目的に応じて抗凝固剤を使い分ける. **採血のコツ**は, 血管走行の確認と静脈うっ血の巧拙にかかっている.

④ 注意点：事前の準備品検査(とくに注射器！)を念入りに.

採血部位による検査値の変動
赤血球数, Hb濃度, Ht値, 白血球数は, 耳垂血＞静脈血・指頭血の傾向がある.

主な抗凝固剤の種類と使用法

抗凝固剤	使用量	主な使用目的
ヘパリン*	血液1 mlに対して約0.1～0.2 mg	白血球機能検査, 染色体検査, LE細胞試験, ミクロヘマトクリット法 赤血球浸透圧抵抗試験
クエン酸ナトリウム**	3.2 w/v%溶液 (109 nmol/l)	赤血球沈降速度 (血液量：抗凝固剤＝4容：1容) 凝固線溶・血小板機能検査 (血液量：抗凝固剤＝9容：1容)
EDTA塩** (EDTA-2 K, EDTA-2 Na)	血液1 mlに対して約1 mg	球数算定 まれに見かけ上の血小板凝集を起こす偽性血小板減少に注意する.

凝固阻止の原理：*抗トロンビン作用, **脱カルシウム作用

— 309 —

≪細胞数≫

赤血球・白血球・好酸球数

視算法による血球計数法

	赤血球	白血球	好酸球
希釈液組成	Gowers 液： ・無水硫酸ナトリウム ・氷酢酸	Türk 液： ・1%ゲンチアナ紫 ・氷酢酸	Hinkelman 液： ・エオジン黄 ・ホルマリン ・95%フェノール
希釈倍数	200 倍	10 倍	10 倍
血球計算板 種類	Bürker-Türk 型または改良 Neubauer 型		Fuchs-Rosenthal 型
算定する区画	80 小区画中(5 中区画内)の赤血球数(R) 小区画の容積は $(0.05 \times 0.05 \times 0.1)$ mm³	4 大区画中の白血球数(W) 大区画の容積は $(1 \times 1 \times 0.1)$ mm³	大区画内中の好酸球数(E) 大区画の容積は $(4 \times 4 \times 0.2)$ mm³

・$1\mu l$ 中の赤血球数
 = {R×400(全区画)}÷80÷0.1(計算室の深さ)×200(希釈倍数)
 = (R×400×10×200)÷80=R×10,000
・$1\mu l$ 中の白血球数
 = W÷4÷0.1(計算室の深さ)×10(希釈倍数)=W÷4×100
 注意点：末梢血に赤芽球出現の場合は補正必要
・$1\mu l$ 中の好酸球数
 = E÷3.2(計算室の容積)×10(希釈倍数)=E×3.125

好塩基球数

好酸球数算定と測定原理・操作・使用器具などは同じである．希釈液に好塩基球顆粒を特異的に染める色素(トルイジン青)を用いる．

網赤血球数

① 測定法：ブレッカー法(超生体染色法)
② 測定原理：網赤血球は細胞内に RNA を含むリボソームが残存している．この物質は好塩基性色素で染色すると青緑色〜紫色の網状顆粒状構造として染め出される．赤血球全体の中に含まれる網赤血球の

割合で表す.
③ 試薬組成：ニューメチレン青, シュウ酸カリウム
④ 網赤血球数は, **骨髄の赤芽球系造血能**を反映する. 普通染色ではやや大型の**多染性赤血球**がこれに相当する.
　・増加：溶血性貧血(持続的増加), 鉄欠乏性貧血などの治療期, 大量出血後5〜7日目(網赤血球分離)
　・減少：再生不良性貧血

オキュラルディスク(Millerの接眼方形測微計)(図1)
　DEFGの面積はABCDの1/9になっている.

<使用法>
① 網赤血球はABCD, 赤血球はDEFG中の個数を数える. 線上のものは他の計算板と同じ処理をする.
② 上記の操作を数回繰り返し加算する. 赤血球数が300〜500になるまで行う.
③ 網赤血球をR, 赤血球数をEとして次の式から網赤血球の割合を求める.

図1　Millerの接眼方形測微計

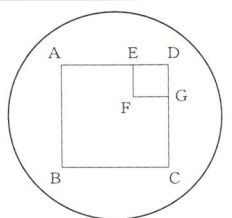

(ローマ字は説明の便宜上記入したもので, 実物にはない)

(臨床検査学講座　血液検査学. p.129, 医歯薬出版)

$$R \times \frac{100}{9 \times E} (\%)$$

※このほか，Ehrlich 視野縮小器を使う方法がある．また，血小板算定にも使用できる．

> **memo**

≪血算一式≫

ヘモグロビン濃度
① 測定法：シアンメトヘモグロビン法(国際標準法)
② 測定原理：$Hb + K_3Fe^{3+}(CN)_6 \rightarrow$ メト Hb
　　　　　　メト $Hb + KCN \rightarrow$ シアンメト Hb
③ 測定試薬：van Kampen 反応液(松原改良液)
④ 測定波長：540 nm
⑤ 注意点：**メトヘモグロビンも測り込む**．試薬中の **KCN は酸性物質に接触するとシアンガスを発生する**ので廃棄時に注意する．

ヘマトクリット値
① 測定法：ミクロヘマトクリット法
② 測定原理：一定量の血液中に含まれる赤血球容積の割合を，血球の比重差を利用し遠心分離して測定する．
③ 遠心条件：11,000〜12,000 rpm，5 分間遠心
④ 注意点：遠心後，すぐに測定しないときは毛細管を立てておく．赤血球上層と buffy coat の境界に注意する．

- MCV (平均赤血球容積)
$$MCV(fl) = \frac{Ht(\%) \times 10}{RBC(百万/\mu l)}$$

- MCH (平均赤血球ヘモグロビン量)
$$MCH(pg) = \frac{Hg(g/dl) \times 10}{RBC(百万/\mu l)}$$

- MCHC (平均赤血球ヘモグロビン濃度)
$$MCHC(\%) = \frac{Hg(g/dl) \times 100}{Ht(\%)}$$

(memo)

≪普通染色≫

普通染色法
よい塗抹標本の作り方
① **新鮮血**を用いる．やむをえずEDTA塩加血を使用するときは速やかに標本を作製する．
② ウエッジ法(引きガラス法)：血液の塗抹はスライドガラスの2/3くらいの長さに引き切り，血液の濃度により血液量，引きガラスの角度(正常末梢血の場合30°)，塗抹スピードを調整する．
③ 速やかに冷風で乾燥させ，十分に**塗抹面が乾燥し**てから**固定・染色する**．塗抹後，2〜3日以内に染色する．古い標本は青染傾向を示す．

緩衝液　1/15 mol/l リン酸緩衝液(pH 6.4)
・使用時10倍希釈．

染色法の比較

染色法	染色液の組成	染色性 核	染色性 顆粒	備　考
ライト染色	メチレン青，メチレンアズール，エオジン，炭酸水素ナトリウム，グリセリン，メタノール	やや不良	良好	顆粒の染色性は良好だが，やや粗大に染まる傾向がある．
ギムザ染色	メチレン青，エオジン，メチレンアズールグリセリン，メタノール	良好	不良	好中性顆粒の染色性は悪い．好塩基性顆粒が溶出して空胞様になりやすい．
ライト・ギムザ染色		良好	良好	核・細胞質・顆粒の染色性に優れている．

※メイ・グリュンワルド・ギムザ染色：ライト・ギムザ染色と同様の染色性を示す．

memo

塗抹染色標本の染め上がりの色調が著しく異なるときの原因

	色調が青い	色調が赤い	色調が薄い
技術的原因	塗抹面が厚い 水洗が不十分 染色時間が長い 染色液が濃すぎる 染色液・緩衝液のpHがアルカリ性	染色液・緩衝液のpHが酸性	染色液不良 水洗が長い 染色時間が短い 染色液が薄すぎる
検体(血液)に原因	有核細胞数の多い標本 異常蛋白血症 (マクログロブリン血症)	ヘパリン加血液	高度の貧血

memo

≪特殊染色≫

特殊染色法

細胞化学染色 (1)

構成物質	反応・染色法	主な試薬	陽性像
脂質	ズダン黒B染色	SBB	黒青色顆粒状
鉄	ベルリン青反応	フェロシアン化カリウム 塩酸	青色顆粒
多糖類	PAS反応	過ヨウ素酸液 シッフ液 亜硫酸水	赤紅色(びまん性または顆粒状)細胞の種類により陽性像が異なる

細胞化学染色 (2)

酵素	主な試薬	陽性像
①	DAB法 基質：3,3'-diaminobenzidine (DAB)	黄〜茶褐色顆粒状
	カルバゾール法 基質：3-amino-9-ethylcarbazole (3 AC)	赤〜茶褐色顆粒状
	α-naphthol・BCB法 基質：α-naphthol	青色顆粒状
②	朝長法 基質：naphthol AS-MX phosphate ジアゾニウム塩：fast blue RR	青色顆粒状
③	Fast garnet GBC法 基質：naphthol AS-BI phosphate ジアゾニウム塩：fast garnet GBC	赤褐色顆粒状
④	エステラーゼ二重染色法	
④-1	基質：α-naphthyl butyrate ジアゾニウム塩：fast garnet GBC	赤褐色顆粒状
④-2	基質：naphthol AS-D chloroacetate ジアゾニウム塩：fast blue RR	青色顆粒状

①ペルオキシダーゼ, ②アルカリホスファターゼ, ③酸ホスファターゼ, ④エステラーゼ(④-1 特異的エステラーゼ, ④-2 クロロアセテートエステラーゼ)

主な特殊染色の結果（正常血球）

	ペルオキシダーゼ染色	非特異的エステラーゼ染色	非特異的エステラーゼ染色 NaF 添加	特異的エステラーゼ（クロロアセテート）
好中球系	−〜2+	−	−	2+
好酸球	3+	−〜+	−	−
好塩基球	−〜+	+	−	−
単球系	−〜+	2+	−	−〜±
巨核球系	−	−〜+	−	−
リンパ球系	−	−〜±	−	−

特殊染色の臨床的意義

染色法	目的
ズダンブラック B 染色	ペルオキシダーゼ染色と同様の意義を有する
鉄染色	血球内の非ヘモグロビン鉄の証明 鉄欠乏性貧血と鉄芽球性貧血の鑑別
多糖類染色	血球内の多糖類（主にグリコーゲン）の証明 巨赤芽球性貧血と赤白血病の鑑別 急性白血病の病型分類
ペルオキシダーゼ染色	骨髄系とリンパ球系細胞の鑑別 急性白血病の病型分類
アルカリホスファターゼ染色	CML と類白血病反応，PNH と再生不良性貧血の鑑別，真性多血症の診断
酸ホスファターゼ染色	hairy cell leukemia の診断 リンパ系腫瘍（とくに T 細胞型）の診断
エステラーゼ染色 ・特異的エステラーゼ染色 ・クロロアセテートエステラーゼ染色	単球系，巨核球系の同定 急性白血病の病型分類 好中球系の同定，AML の病型分類

≪血液像≫

末梢血液像
肉眼的観察
① 標本がきれいに引けているか．
② 染色状態はよいか．

顕微鏡的観察
① 芯出し，コンデンサーの位置，絞り，フィルターの種類，対物レンズの種類，光源などに注意して鏡検する．
② 各倍率における観察内容
  ・弱拡大(100, 200倍)：標本のでき具合，染色の良否，血小板凝集像や大型細胞の有無，**鏡検に適当な領域の探索**
  ・中拡大(400, 600倍)：白血球の概要(分類・形態)，赤血球の形態
  ・強拡大(1000倍，油浸)：白血球の分類・形態，赤血球の形態，血小板の形態，異常細胞の精査

検査結果
・白血球分類(100または200個)
・白血球形態
・赤血球形態
・血小板形態
・その他の異常所見

→ 得られた5つの情報を総合し報告する．

白血球分類 (hemogram) 参考値
・好中球分節核球(seg, セグ)：50%
・好中球杆状核球(stab, スタブ)：3%以下
・好酸球(eosino, エオジノ)：1〜3%
・好塩基球(baso, バゾ)：0.5%
・リンパ球(lympho, リンパ)：30%
・単球(mono, モノ)：5〜7%

赤血球形態異常
大きさの変化
① 巨赤血球(12μm↑)：悪性貧血，巨赤芽球性貧血，CDA, MDS, 胃全摘，アルコール中毒
② 大赤血球(9.5μm↑)：上記のほか，慢性肝疾患，新生児 LCAT 欠損症，網状赤血球増加症
③ 小赤血球(6μm↓)：鉄欠乏性貧血，サラセミア，鉄芽球性貧血
④ 分裂赤血球：人工弁置換後，人工心肺，DIC, HUS, TTP, 行軍血色素尿症

形の変化
① 球状赤血球：溶血性貧血(遺伝性球状赤血球症，自己免疫性溶血性貧血)
② 楕円赤血球：遺伝性楕円赤血球症，サラセミア，鉄欠乏性貧血，巨赤芽球性貧血
③ 口状赤血球：アルコール中毒，Rh null, 肝疾患，閉塞性黄疸，鉛中毒
④ 標的赤血球：サラセミア，Hbc症，Hbs症，鉄欠乏性貧血，閉塞性黄疸
⑤ 菲薄赤血球：鉄欠乏性貧血，鉄芽球性貧血，サラセミア，閉塞性黄疸
⑥ 鎌形赤血球：鎌形赤血球貧血
⑦ 涙滴赤血球：骨髄線維症，癌の骨髄転移，結核
⑧ 有棘赤血球：無βリポ蛋白症，肝硬変，肝炎

染色性の変化
① 多染性赤血球(網赤)：溶血性貧血

赤血球内の異常
① 塩基好性斑点：悪性貧血，鉛中毒，溶血性貧血
② ハインツ小体：G-6-PD 欠乏症，不安定 Hb 症
③ ジョリー小体：摘脾後，悪性貧血，新生児

④ パッペンハイマー小体:鉛中毒,肝硬変,MDS
⑤ 輪状鉄芽球:MDS

白血球形態異常
① 細胞質の空胞形成:細菌感染症,Jordans の異常
② デーレ小体:細菌感染症,炎症,癌
③ 中毒性顆粒:細菌感染症,炎症,癌
④ 低顆粒好中球:急性白血病,MDS
⑤ ペルゲル核異常:常染色体優性遺伝
⑥ 偽性ペルゲル異常:白血病,MDS,重症感染症
⑦ 輪状核球:CML,MDS
⑧ 核の過分葉:巨赤芽球性貧血,遺伝性
⑨ グンプレヒトの核影:壊れた細胞の核
⑩ Auer 小体:M_1〜M_6
⑪ 異型リンパ球:伝染性単核症,ウイルス感染

血小板形態異常
大きさの変化
① 大型血小板(赤血球大までで 5〜8 μm)
② 巨大血小板(赤血球より大きいもので 9 μm ↑):大型・巨大血小板ともに Bernard-Soulier 症候群,May-Hegglin の異常,ITP,CML,MDS,M_7,血小板血症,骨髄線維症など
③ 小型血小板(2 μm ↓):Wiskott-Aldrich 症候群,熱傷,鉄欠乏性貧血など

形の変化
おたまじゃくし型,葉巻型,星型,コンマ状など:大型,巨大血小板の出現する疾患

染色性の変化
灰色血小板(α 顆粒の欠損):strage pool 病

凝集および衛星現象
EDTA 加血による偽血小板減少症

≪血液像≫

骨髄像

いろいろな分類法があるが、表1に標準的なものを示す。骨髄像観察で重要なことは、どの細胞の増減が著しいか、また形態的に異常細胞が出現していないか、などである。顆粒球系と赤芽球系の比率を示す指標としてM/E比が提唱され、正常値は3：1といわれるが、問題も多い。

表1　成人健常者骨髄像の平均値と偏差（日野ら）

		例数	平均	偏差域	最低	最高
有核細胞数 (万/μl)		17	18.5	10〜25	9.6	43.7
巨核球数 (/μl)		11	130	50〜150	52	300
細胞種別(%)	骨髄芽球	17	0.72	0.4〜1.0	0	1.6
	好中球	17	44.47	40〜50	28.0	53.2
	好酸球	17	3.07	1.0〜5.0	0.8	7.6
	好塩基球	17	0.13	0〜0.4	0	0.4
	単球	17	4.03	2.8〜5.4	2.8	7.6
	リンパ球	17	22.15	15〜25	12.2	34.8
	形質細胞	17	1.43	0.4〜2.6	0	2.6
	細網細胞	17	3.92	1.8〜6.4	1.8	7.4
	前赤芽球	17	0.20	0〜0.4	0	0.6
	赤芽球	17	19.59	14〜25	13.6	26.6
	同　核分裂像	17	0.28	0〜0.6	0	0.8

異常細胞が出現して診断的価値がある疾患は、急性・慢性白血病、MDS、骨髄腫、マクログロブリン血症、巨赤芽球性貧血、鉄芽球性貧血、癌の骨髄転移、蓄積症、カラアザール、Chediak-Higashi異常、Hodgkin病、ITPなどである。

memo

FAB分類 (French-American-British ; Co-operative Group) (表2)

骨髄が過形成で未治療の急性白血病に適応する．

表2 FAB分類

	分類	解説または従来の名称	備考
MPO染色	L1	小リンパ芽球の均一増殖	小児に多い，PAS(+) N/C比大
SBB染色	L2	大小リンパ芽球の混在	成人に多い，PAS(+) N/C比小
3%以下	L3	Burkittリンパ腫型	空胞をもつ，PAS(-)
MPO染色	M0	微分化型骨髄芽球性白血病	MPO(-), CD13(+), CD33(+) 電顕POD(+)[*1]
SBB染色 3%以上	M1	未分化型骨髄芽球性白血病	
	M2	分化型骨髄芽球性白血病	
	M3	前骨髄球性白血病	faggot cell ・NaF阻害性エステラーゼ(+) ・ムラミダーゼ活性著増 — Auer小体(+)
	M4	骨髄単球性白血病	
	M5	単球性白血病[*2]	
	M6	赤白血病，赤芽病	PAS(+)赤芽球
	M7	巨核芽球性白血病	MPO(-), 電顕血小板ペルオキシダーゼ(+)

[*1] CD13, CD33のうち，どちらかが陽性であればM0となる．
[*2] M5は以下の2つに分類される．
　M5a(未分化型)：単球系細胞の内単芽球が80%以上
　M5b(分化型)：単球系細胞の内単芽球が80%未満

骨髄異形成症候群 (myelodysplastic syndrome : MDS)　FAB分類では，将来急性白血病に移行する可能性が高いが，現時点ではまだ白血病と判断しえない血球に異形性を認める状態をいい，5型に分けた(表3)．

memo

≪血液像≫

表 3 骨髄異形成症候群の FAB 分類

分 類	芽 球 末梢血	芽 球 骨 髄	その他の特徴的所見
①不応性貧血 (RA)	<1%	<5%	
②特発性後天性鉄芽球性貧血 (PASA)	<1%	<5%	環状鉄芽球>15%
③RA with excess of blasts (RAEB)	<5%	5〜20%	
④慢性骨髄単球性白血病 (CMMoL)	<5%	<20%	末梢血単球≧1,000/μl
⑤RAEB in transformation (RAEB-T)	≧5%*	20〜30%*	Auer 小体(＋)*

*いずれか1つ以上

● **MDS でみられる血球の異形性**
① 赤芽球系:巨赤芽球様細胞,多核赤芽球,輪状鉄芽球
② 顆粒球系:核の過分葉,低顆粒症,偽性 Pelger 核異常,輪状核,好中球アルカリホスファターゼ活性低下
③ 血小板系:巨大血小板,小型巨核球,多核巨核球

memo

≪血小板≫

血小板数(直接法)
方法 Brecher-Cronkite 法
原理 希釈液にて赤血球を溶血させ,位相差顕微鏡を使って血小板の算定を容易にする.

器具・試薬
① 赤血球用メランジュール
② 位相差顕微鏡(光学顕微鏡でもよい)
③ Bürker-Türk 式血球計算板
④ 1%シュウ酸アンモニウム(希釈液)
⑤ EDTA(抗凝固剤)

実施
① メランジュールでEDTA血を100倍希釈する.
② 希釈血液を計算板の上下に流す.
③ 血小板が底に沈むまで10～15分待つ(湿室).
④ 上下の中区画10個所を倍率400倍で数える.
※位相差顕微鏡では淡紫色の,光学顕微鏡では無色の輝きをもつ小体としてみえる.
※実測値を 2,500 倍すれば $1\mu l$ 中の血小板数が得られる.

基準範囲 14～40万/μl(静脈血),毛細管血では約2.5%低い.性差なし
減少 特発性血小板減少性紫斑病,急性白血病,再生不良性貧血,悪性貧血,Evans症候群,DIC など
増加 本態性血小板血症,CML,真性多血症,摘脾後,手術後,急性感染症の極期など

血小板粘着能(停滞試験)
　ガラスビーズカラムを用いる Salzman 変法やコラーゲンコートビーズカラムに血液を通す方法が一般的であるが,粘着と凝集をみているということで**停滞試験**とよばれる.

方法 ガラスビーズ（またはコラーゲンコートビーズ）を詰めた管を用い，特殊なポンプで通す血液の速度を一定にして血小板数を算定．次の式で計算したものを血小板停滞率とする．

$$血小板停滞率 = \frac{A-B}{A} \times 100 (\%)$$

　（A：カラム通過前，B：通過後の血小板数）
基準値　　Salzman変法：10〜50%
　　　　　　コラーゲンビーズカラム法：30〜50%
停滞率の低下　von Willebrand病，Bernard-Soulier症候群，血小板無力症，骨髄腫，尿毒症，肝硬変症
停滞率の上昇　凝固亢進状態，経口避妊薬使用時，糖尿病，摘脾後，運動後など

血小板凝集能
　一般的に用いられている比濁法は多血小板血漿（PRP）に**血小板凝集惹起物質**（ADP，コラーゲン，エピネフリン，リストセチンなど）を加え，吸光度ないし透光度の時間的変化を凝集計にて記録するものである．

ADPやエピネフリンによる凝集曲線の型

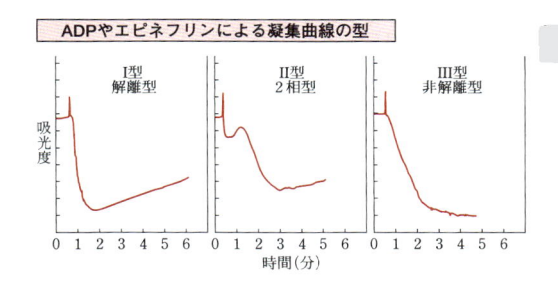

I型 解離型	II型 2相型	III型 非解離型

（吸光度 vs 時間(分)，0〜6分）

異常な結果を示す疾患　血小板無力症，骨髄増殖性疾患（とくに本態性血小板血症），尿毒症などではコラーゲンや ADP 凝集が低下する．von Willebrand 病，Bernard-Soulier 症候群はリストセチン凝集のみ欠如している．

血小板第3因子能
スクリーニング試験　Ca 再加時間にて PRP，PPP の値に差が認められない場合，または Ca 再加時間が延長し APTT が正常な場合に異常が考えられる．

血小板第3因子利用試験　カオリン加 PRP を用いて Ca 再加時間，または Stypven 時間にて凝固時間の短縮することにより判定．

異常を示す疾患　血小板無力症，Bernard-Soulier 症候群，肝硬変，尿毒症，マクログロブリン血症など．

血小板放出能　濃染顆粒中の ADP，セロトニン，α 顆粒中の β-TG，PF-4 などを放射性同位元素を利用して測定．

基準値　β-TG：30.7 ± 13.7 ng/ml，PF-4：13.9 ± 6.1 ng/ml

・凝固亢進状態，血栓症で増加する．

血餅収縮能
血餅の収縮は血小板とカルシウムイオンの存在下で起こり，血小板の収縮性蛋白（actomyosin）が関与する．

定性法　試験管法での全血凝固時間を測定した後，そのまま 37℃におき，1 時間おきに 4 時間まで収縮の有無を観察する．判定法は図 2．

memo

≪血小板≫

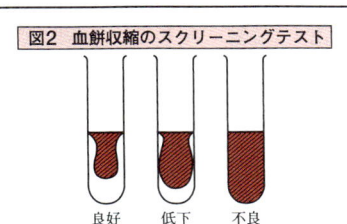

図2 血餅収縮のスクリーニングテスト

良好　低下　不良

血餅収縮が不良となる疾患　血小板減少症，血小板無力症，フィブリノゲン減少

毛細血管抵抗試験
　皮膚の毛細血管に内圧か外部から陰圧を加えて毛細血管の抵抗性(脆弱性)を検査する方法である．
❶ **陽圧法**（Wright-Lilienfeld の変法）
　方法　最高血圧と最低血圧の中間の圧を5分間上腕にかける．圧を去って5分後に肘窩から約4cm遠位の直径2.5cmの円内の点状皮下出血を数える．
　基準値　成人男性：5個以内，女性：10個以内
❷ **陰圧法(吸引法)**：水流ポンプあるいは市販の紫斑計などを用いて鎖骨下部か前腕屈側上部に陰圧をかける．
　基準値　-100 mmHg：0〜2個の出現
　　　　　　-200 mmHg：10個以内

毛細血管抵抗が減弱する疾患　アレルギー性紫斑病，単純性紫斑病，老人性紫斑病，壊血病，血小板減少症，血小板機能異常症，尿毒症，von Willebrand 病，高血圧症，糖尿病など

出血時間
　皮膚を穿刺して湧出する血液が血小板の凝集により止血するまでのいわゆる**一次止血**をみる検査である．
　Duke 法　耳朶を消毒後穿刺，ストップウォッチを始

動する．湧出する血液を 30 秒ごとに濾紙に吸いとる(このとき血液に軽く触れて吸いとる)．血液斑の大きさ 1 mm 以下で止血とみなす．

基準値 5 分以内

Ivy らの法 上腕に血圧計で 40 mmHg の圧をかけ毛細血管の収縮を除外し，肘窩より約 5 cm 遠位部を穿刺後，Duke 法同様に測定する．

基準値 4 分以内

型板出血時間 傷の大きさを一定にする型板を用いる．

基準値 2.5〜11 分

出血時間が延長する疾患 ITP，血小板無力症，von Willebrand 病，アレルギー性紫斑病，アスピリンなど薬剤の影響，無フィブリノゲン血症など

memo

≪凝固線溶／凝固系の検査≫

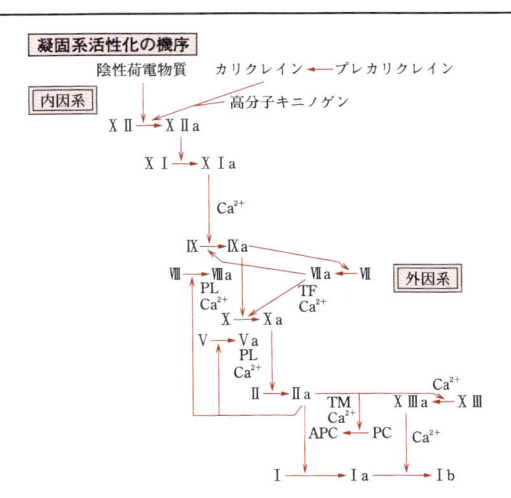

凝固系活性化の機序

```
                陰性荷電物質   カリクレイン ←―― プレカリクレイン
  内因系           ↓      ↗
        ⅩⅡ ――→ ⅩⅡa ―― 高分子キニノゲン

            ⅩⅠ ――→ ⅩⅠa
                      │ Ca²⁺
                      ↓
                    Ⅸ ――→ Ⅸa       Ⅶa ←―― Ⅶ    外因系
              Ⅷ ――→ Ⅷa    TF
                    PL    Ca²⁺
                    Ca²⁺
                     Ⅹ ――→ Ⅹa
              Ⅴ ――→ Ⅴa
                    PL
                    Ca²⁺
                     Ⅱ ――→ Ⅱa   TM              Ca²⁺
                                 Ca²⁺   ⅩⅢa ←―― ⅩⅢ
                               APC ←―― PC      Ca²⁺
                     Ⅰ ――→ Ⅰa ――→ Ⅰb
```

プロトロンビン時間(prothrombin time ; PT)

原理 被検血漿に組織トロンボプラスチン(TF)とカルシウムイオンを加えると，血漿中の第Ⅴ，第Ⅶ，第Ⅹ因子が活性化され，プロトロンビンがトロンビンに転化する．さらにそのトロンビンがフィブリノゲンをフィブリンに変える．試薬を加えてからフィブリン析出までの時間を測定することにより外因系の異常が発見できる．

方法
① **用手法**：被検血漿＋組織トロンボプラスチン＋$CaCl_2$
② **機械法**：PT，APTT，フィブリノゲンの測定は自

動化され，全自動血液凝固測定装置で測定されることが多い．機械法の凝固終末の検出には，濁度や粘度の変化を光学的・物理的にとらえる方法や合成基質法などがあり，機械によって異なっている．

注意点
① 3.2%(10^9mmol/l)のクエン酸ナトリウムと血液を1：9の割合で正確に混和する．
② 静脈採血の際，なるべく検体に組織トロンボプラスチンの混入を避ける(ダブルシリンジ法での採血)．
③ 得られた被検血漿はすぐに測定することが望ましい．数時間以内であれば4℃，長期間であれば−70℃以下に保存する．
④ 使用する組織トロンボプラスチンにより測定結果が異なる．

基準値
① プロトロンビン時間：10～12秒
② プロトロンビン指数：80～110%
③ プロトロンビン活性：80～100%
④ プロトロンビン比：1±0.1
⑤ INR(国際標準化比)：1±0.1

臨床的意義
PTの延長は，①第Ⅱ，第Ⅴ，第Ⅶ，第Ⅹ，第Ⅰ因子の欠乏症，②フィブリノゲン活性の減少，③循環抗凝血素の存在などが考えられる．
PTの短縮は急性血栓性静脈炎や多発性骨髄腫でみられる．また採血の際，組織因子の混入により短縮するので注意が必要である．

経口抗凝固療法(ワーファリン)を行う場合，PTを用いてモニタリングを行う．

≪凝固線溶／凝固系の検査≫

PTの延長する疾患

病　態	疾　患
第II, 第V, 第VII, 第X因子活性減少	第II, 第V, 第VII, 第X因子の先天性欠乏症, 異常症, 抗体血症, 肝疾患, ビタミンK欠乏症
フィブリノゲン活性減少	先天性無フィブリノゲン血漿, DICによる消費性減少

活性化部分トロンボプラスチン時間(activated partial thromboplastin time ; APTT)

原理　被検血漿に接触因子活性化物質(カオリン, セライト, エラジン酸など)を加え, 接触因子を十分活性化させた後, リン脂質とカルシウムを添加する. 試薬を加えてからフィブリンが析出するまでの時間を測定することにより内因系の異常を発見できる.

方法
① 用手法：被検血漿＋活性化物質＋PF3(リン脂質)＋$CaCl_2$
② 機械法：PTと同様

基準値　30〜40秒(使用する試薬により差がある). 正常対象と比較して5秒以内であれば正常, 10秒以上延長すれば異常とする.

臨床的意義　内因系凝固因子のスクリーニング検査として用いられるほか, 正常血漿, 血清, 硫酸バリウム吸着血漿などを添加することにより交差補正試験として異常因子が同定できる.

memo

APTTの異常

異常	疾　患
延長	1) 先天性 血友病A（第Ⅷ因子欠乏症），血友病B（第Ⅸ因子欠乏症），第Ⅻ，ⅩⅠ，Ⅹ，Ⅴ，Ⅱ因子（プロトロンビン），Ⅰ（フィブリノゲン）の異常，von Willebrand病，プレカリクレイン，高分子キニノゲン欠乏症 2) 後天性 重症肝障害，DIC，線溶亢進，循環抗凝血素の存在
短縮	組織液の混入，凝固能の亢進（高齢者，妊産婦）

トロンビン時間(thrombin time；TT)

(原理)　被検血漿にトロンビン溶液を加え，フィブリンの析出する時間を測定する．血液凝固の第3相における異常(フィブリノゲン量的・質的異常)や抗トロンビン物質の存在を検索．

(方法)　被検血漿＋トロンビン溶液

(基準値)　9～11秒対照正常血漿と比較して3秒以内を正常とする．

(臨床的意義)　**延長するとき**

① フィブリノゲンの減少：先天性無フィブリノゲン血症，線溶亢進状態，DIC，慢性肝疾患
② トロンビン阻害物質の存在：ヘパリン投与時，FDP増加時
③ その他：異常グロブリン血症(多発性骨髄腫，SLEなど)，低アルブミン血症，ショック

フィブリノゲン(fibrinogen；Fbg)測定

(原理)　フィブリノゲンは凝固過程の最終段階において止血血栓のフィブリン形成に関与している．この測定法には凝血法(トロンビン時間法，重量法)，比濁法，免疫法などがある．よく用いられているのは，ト

≪凝固線溶／凝固系の検査≫

ロンビンによるフィブリノゲンのフィブリンへの転化速度を測定し，フィブノゲン量を検量線から求めるトロンビン時間法である．

- 方法　トロンビン時間法
- 基準値　200〜400 mg/dl
- 臨床的意義

フィブリノゲンの異常

増加	生理的：高齢妊娠末期，運動後 後天的：炎症性疾患，妊娠中毒症，膠原病，糖尿病，悪性腫瘍，フィブリノゲン製剤の過剰投与
減少	生理的：新生児 先天的：無フィブリノゲン血症，フィブリノゲン減少症 後天的：慢性肝炎，肝硬変，DIC，大量出血，ショック

血漿カルシウム再加凝固時間(plasma recalcification time)

- 原理　脱カルシウム作用をもつクエン酸塩やシュウ酸塩を抗凝固剤として加えて血漿を得る．これに十分量のカルシウムを加えてフィブリンが析出する時間を測定する．
- 方法　被検血漿＋$CaCl_2$
- 基準値　90〜140秒
- 臨床的意義　内因系凝固因子活性を知ることができる．また血小板の数あるいは機能にも影響を受けるため血小板の異常を発見できる．

第XIII因子(factor XIII：F XIII)量

XIII因子はフィブリン安定化因子(FSF)ともよばれ，トロンビンによって活性化されフィブリンポリマーを安定化フィブリンに変える．

測定法にはラテックス凝集法，抗体中和法，一次元免

疫電気泳動法,生物学的活性測定法(MDC取り込みゲル濾過法)などがある.

臨床的意義
① 先天的欠乏症:先天性第XIII因子欠乏症(常染色体劣性遺伝)
② 後天性欠乏症:DIC,重症肝疾患,悪性腫瘍,白血病

因子欠乏の同定
① 第XII,XI,IX,VIII因子:目的とする凝固因子の欠乏血漿を用いてそれ以外の凝固因子を十分補ったうえでAPTTを測定することで各因子を定量できる.
② 第II,V,VII,X因子:目的とする凝固因子の欠乏血漿を用いて,それ以外の凝固因子を十分補ったうえでPTを測定することで各因子を定量できる.他に合成基質法や免疫学的測定法などで欠乏を見出せる.

トロンボエラストグラフ(thromboelastography;TEG)
TEGは血液凝固過程における弾性変化を記録する装置であり,疾患により特有な像となる(図3).

判定
① r(反応時間):血液の注入の開始より,振幅が1 mmに達するまでの時間
② k(凝固時間):rの終わりより振幅が20 mmに達する時間
③ ma(最大振幅):弾性による最大振幅

基準値
① r:10〜15分
② k:6〜8分
③ ma:50〜58 mm

≪凝固線溶／凝固系の検査≫

図3 TEGの主なパターン

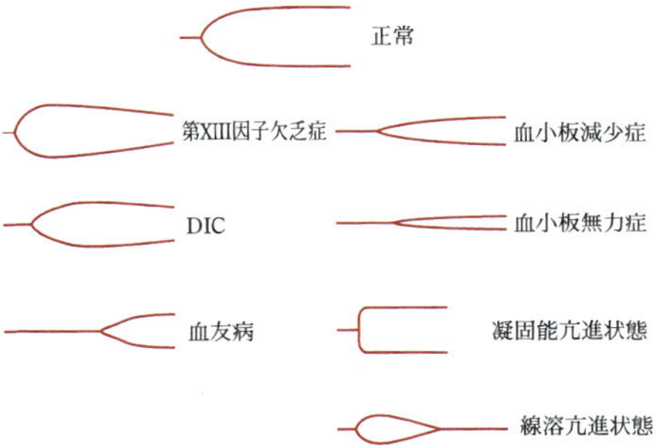

正常
第XIII因子欠乏症
血小板減少症
DIC
血小板無力症
血友病
凝固能亢進状態
線溶亢進状態

臨床的意義
① 血友病：r，k 著明に延長，ma 縮小
② 第XIII因子欠乏症：ma しだいに縮小
③ 血小板減少症：r，k 軽度延長，ma 著明な縮小

PIVKA(protein induced by vitamin K absence or antagonist)

ビタミン K 依存因子(第II, VII, IX, X因子, プロテインC, プロテインS)は肝臓で生合成される．これらの因子は N 末端に γ-カルボキシグルタミン酸(Gla)をもっているが，ビタミン K が欠乏するとこれらはグルタミン酸(Glu)のまま血液中に出てくる．これらを PIVKA といい，正常な凝固活性を示さない．PIVKA II が一般的で肝癌の腫瘍マーカーとして使われている．測定にはラテックス凝集法，ELISA 法，免疫電気泳動法などがある．

臨床的意義 先天性胆道閉塞や総胆管拡張症などのビタミン K 摂取障害，肝炎・肝硬変などの肝実質障害．凝固因子が病的消費する DIC でも PIVKA が出現．

≪凝固線溶/線溶系の検査≫

線溶系の活性化の機序

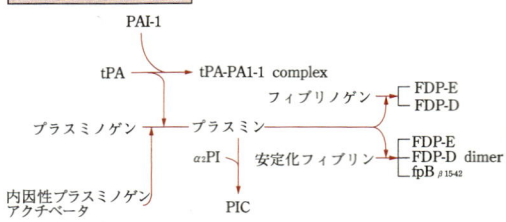

```
                PAI-1
                  ↓
        tPA  →  tPA-PA1-1 complex
                                    フィブリノゲン ─┬─ FDP-E
                                                    └─ FDP-D
    プラスミノゲン ──→ プラスミン
                        ↓            安定化フィブリン ─┬─ FDP-E
                       α₂PI                           ├─ FDP-D dimer
                        ↓                             └─ fpB β15-42
   内因性プラスミノゲン  PIC
   アクチベータ
```

ユーグロブリン溶解時間 (euglobulin lysis time；ELT)

血漿中に含まれるプラスミンに対する線溶阻止物質 (α_2 PI, α_2 マクログロブリン) を酸で処理して失活させてユーグロブリン分画を得る. これにトロンビンを作用させ線維素塊をつくり, これが完全に溶解するまでの時間を測定する.

基準値 3〜4時間

臨床的意義 ELTの延長は血栓症, DIC, 炎症, ネフローゼ, 妊娠などでフィブリノゲンの増加した場合, また抗プラスミン剤投与などでみられる.

プラスミノゲン (plasminogen；PLG)

線溶系の中心的役割を行っているのはプラスミノゲンアクチベータによってプラスミノゲンが分解し, 活性化したプラスミンである. プラスミノゲン量を測定することは生体内の線溶状態を知るうえで有用である. 測定法としては単純免疫拡散法 (SRID) やロケット電気泳動法 (Laurell法), また発色性合成基質を用いて酵素活性を測定する方法がある.

基準値

① Laurell法：12.2 ± 2.4 mg/dl

② 発色性合成基質法：106±15.3%

臨床的意義

PLG 値	疾　患
高　値	妊娠後期
低　値	肝硬変, 肝癌, DIC, 心筋梗塞

memo

≪凝固線溶／凝固・線溶亢進のマーカー≫

トロンビン・アンチトロンビンIII複合体(thrombin-antithrombin III complex ; TAT)

凝固亢進状態を調べるためにはトロンビン量を測定すれば可能であるが、トロンビンは微量でかつ速やかにATⅢと複合体になってしまうため直接測定することが困難である。しかしTATは凝固反応で生成するトロンビン量に反映し、その量を測ることと同様の意味をもつことから凝固系亢進の指標となる。

- 測定原理　サンドイッチ法によるELISA測定法
- 基準値　4 ng/ml以下
- 臨床的意義　DICでは凝固亢進状態に反映して著明に上昇する。またDICの症状である血小板減少、PTの延長、FDPの上昇がみられる前にTATが上昇することからその早期発見、早期治療のうえからも有用である。その他、深部静脈血栓症、肺梗塞などの血栓症や急性心筋梗塞、糖尿病、劇症肝炎、妊娠中毒症なども上昇する。

可溶性フィブリンモノマー複合体(soluble fibrin monomer complex ; SFMC)

SFMCはトロンビンによって生成されたフィブリンモノマーとフィブリノゲン、FDPなどが水溶性の複合体を形成したものである。

- 測定法
① FMテスト：フィブリンモノマーにより感作されたヒト赤血球を用いた凝集試験
② 荷電物質(硫酸プロタミン)を添加し、パラクロットの形成をみる方法
③ ELISA法：モノクローナル抗体を用いる。
- 陽性　DICや血栓症などの凝固亢進状態が疑われる。

フィブリン分解産物(fibrinogen and fibrin degradation product ; FDP)

線溶亢進状態になるとプラスミンが活性化され，フィブリノゲンまたはフィブリンを分解してFDPを形成する．フィブリノゲン分解産物をFgDP，フィブリン分解産物をFDPとして区別する．フィブリノゲンがプラスミンにより分解されるとXとY分画の中間代謝産物を経て2分子のDモノマーと1分子のE分画になる．また，安定化フィブリンがプラスミンにより分解されるとDD/E複合体，YD/DY複合体，YY/DXD複合体などの高分子分画が出現する．さらにDD/E複合体はプラスミンにより解離し，DダイマーとE分画となる．

測定法
① 半定量：ラテックス凝集法，感作赤血球凝集阻止反応法，ブドウ球菌凝集法
② ラテックス免疫比濁法，レーザーネフェロメトリー法，EIA法，RIA法

原理 ラテックス凝集法はFDPの抗体をラテックス粒子に感作し，これを検体中のFDPと抗原抗体反応させてできた凝集塊を観察する．ラテックス免疫比濁法ではこのできた凝集塊に光を当て，濁度の増加を初速度法で測定する．

基準値 血清：$10\ \mu g/ml$以下，尿$0.1\ \mu g/ml$以下(ラテックス凝集法)

臨床的意義 血中FDPの増加はDICでもっとも顕著である．その他，血栓性静脈炎，心筋梗塞，肺梗塞，ITP，悪性腫瘍，膠原病などでみられる．尿中FDPはDICのほか，子宮体腎炎，膀胱腫瘍，妊娠中毒症で増加する．

プラスミン・プラスミンインヒビター複合体(plasmin-plasmin inhibitor complex ; PIC)

PIC は線溶系の活性化亢進を示す分子マーカーである．プラスミンの阻害因子であるプラスミンインヒビターはプラスミンと 1:1 で複合体をつくり，その作用を阻止する．

- **測定** サンドイッチ法による ELISA 法
- **基準値** $0.8\,\mu g/ml$ 以下，新生児は $2\,\mu g/ml$ と高いが，生後 1 カ月で低くなる．
- **臨床的意義** PIC はプラスミンと PI とが結合した複合体であり，プラスミン活性を反映する線溶マーカーとして有用である．DIC の場合，凝固亢進に続く線溶亢進状態となり，TAT とともに PIC も高値を示す．また心筋梗塞，肺梗塞，深部静脈血栓症などの初期に行う血栓溶解療法のモニタリングとしても重要である．その他，悪性腫瘍，膠原病などでも PIC が上昇する．

- **memo**

≪凝固線溶／凝固・線溶系の阻止因子≫

アンチトロンビン(antithrombin；AT)(AT Ⅲ)

ATは凝固阻止因子の代表的なものであり，血管内凝固や血栓形成を防ぐ役割がある．トロンビン，Xa，IXaに対して阻害作用をもち，その作用はヘパリンが存在すると著しく増加する．

測定法
① 活性の測定：発色性合成基質法
② 抗原量の測定：SRID法，LPIA法，ラテックス凝集法，レーザーネフェロメトリー法

原理
① **発色性合成基質法**：被検血漿に一定濃度のヘパリンを加え，AT-ヘパリン複合体を形成させ，これに過剰のトロンビンを作用させるとAT-ヘパリン-トロンビン複合体ができる．そこで，複合体形成にあずからなかったトロンビンを発色性合成基質で検出する．
② **SRID法**：抗ヒトAT血清を含むアガロース平板に被検血漿を置くと，抗原抗体反応による沈降輪が形成される．

基準値
① 発色性合成基質法：70～130%
② SRID法：28～32 mg/dl

臨床的意義

	疾　患
高値	血友病A・B，第Ⅶ・Ⅴ因子欠乏症，急性肝炎，腎移植
低値	DIC，劇症肝炎，肝硬変，慢性肝炎，静脈血栓，肺梗塞，悪性腫瘍，糖尿病，動脈硬化

プロテインC(protein C；PC)

プロテインCは，肝臓で合成されるビタミンK依存因

子である．血管内皮細胞に存在するトロンボモジュリンと結合したトロンビンがプロテインCを活性化する(APC)．APCには抗凝固作用と線溶促進作用とがあり，抗凝固作用はリン脂質，カルシウムイオン，そしてプロテインSの存在下，第V，Ⅷ因子を分解する．また，線溶促進作用は組織プラスミノゲンアクチベータ(tPA)を増加させ，さらにtPAインヒビターを不活化させるものである．APCはATとともに凝固亢進制御因子である．

- 測定法 抗ヒトプロテインC血清を用いた免疫学的測定法(Laurell法，EIA法)や合成基質法などがある．
- 基準値 $4\,\mu g/ml$
- 臨床的意義 先天性プロテインC欠損症，DIC，肝硬変，慢性肝炎などで減少する．

プラスミンインヒビター(plasmin inhibitor：PI)(α_2PI)

PIはプラスミン阻害作用をもつ物質のなかでもっともプラスミンとの親和性が高く，かつ強い活性阻害作用をもっている．線溶系においてフィブリン溶解制御を行っている．

- 測定法 PIの抗原量を測定する免疫学的測定法(Laurell法，EIA法)や，活性を測定する合成基質法がある．
- 基準値
  ① SRID法：5.2～7.0 mg/dl
  ② 合成基質法：100±12%
- 臨床的意義 先天性PI欠損症，肝硬変，肝癌，慢性肝炎，低栄養状態で減少する．

memo

≪自動分析機≫

自動血球計数機
　利点としては，多数の検体が短時間で処理でき検査技師への負担が少ない．また，視算法に比べて成績の再現性がよい．しかし，妨害物質によっても影響を受けることが知られており，機械本体の管理のみだけでなく，異常値が出たら視算法で確認する必要がある．

測定原理
① 光学的方法：血球懸濁液が一定の速度で一列になって流れているとき，レーザー光を直角に当て，前方散乱光を電光パルスとして検出する方法
② 電気的方法：血液懸濁液が電流場を与えられた細孔を通過するとき，個々の大きさにより電極間の抵抗値が変化することを利用して検出する．

血球の計測と粒度分布
① RBCは5万倍以上に希釈し，WBCは500倍希釈後サポニンなどで溶血させて，血小板は多血小板血漿として測定する．
② ヘモグロビン量(Hb)は直接測定する．オキシヘモグロビン法，シアンメトヘモグロビン法がある．
③ MCV(mean corpuscular volume, 平均赤血球容積)は，RBCヒストグラム中の36～360 fℓサイズの総和をこの範囲に含まれるRBC総数で割り，求める．
④ RDW(red cell distribution width, 赤血球分布幅)は，RBCサイズ分布の変動係数(CV)であり，標準偏差をサイズ平均値で割って求める．
⑤ PDW(platelet distribution width, 血小板分布幅)

自動血球計数機によるHt値
　赤血球による電気的パルスの大きさから算出する．絶対値が得られないため，

正常の血液で出した数値を，その血液で得たミクロヘマトクリット値に置き換えてある．遠心法によるヘマトクリット値との混同を避ける．

自動血球計算機の測定に影響を与える物質

	WBC	RBC	Hb	MCV	RDW	PLT	その他
小赤血球		↑			↑		
赤血球砕片		↑		↓		↑	
有核赤血球	↑						
血小板凝集	↑	↑				↓	MCH MCHC
寒冷凝集素	↑	↓		↑	↑		
巨大血小板	↑					↓	
溶血検体							
強乳び検体			↑				MCH MCHC ↑
高ビリルビン血症			↑				MCH MCHC ↑
クリオグロブリン血症	↑					↑	
異常高値白血球		↑	↑	↑		↑	

注）←はとくに強く影響を与えるもの

網赤血球自動計数機

オーラミンOで染色すると，赤血球に比してRNA含有量の多い網赤血球はレーザー光で励起され，これを電気的エネルギーに変換して測定する．

自動凝固機器

血液凝固検査はフィブリンの析出を判断するのに，個人差が大きくまた大量処理は望めないことから，自動化が進んだ．原理としては濁度，粘度，電気抵抗を利用した機器が多数販売されている．

≪自動分析機≫

自動塗抹標本作製機器
のせガラス法，遠心力を利用した**スピナー法**がある．

自動白血球分類装置
測定原理
① パターン認識による方法：パターン認識による方法は，塗抹標本から得られる多くの形態学的情報から得られた特徴パラメータを細分化したものを装置に認識させて細胞同定を行うもので，基本的には目視分類での判別法を応用したものである．

② レーザーフローサイトメトリーによる方法：細胞化学法で処理した細胞を一定の速度で一列に通して光学的(レーザー光)に測定する．

③ 粒度分布による方法：電気抵抗法とレーザー光線の組み合わせや，電気抵抗と pH を変化させ白血球分類を可能にした．これは細胞集団としてとらえるところに特徴がある．

memo

≪その他≫

染色体分析(chromosomal analysis)

ヘパリンで採取した静脈血や骨髄穿刺液を材料として，それに PHA を加え短期培養し，コルセミドやコルヒチンを加え分裂中期で止め，低張液で膨化させて固定後，滴下標本を作製し鏡検する．**Q 分染法**(蛍光染色)，**G 分染法**(ギムザ染色)などの分染法がある．また，ヒトの染色体数は 46 で 22 対の**常染色体**と，2 つの**性染色体**(男性 XY，女性 XX)からなる．

FISH 法(fluorescence in hybridization)

遺伝子 DNA の局在部位を染色体，間期細胞核あるいは病理組織片上に蛍光シグナルとして可視的に観察することができる分子細胞遺伝学的手法である．

染色体を得られない場合でも間期核細胞上にシグナルを検出できるので，染色体標本と比較して簡便な操作で標本を作製することが可能であり，染色体分析との大きな違いである．染色体は M 期の中期でのみ分析可能であるが，大半の細胞は M 期以外(ほとんどが 0 期)で存在していることが多い．FISH では間期核細胞にシグナルを得られるので，培養しなくとも有核細胞を回収すれば分析可能である．

> memo

染色体分析と FISH 法の検査材料における比較

材料	FISH 法	染色体分析
血液	核を有している細胞であれば可能 培養しなくとも目的によっては可能	PHA 添加リンパ球培養 白血病など分裂能力を有している細胞を直接法、短期培養法で回収
骨髄液	同上	分裂能力を有する細胞から染色体を得る。直接法、短期培養法など、分裂細胞が少ない場合、細胞増殖因子を選択して添加する場合がある
羊水・絨毛	非培養で実施可能 細胞数が重要	分裂能力を有しているがコロニーをつくるまで培養時間を要する
組織	回収した細胞を対象にできる 細胞を単離して標本を作製	培養を行って増殖した場合、可能性はある

各種疾患と染色体異常

① **慢性骨髄性白血病(CML)：フィラデルフィア染色体(Ph)が特異的**で、症例の90%に認められる。t(9；22)(q 34；q 11)と表現する。急性リンパ性白血病(ALL)でも認められる。

② 急性白血病・MDS

核型	FAB 分類
t(8；21)(q 22；q 22)	M 2
t(15；17)(q 22；q 21)	M 3, M 3 V
t/del(11)(q 23)	M 5 a
inv/del(16)(q 22)	M 4 Eo
del (5 q)	MDS

③ 先天性疾患
- Down 症候群：過剰な 21 染色体をもつ。
- Turner 症候群：XX 性染色体のうち 1 つを欠くか、不完全
- Klinefelter 症候群：XXY 性染色体をもつ。

貪食能と殺菌能検査
貪食能試験 墨汁，ラテックス粒子，微生物などと白血球を孵置して行われる．微生物を用いた場合は殺菌能も検索できる．**nitroblue tetrazolium (NBT) 還元試験** 貪食されたNTBが好中球NADH酸化酵素により還元され，暗青色のformazanになることを応用したもので，正常では好中球の10％未満が陽性である．ラテックス粒子や細菌で刺激すると正常では陽性率が高まり，**慢性肉芽腫 (CGD)** では低いままにとどまる．

赤血球抵抗試験
溶血亢進を知る検査法の1つとして，低張食塩液に対する赤血球膜の抵抗性を調べる方法が用いられる．

❶ サンフォード (Sanford) 法
① 0.5〜0.28％まで0.02％差の食塩液系列を12本つくる．
② 採血直後の静脈血を注射針から直接1滴ずつ加え，混和する．
③ 室温2時間放置後，溶血程度を観察する．

基準値
① 最小抵抗：0.46〜0.42％
② 最大抵抗：0.32〜0.30％

❷ パーパート (Parpart) 法
① 0.85〜0.1％まで0.05％差の食塩液系列を16本つくる．
② その各5 mlにヘパリン血を0.05 mlずつ加え，混和後室温に30分放置
③ 2,000 rpm, 5分遠沈，上清を540 nmで0.85％液上清をブランクとして各試験管の吸光度を求める．

基準値 0.40〜0.45％

・**球状赤血球**で脆弱性の亢進を示す．**鉄欠乏性貧血，**

≪その他≫

サラセミアなどの貧血では脆弱性は低下する.

LE細胞試験

SLE患者血漿のγ-グロブリン分画はLE因子を含み,これが壊れた細胞の核に作用し,補体の作用も加わり,LE小体にする.そこに好中球(まれに単球)がLE小体を貪食しLE細胞となる.LE細胞ができるためには,**LE因子,補体,壊れた細胞の核,貪食白血球**が必要.核そのものを貪食した白血球をTart cellとよび,厳密に区別しなければいけない.

方法 凝血法,Cartwright振盪法(詳しくは教科書などを参照)

- SLE(全身性エリテマトーデス)の75%の例で陽性,その他,関節リウマチ,ルポイド肝炎などでみられる.

骨髄検査

骨髄液採取は医師が行うが,採取材料の処理は検査技師が行っているところが多い.

① 骨髄穿刺部位:成人では**胸骨,腸骨,腰椎棘突起**,小児では**脛骨上部**が使われる.
② 有核細胞数,巨核球数の測定:白血球用メランジュールに0.2〜0.3目盛りまで骨髄液を吸い,チュルク液を吸い足して行う.
- 有核細胞数:10〜30万個/μl
- 巨核球数:50〜150/μl
③ 塗抹標本の作製:血液塗抹標本と同様に10枚以上作製して,必要に応じて特殊染色を行う.また組織小塊を集め,**圧挫伸展標本を作製**する.
④ M/E比:骨髄系(M)と赤芽球系(E)の比をM/E比という.正常ではおよそ3:1である.
⑤ dry tap:穿刺液が採取できなかった場合をdry

tap というが，細胞数の少ない場合と多すぎる場合があり，骨髄生検が必要となる．

⑥ 脂肪滴が多い場合：**再生不良性貧血を疑う**．

表面マーカー(フローサイトメトリー；FCM)

細胞膜表面には種々の抗原があり，その細胞に特異な抗原をマーカーとして検出する方法である．これにより細胞の系統や分化段階を知ることができる．臨床的には，白血病や悪性リンパ腫の分類，免疫不全症の診断に有用である．

FCM の原理　同定したい個々の細胞を蛍光抗体で標識した後，これにレーザー光線を照射して，励起された蛍光の強弱を電気的エネルギーに変換することにより，細胞特性を解析する方法である．

FCM で使用される主な蛍光色素
- フルオレセインイソチオシアネート(FITC)
- フィコエリスリン(PE)

FCM の臨床応用
① 細胞表面および細胞内抗原検索
② 細胞機能解析
③ 輸血および移植
④ 細胞数(**造血幹細胞；CD 34 陽性細胞，CD 4 陽性細胞**)
⑤ 核 DNA 量の解析
⑥ 染色体分析

リンパ球サブセット　形態学的には識別しえないリンパ球のサブセットを分類する方法である．T 細胞，B 細胞および T 細胞サブセット分析が代表的である．

memo

≪その他≫

	CD 4	CD 8	CD 4/CD 8
AIDS	↓	→	↓
SLE	↑	↑	↑
伝染性単核症	→	↑	↓

ヒト血球に対する主なモノクローナル抗体

CD 番号	認識抗原
CD 1a	胸腺細胞
CD 2	panT（E-ロゼット）
CD 3	panT（T 3/Ti 複合体）
CD 4	ヘルパーT/インデューサーT
CD 5	panT および B の一部
CD 7	panT（Fcμ レセプター）
CD 8	サプレッサーT
CD 10	common ALL
CD 19	panB
CD 20	panB
CD 21	成熟 B
CD 13	顆粒球，単球
CD 14	単球
CD 33	顆粒球，単球
CD 57	ナチュラルキラー細胞
CD 16	ナチュラルキラー細胞

CD : clusters of differentiation

血液・造血器腫瘍細胞抗原分析

細胞表面抗原の発現状況から，その細胞が属する系統を同定する方法で，immunophenotyping ともよばれる．血液腫瘍細胞の immunophenotyping は主にリンパ系腫瘍が対象となるが，急性白血病（AML）の一部の病型にも必須の検査になっている．

memo

急性白血病分析のための抗体パネル(EGIL)

一次検査

Bリンパ系	CD 19, cytCD 22, cytCD 79 a, CD 10
Tリンパ系	cytCD 3, CD 2, CD 7
骨髄系	MPO (cyt), CD 13, CD 33, CDw 65, CD 117
系統非特異的マーカー	TdT (cyt), CD 34, HLA-DR

二次検査

B系ALL	cytIgM (μ重鎖), mIg-κ軽鎖, mIg-λ軽鎖, CD 20, CD 24
T系ALL	CD 1 a, mCD 3, CD 4, CD 5, CD 8, TCRα/β, TCRγ/σ
AML	lysozyme(cyt), CD 14, CD 15, CD 41, CD 61, CD 64, glycophorin A

cyt：細胞膜内, m：細胞膜表面, ただしとくに記載のないものはすべて細胞膜表面, MPO：myeloperoxidase, TdT：terminal deoxynucleotidyl tr-ansferase, EGIL：European Group for the Imunological Characterization of Leukemia

memo

医用工学

電気に関する法則など

記号は E＝電圧(ボルト)，I＝電流(アンペア)，R＝抵抗(オーム)，H＝熱量，P＝電力，t＝時間(秒)を表す．

① オームの法則：$E = I \cdot R$
② ジュールの法則：$H = I^2 Rt$（J；ジュール）
  ・電力：$P = EI = I^2 R$（W；ワット）

関連するポイント 抵抗の逆数をコンダクタンスGという．単位はジーメンス(S)で表す．

受動素子

素子	単位	その他
抵抗	Ω(オーム)	周波数による変化はなし 分流器：テスターで使われる
コイル	H(ヘンリ)	X_L(誘導性リアクタンス)＝$2\pi fL$ X_Lは周波数に比例
コンデンサ	F(ファラッド)	X_C(容量性リアクタンス) ＝$1/(2\pi fC)$ X_Cは周波数に反比例
トランス		変圧：電圧を変化させる (例)100 V を 12 V，100 V を 250 V にするなど

注) 抵抗・X_L・X_C，ともに単位は Ω（オーム）．

抵抗の接続

① 直列接続：合成抵抗 $R_0 = R_1 + R_2$

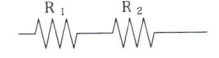

memo

② 並列接続：合成抵抗 $R_0 = \dfrac{R_1 \times R_2}{R_1 + R_2}$

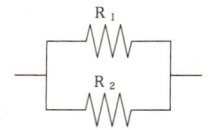

関連するポイント コンデンサの直列・並列接続は，抵抗の場合の逆になる．

ホイートストン・ブリッジ回路

ブリッジ回路の平行条件＝Gに流れる電流＝0 mA

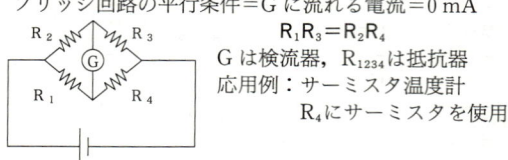

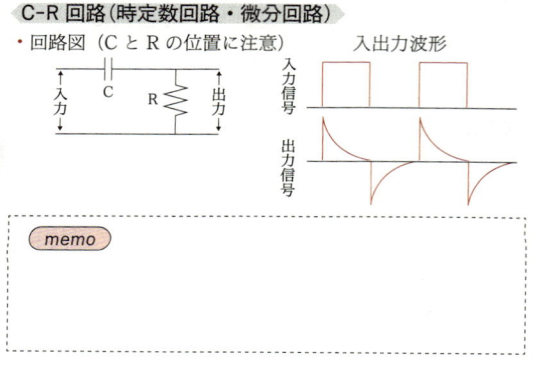

$R_1 R_3 = R_2 R_4$

Gは検流器，R_{1234}は抵抗器

応用例：サーミスタ温度計

R_4にサーミスタを使用

C-R回路（時定数回路・微分回路）

・回路図（CとRの位置に注意）　　　入出力波形

(memo)

- T(時定数)＝C×R(秒)

時定数による波形の変化と波形からの時定数の求め方

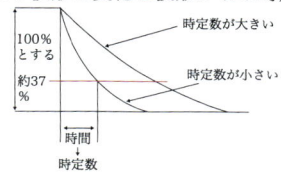

	時定数	低域遮断周波数
心電計	3.2秒以上	0.05 Hz
脳波計	0.3秒	0.5 Hz
筋電計	3秒	5 Hz

$$低域遮断周波数 = \frac{1}{2\pi T} \text{ (Hz)}$$

能動素子

半導体

- N型半導体(第5族を加える)：電子がキャリア
- P型半導体(第3族を加える)：正孔がキャリア

ダイオード

順方向バイアス　電流が流れる

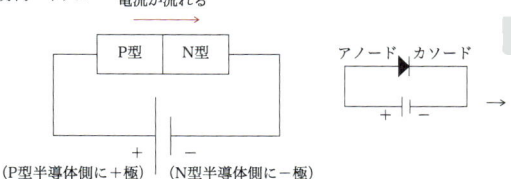

(P型半導体側に＋極)　(N型半導体側に－極)

逆方向バイアスは電池の極性を逆にする。電流が流れな

い．[例]P型半導体側に-極をつなぐ
  ・記号

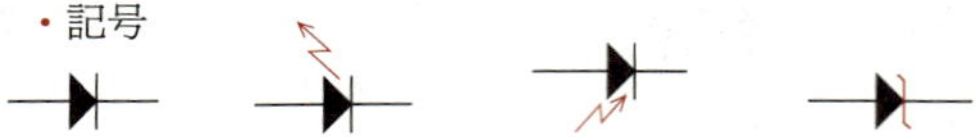

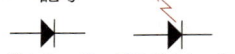

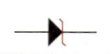

  ダイオード　発光ダイオード　フォトダイオード　定電圧ダイオード

関連するポイント

  ・フォトダイオード：逆バイアスで使用する．トランスジューサーの1つ．光量…電流に変換
  ・トンネルダイオード(またはエサキダイオード)：増幅作用がある．

トランジスタ

  ・記号

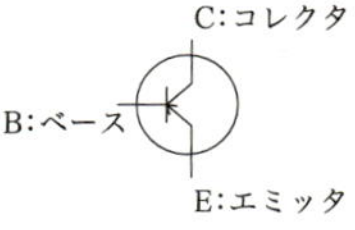

  C:コレクタ
  B:ベース　　　← が内側に向く
  E:エミッタ

  PNP型

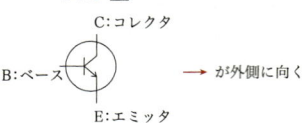

  C:コレクタ
  B:ベース　　　→ が外側に向く
  E:エミッタ

  NPN型

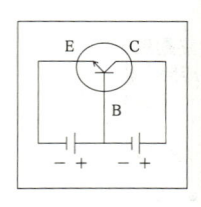

[バイアスのかけ方例]　ベース・エミッタ間…順方向バイアス
　　　　　　　　　　　ベース・コレクタ間…逆方向バイアス

— 356 —

- 電流増幅率：$\alpha = \dfrac{I_C}{I_E}$ …ベース接地電流増幅率<1

  $\beta = \dfrac{I_C}{I_B}$ …エミッタ接地電流増幅率≒100

電界効果形トランジスタ(FET)

- 記号

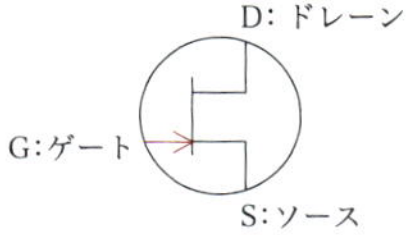

D: ドレーン
G: ゲート
S: ソース
← が内側に向く

Nチャンネル型

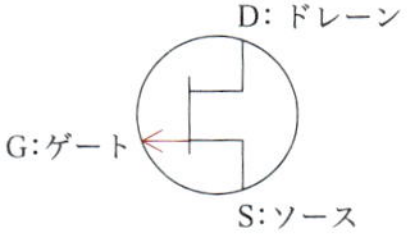

D: ドレーン
G: ゲート
S: ソース
→ が外側に向く

Pチャンネル型

- 高入力インピーダンス：MOS型FET ≫ 接合型FET

memo

トランジスタと FET の特徴のまとめ

	制御方法	入力インピーダンス	その他
トランジスタ	電流制御型	低い（数 kΩ 程度）	周囲温度の影響を受けやすい
FET	電圧制御型	高い（$10^8 Ω$ 以上）	ME 機器の信号入力部に使用される

インピーダンスマッチング（内部抵抗＝負荷抵抗にすること）

- 最大電力を得るため：$PR_{MAX} = \dfrac{E^2}{4r}$

  （PR_{MAX}：最大電力，r：内部抵抗）

増幅器

① 増幅器とは，小さな信号(生体の信号)を大きな信号に変えるもの．

　信号には電圧・電流がある．また，生体の信号はアナログ信号である．

② 増幅度(利得)の単位は倍と dB(デシベル)が用いられる．

＜倍と dB の関係＞

倍と dB の関係	2倍	10倍	1,000倍	公式
電圧増幅度・電流増幅度幅度	6 dB	20 dB	60 dB	$20 \log_{10} A$
電力増幅度	3 dB	10 dB	30 dB	$10 \log_{10} A$

memo

ポイント 電力増幅度は半分になる．

[例] 250 倍 = 10×10×10÷2÷2 (10と2の×÷に分解する)
　　　　　↓↓↓↓↓↓↓↓↓
　　　　　20+20+20−6−6 = 48 dB となる

　　　52 dB = 20+20+6+6 (20と6の+−に分解する)
　　　　　　↓↓↓↓↓↓↓
　　　　　10×10×2×2 = 400 倍

ポイント +↔×
　　　　　−↔÷

③ 生体信号を増幅する増幅器の特徴
　・高増幅度・低雑音
　・差動増幅器である．
　・入力抵抗(入力インピーダンス)が高く，入力電流が少ない．
　・ドリフトが少ない．
　・低雑音である．

④ 増幅器の種類と特徴
　(1)差動増幅器：**同相信号を抑制**できる．
　・入力が2つある．双極誘導ができる．

　　差動信号：G_1 と G_2 に異なった信号が入力
　　同相信号：(ハム雑音など)G_1 と G_2 に同じ信号が入力

　・同相除去率(弁別比；CMRR)大きいほうがよい

$$\text{同相除去率} = \frac{Ad(倍)}{Ac(倍)} \begin{matrix}\leftarrow \text{差動信号増幅度} \\ \leftarrow \text{同相信号増幅度}\end{matrix}$$

　　同相除去率 = Ad(dB) − Ac(dB)

[例] 差動信号増幅度が100 dB，同相除去率が80 dBだとすると，同相信号増幅度は，

$80 = 100 - Ac$ ∴ $Ac = 100 - 80 = 20 (dB)$ となる．

(2) 負帰還増幅器
・実効増幅度 Ae が安定する．
・周波数特性が改善：高い周波数まで均一に増幅できる．
・直線性の改善：大きな信号でも規則的に増幅できる．
・**増幅度が小さい．唯一の欠点**
・帰還：出力の一部を入力側へ戻す．
　　帰還率 β …出力の一部を入力側へ戻す割合
　　負帰還…入力信号と出力信号の位相が逆の場合
　　　　　（この場合は負帰還率となる）
　　正帰還…入力信号と出力信号の位相が同じ場合

[例] 負帰還をかけないときの増幅度（オープンループ利得）100 dB，負帰還率 $\beta = -60$ dB とすると，

$$\boxed{\text{実効増幅度 Ae} \fallingdotseq \frac{1}{\beta}} = \frac{1}{-60} = 60 (dB) となる．$$

dB として計算する．

(3) 演算増幅器（OPアンプ）
・生体信号の増幅器としての特徴がほぼそろっている．
　　演算増幅器を利用して微分回路・積分回路ができる．

記号

増幅器の種類についての整理

> 演算増幅器(OPアンプ)≒直流増幅器≒差動増幅器

これらはほぼ同じ性質の増幅器である．
→利用すると負帰還増幅器ができる．

雑音

雑音
- 内部雑音
  - ① フリッカ雑音：周波数に反比例(低い周波数ほど雑音が大きい)
  - ② マイクロフォニック雑音：振動が原因で起こる．
  - ③ ハム雑音
  - ④ 熱雑音
  - ⑤ ドリフト
- 外部雑音 ── 静電誘導など

（知っていると便利）

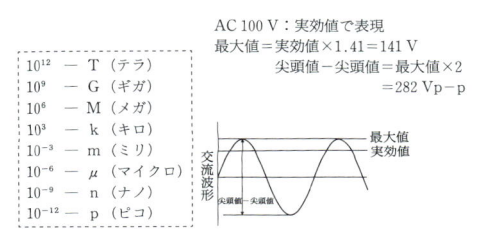

- 10^{12} ― T (テラ)
- 10^{9} ― G (ギガ)
- 10^{6} ― M (メガ)
- 10^{3} ― k (キロ)
- 10^{-3} ― m (ミリ)
- 10^{-6} ― μ (マイクロ)
- 10^{-9} ― n (ナノ)
- 10^{-12} ― p (ピコ)

AC 100 V：実効値で表現
最大値＝実効値×1.41＝141 V
尖頭値－尖頭値＝最大値×2
　　　　　　　＝282 Vp－p

交流波形：最大値、実効値、尖頭値－尖頭値

濾波回路(フィルター回路)

種類(名称)	回路図	周波数特性
高域濾波器 HPF 微分回路 時定数回路 (同じ回路)	入力─C─R─出力 / C─R─OPアンプ	-3dB, eo/ei, 低域遮断周波数 周波数f(Hz) **低域遮断周波数** ECG：0.05 Hz EEG：0.5 Hz EMG：5 Hz
低域濾波器 LPF 積分回路 (同じ回路)	入力─R─C─出力 / R─C─OPアンプ	-3dB, eo/ei, 周波数f(Hz) 高域遮断周波数

- 上表以外の濾波回路
    - 帯域除去器：ハムフィルタに利用されている。50〜60 Hzを減衰させる。
    - 帯域濾波器：ある周波数(帯)を通過させる。

電源回路

交流を直流に変換する。電圧も同時に変えることもある。

整流回路 ─┬─ 方波整流(整流器1コ)
　　　　　└─ 両波整流(整流器2コ)・ブリッジ整流(整流器4コ)

ブリッジ整流回路：ダイオード4の接続(次頁図)

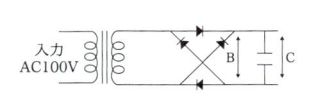

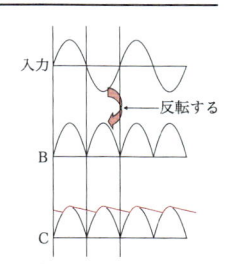

- 脈流減少：平滑回路(T型・π型)コンデンサを使用する．上図Cの部分に相当する．
  …脈流とは左図の赤色の部分．
- リップル率(脈流の変化の割合のこと)：小さいほうがよい

マルチバイブレータ

マルチバイブレータ名	双安定(二安定)	単安定	無安定
利用例	記憶回路　計数回路	延回路	方形波発信

双安定(二安定)マルチバイブレータ＝フリップフロップ

トランスジューサ(変換器)

何かが ─→ ①電気抵抗に変化
　　　　└→ ②起電力に変化
　　　　└→ ③電流に変化

① 電気抵抗に変化するもの
- 比例…抵抗値が増加，　反比例…抵抗値が減少

ストレインゲージ	力・変位	→電気抵抗→比例
サーミスタ	温度	→電気抵抗→反比例
光電素子	光	→電気抵抗→反比例
		CdS・CdSeなど

② 起電力に変化するもの：比例関係にある

圧電素子	力 →起電力
ホール素子	磁場→起電力
熱電対	温度→起電力
光電池	光 →起電力
フォトダイオード	光量→起電力

③ 電流に変化するもの：比例関係にある

光電管	光 →電流
ガイガー計数管	放射線量→電流

関連事項

① パルスオキシメータ
  ・オキシヘモグロビン…940 nm ⎫ 吸光度の差を利用
  ・還元ヘモグロビン……660 nm ⎭
  ・測定可能項目：動脈血酸素飽和度(SpO_2)，心拍数，睡眠時無呼吸症候群のスクリーニング

② サーモグラフィー：皮膚表面の温度を測定…赤外線カメラ
  ・赤外線検出器→ InSb　　CdHgTe ←(HgCdTeと記載もあり)8〜14μm
  ・ステファン・ボルツマンの法則：温度の4乗に比例

③ 血液ガス
  ・酸素分圧：クラーク型電極
  ・二酸化炭素分圧：セバーリングハウス電極

④ ISFET：イオン選択FET…Na^+ K^+など

⑤ Kイオン電極：バリノマイシン(抗生物質)

⑥ 超音波診断装置の探触子：圧電素子

電気的安全対策

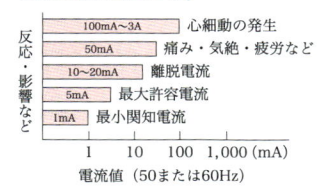

① マクロショック：皮膚表面から電流が流れ込む．交流電源で起こる．

反応・影響など	電流値	症状
	100mA〜3A	心細動の発生
	50mA	痛み・気絶・疲労など
	10〜20mA	離脱電流
	5mA	最大許容電流
	1mA	最小感知電流

電流値（50または60Hz）

関連するポイント 心電計の被検者保護ヒューズ…5 mA

② ミクロショック：直接心臓へ電流が流れ込む．心臓カテーテル・ペースメーカーなどで起こる．
　　最大許容電流値は 10 μA 以下

③ EPR システム：等電位化システム
　　EPR ポイントへすべての機器をアース線で接続…機器の電位差 10 mV 以下
　　　　（単位に注意）

・EPR システムの記号

④ クラス別機器と保護手段

機器	追加保護手段
クラス I 機器	保護接地（3Pプラグ）
クラス II 機器	強化絶縁
内部電源機器	

・保護手段の共通な方法は基礎絶縁がほどこされている．

⑤ アース
　・感電防止
　・基準電位の確保：CMRR の向上

記号

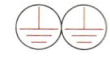

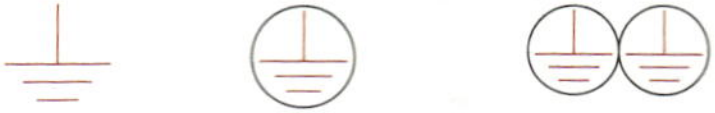

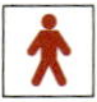

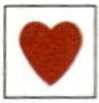

　　アース　　保護接地　　追加保護接地

⑥ 皮膚の表面に電極を取り付けて使用する装置(BF形)
　心臓に直接電極を近づけて使用する装置(CF形)
　・記号

(BF 形装着部をもった機器) (CF 形装着部をもった機器)

情報科学

情報科学 (information science または informatics) の概念
情報の生成・伝達・改造(加工)・蓄積・利用について理論や技術を研究する学問.

情報
- 物事の事情・内容などを知らせること
- 行動の意思決定をするために役立つ資料・知識
- 通信で伝達される信号(文字・音声・電気的パルスなど)のうちある種の秩序・規則性・パターンなど備えたもの

情報量
① ある情報を受け取ったことによって減少する不確かさの程度

$$I = H - H'$$

　I：情報量
　H：ある情報をもらう前のエントロピー
　H′：ある情報をもらった後のエントロピー

※情報のエントロピー：不確かさの量. 確定している場合は H=0

$$H = -\sum_{i=1}^{n} p_i \cdot \log_2 p_i \quad (p_i：ある事象の起こる確率)$$

事象の確率小さいほど予想から大きく離れるので, 情報によってもたらせる影響は大きい. この影響の大きさを情報量とすると $\boxed{I = -\log_b p}$ と定義する.

② 情報量の単位
- シャノン(shannon)：$I = -\log_b p$ の底 b が 2 のときの情報量の単位(1997 年 JIS 制定). 0 以上の実数で表す.
- ビット(bit)：記憶容量の単位. 0 以上の整数で表す. 二者択一でどちらの結果が出る確率は同じ 1/

2. その結果を知ったとき"1ビットの情報量が得られた"という．以前は情報量の単位として使用され，現在でもしばしば用いられる．

$\left.\begin{array}{l}1 \text{ビット} = 2^1 = 2 \text{通り} \\ 2 \text{ビット} = 2^2 = 4 \text{通り} \\ 3 \text{ビット} = 2^3 = 8 \text{通り}\end{array}\right\}$ の表現が可能

- バイト(byte)：1バイト＝8ビット
- 補助単位K(キロ)：1Kバイト＝1,024(＝2^{10})バイト(10進数では1k＝10^3＝1,000だが，2進数では1,024)

情報処理(information processing)

① データを処理して意味のある結果を情報として出力すること．データの取得・格納・加工・表示を行うこと．とくにコンピュータでは入力されたデータを加工して出力することをさす．

② コンピュータで直接的に扱うのは2進数(binary number, binary digit)である(0と1の組合せ)．

③ アナログデータ(紙に書かれた画像・心電図や，音声など)は，そのままではコンピュータ処理ができないので，デジタルデータに変換(A/D変換)してからコンピュータ処理をする．

論理演算
個々の命題の真偽から全体としての真偽を確定すること．

※命題：真偽を判定できる文(あいまいさがない)
1ビットの情報(真：1，偽：0)

memo

演算子の種類(入力:AとB, 出力:S)

演算子	否定 (NOT): 〜でない	論理積 (AND): 〜かつ〜	論理和 (OR): 〜または〜
真理値表	A | S 0 | 1 1 | 0	A B | S 0 0 | 0 0 1 | 0 1 0 | 0 1 1 | 1	A B | S 0 0 | 0 0 1 | 1 1 0 | 1 1 1 | 1
意味	S=Aの反転	S=AかつBが1なら1	S=AまたはBが1なら1

演算子	排他的論理和(XOR)	否定的論理積 (NAND):ANDの否定	否定的論理和 (NOR):ORの否定
真理値表	A B | S 0 0 | 0 0 1 | 1 1 0 | 1 1 1 | 0	A B | S 0 0 | 1 0 1 | 1 1 0 | 1 1 1 | 0	A B | S 0 0 | 1 0 1 | 0 1 0 | 0 1 1 | 0
意味	S=AまたはBのどちらかだけが1ならば1	S=AかつBが1なら1の反転(ANDの反転)	S=AまたはBが1なら1の反転(ORの反転)

情報表現

① 文字:文字コードとして表現
 ・1バイトの文字コードセット(ASCII, EBCDICなど)
 ・2バイトの文字コードセット(JISコード,シフトJISコード,Unicodeなど)
② 数値:10進数を2進数に変換して表現(10進2進変換).小数点を含む数値(固定小数点表現,浮動小数点表現)
③ 波形,音声:A/D変換器を用いてサンプリングし,近似的に表現
 サンプリング周波数(Hz),量子化ビット数(bit)を大きくすると,もとの波形に対して再現性が高くなる.ただし,データ量も大きくなる.なお,サンプリング周波数 f_s は対象波形を構成している最大周波数 f_{max} の2倍以上の周波数である($f_s \geq 2 f_{max}$:サ

ンプリング定理).
※データ量(bit)＝サンプリング周波数(Hz)×量子化ビット数(bit)×サンプリング時間(秒)
④ 画像
・写真のような画像の場合は，画像を画素に分割して各画素の色をビット数で表現(ビットマップ画像)
※データ量(bit)＝画素数(縦ドット数×横ドット数)×1色の階調ビット数×3〔カラーは赤(R)・緑(G)・青(B)の3原色の組み合わせなので3倍する〕
・曲線，直線などの幾何学的図形は相対的な位置関係や線の太さなどをデータの組として表現(ベクトル画像)
※アウトラインフォント，CAD図面など
・静止画像のファイル形式(BMP, PICT, TIFF, GIF, JPEGなど)
・動画のファイル形式(AVI, QuickTime, MPEG-1, MPEG-2など)
・医療画像のファイル形式・規格(DICOM-3など)

基本動作方式

プログラム内蔵方式：命令が1つずつ主記憶装置から取り出されて実行→逐次実行(制御)方式．フォン・ノイマン(von Neumann)が考案．

この方式のコンピュータをノイマン型コンピュータまたは逐次実行型コンピュータという．現在のほとんどのコンピュータはこの方式．

> memo

基本構成
コンピュータの5大装置(機能)
① 入力
② 記憶
③ 演算
④ 制御
⑤ 出力

> 中央演算処理装置(central processing unit；CPU)
> ※ 演算装置と制御装置を合わせたもの．レジスタやキャッシュメモリなどの高速小容量メモリを内蔵．CISC型，RISC型がある．同一アーキテクチャであれば動作周波数が高いほど高速

5大装置の概要
① 入力装置：データやプログラムを人間が読める符号から機械が読み取れる符号へ変換し，記憶装置に入れる．
  ・キーボード，マウス，イメージスキャナ，OMR，バーコードリーダ，タッチパネルなど
② 記憶装置：データやプログラムを記憶する．
  (1)内部記憶装置：レジスタ，キャッシュメモリ，主記憶装置(D-RAMなど)，フラッシュメモリ(EEP-ROMなどでBIOSを格納)
  (2)外部(補助)記憶装置
  ・磁気ディスク装置：ハードディスク(HD)…数十GB〜数TBの容量，フロッピィディスク(FD)…1.44 MB，1.25 MB，720 KBの容量．ランダムアクセス
  ・SSD(solid state drive)：数十GB〜数TBの容量，EEP-ROMの一種，静音，主にHDDの代替
  ・USBフラッシュメモリ：数十MB〜数十GBの容量，機械的動作部がない，ランダムアクセス
  ・磁気テープ装置：シーケンシャル(順次)アクセス，主にバックアップ，アーカイブ用途，標準規格としてLTO(linear tape open)があり，LTO-1〜7(容量：100 GB〜15 TB)が市販されている．LTO-

8～10(容量：12.8～120 TB)も順次市場投入予定である．
- 光ディスク装置：CD-ROM, CD-R, CD-RW…650～700 MB の容量．DVD-ROM, DVD-R, DVD-RAM, DVD+RW, DVD-R/W…1.4～17 GB の容量, BD-ROM, BD-R, BD-RE…25, 50 GB の容量
- 光磁気ディスク装置(MO)：レーザと磁気で書き込み, 磁気で読み込み, 128 MB～1.3 GB の容量
  ※RAM(random access memory)：書き込み, 読み込み可, 揮発性メモリ
  ROM(read only memory)：読み込み専用メモリ, 不揮発性メモリ
③ 演算装置：CPU 内にあって演算の回路を含み, 演算レジスタをもち算術演算(四則演算), 比較演算, 論理演算などを行う．
④ 制御装置：CPU 内にあって処理に必要な指示を他の装置に対して与え, 処理を自動的に連続して行うように制御する(逐次制御装置)．選択回路, バスコントローラ, デコーダ, レジスタなどで構成
⑤ 出力装置：コンピュータ内のデータを紙に印字したり液晶ディスプレイなどに表示し, 人間のわかる形で表現．

ディスプレイ装置
液晶ディスプレイ(TFT, STN), LED バックライト液晶ディスプレイ, 液晶プロジェクタ, CRT ディスプレイ, タッチパネル

プリンタ
- シリアルプリンタ：1 文字ずつ印字(活字方式, ドット方式, 熱転写方式)
- ラインプリンタ：1 行単位にまとめて印字(ドット方式, 熱転写方式, インクジェット方式)

- ページプリンタ：1ページ単位で印字・印刷（電子写真方式…レーザプリンタ）
- ※解像度の単位：dpi(dots per inch) 1インチ当りに描けるドット（点）の数

コンピュータの中心部分　CPU，内部記憶装置，バス〔CPUを含め各装置を接続する電気信号通路，バス幅(bit)大で動作周波数(Hz)大ほど高速〕．

コンピュータの周辺装置　インターフェース装置（規格）：入力装置，外部記憶装置，出力装置，通信装置（MODEM, DSU, TAなど，ネットワークカード，ハブ，ルータなどネットワーク機器），インターフェース（周辺装置とCPUやメモリとのデータのやりとりを仲立ちする装置）

- パラレル方式：ATA, SCSI, セントロニクスインターフェース，GP-IB
- シリアル方式：RS-232C, USB, IEEE-1394 など．
- ※データ転送速度の単位：bps(bits per second)，ビット/秒

無停電電源装置(uninterruptible power supply ; UPS)
電源トラブル発生時はバッテリ電源供給下で正常終了処理を行い，ファイル消失，HDDクラッシュなどの障害を未然に防止する．

ソフトウエア
① 機器類を用いて行う物事の情報・理論など無形の部分
② ハードウエアに比べて論理的に複雑表現ができ，改変・複製が容易なため，データ処理システムの中では自由度が大きい．

```
┌─ ソフトウエア ─────────────────────────
│ ┌─ プログラム群 ──┐ ドキュメント  ┌─ システム開発技術 ─┐
│ │ オペレーティングシステム │ 仕様書       │ システム設計技術   │
│ │ ユーティリティプログラム │ 流れ図       │ コーディング技術   │
│ │ アプリケーションプログラム│ マニュアル   │ テスト技術       │
│ └─────────────┘ (取扱説明書)  └──────────────┘
└───────────────────────────────────
```

オペレーティングシステム (operating system ; OS)

以下の目的のためにつくられたプログラム群

① 目的
- システム資源の効率的な活用(実行管理, 記憶管理, ジョブ管理, タスク管理, その他)
- 処理速度の向上
- 応答時間の短縮
- 使いやすさ(ユーザインターフェース)の向上
- 信頼性, 保守性の向上
- その他

※システム資源:プログラムの実行において利用されるものの総称…ハードウエア資源, ソフトウエア資源

※ユーザインターフェース:マン・マシンインターフェースのうち操作画面を指すことが多い.

(1) GUI(graphical user interface):アイコンなどの図形などが主体の画面構成でマウスなどの操作で実行する操作体系をもつ. MS-Windows(7, 8, 10), MacOS, OS/2, iOS, Android など

(2) CUI(character-based user interface):文字主体の画面構成で, 文字(コマンド)を入力して実行する操作体系をもつ. MS-DOS, UNIX, Linux など

ユーティリティプログラム

システムやアプリケーションの足りない部分を補助するソフトウエアの総称

— 374 —

(テキストエディタ，Mac の PC Exchange など)．

アプリケーションプログラム
① 汎用ソフトウエア：一般に市販されているワープロ，表計算，データベース，グラフィックスなどのソフトウエア
② 専用ソフトウエア：特定の施設・業務のためにつくられたソフトウエア

プログラム言語
① 機械語：0と1だけの言語，人間にはわかりにくい．
② 低級言語：アセンブラ言語(機械語の命令と1対1に対応する略語で記述)
③ 高級言語：COBOL(事務処理向け)，FORTORAN(科学技術計算向け)，BASIC(インタプリタ型)，PL/I(事務処理・科学技術計算向け)，Pascal(構造化プログラミング可)，C言語(システム記述言語として有名)，MUMPS(医療用データベース構築・操作のための言語)，LISP(人工知能で利用)，PROLOG(宣言型言語，人工知能における記号処理)，C++(オブジェクト指向言語，Windowsプログラム記述に多用)，JAVA(CPUやOSに依存しないオブジェクト指向言語)，Python(webアプリ，AI，Deep learnig向け言語)，Ruby(スマホwebサービス，ゲーム，小規模開発向け)，Perl(文字列，パターンマッチング，塩基配列処理向け，インタプリタ型)など

プログラムの実行(非インタプリタ型言語の場合)
※開発者が直接記述するのは原始プログラム．使用言語・コンパイラ・リンカの仕様によって動作機種が決まる．

```
原始プログラム ─翻訳→ 目的プログラム ─連携編集→ ロードモジュール ─実行→ 結果
(ソースプログラム)    (オブジェクトプログラム)                  (機械語)
(高級言語)    ↑コンパイラ    (機械語)    ↑リンカ
                                        複数の目的
                                        プログラムを結合
```

結果 → 誤動作(エラー)があった場合

デバッグ (debug) : 虫取り
(ソースプログラムを修正)

バグ (bug) : 虫
(プログラム上の誤り)

形式エラー,文法エラー
論理エラー,設計エラー

ネットワークトポロジ(形態)

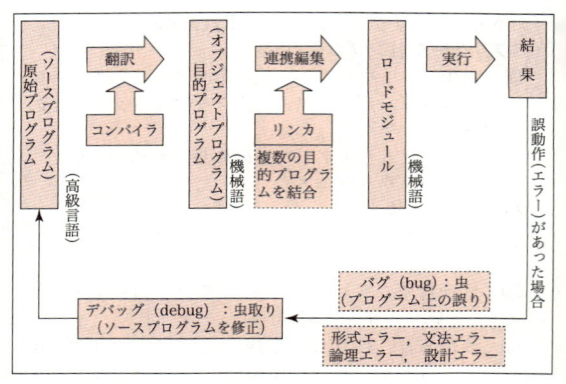

ネットワークトポロジ(形態)　※物理トポロジと論理トポロジがある．

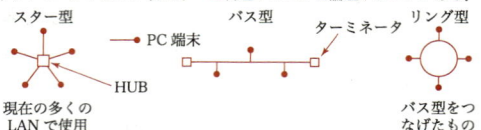

スター型 — PC端末　バス型　ターミネータ　リング型
　　　HUB
現在の多くの　　　　　　　　　　　　　　　バス型をつ
LANで使用　　　　　　　　　　　　　　　なげたもの

ネットワークの規模

・LAN＜WAN
・LAN(local area network)：同一フロア,建物内のネットワーク．
・WAN(wide area network)：異なる建物,地域間のネットワーク．

通信プロトコル

　コンピュータ間通信をする際の手順や規約などの約束事をいう．コンピュータのもつべき通信機能(プロトコ

ル)を階層構造に分割したモデルに OSI 参照モデル, TCP/IP モデルがある．インターネットにおいては実装面に優れる TCP/IP モデルが主流である．

OSI(open systems interconnection)参照モデルと TCP/IP モデル

	OSI 参照モデル		役割		TCP/IP モデル	
	層の名称	主なプロトコル		層	層の名称	主なプロトコル
第7層	アプリケーション層	HTTP, SMTP, FTP, DHCP, HL7	送受信されたデータを利用する応用ソフトウェア	第4層	アプリケーション層	HTTP, SMTP, FTP, DHCP, HL7, TELNET, NetBIOS, SSL
第6層	プレゼンテーション層	SMTP, FTP, TELNET	送受信するデータ形式の決定・変換			
第5層	セッション層	TLS, NetBIOS, SSL	論理的な通信路の確立と制御			
第4層	トランスポート層	TCP, UDP, NetBEUI, NetWare/IP	データ分類，誤り制御，再送制御	第3層	トランスポート層	TCP, UDP, NetBEUI, NetWare/IP
第3層	ネットワーク層	IP, ARP, RARP, ICMP	アドレスのつけ方を規定，通信伝送経路制御	第2層	インターネット層	IP, ARP, RARP, ICMP
第2層	データリンク層	PPP, Ethernet, CSMA/CD	パケット伝送規定	第1層	ネットワークインターフェイス層	PPP, Ethernet, CSMA/CD, 無線, 光ケーブル, コネクタ
第1層	物理層	RS-232, 無線, 光ケーブル, コネクタ	コネクタなどの物理的規格			

インターネットでできること

電子メール(ファイル添付も含む),WWW(HTMLで記述されたファイルを不特定多数に公開),FTP(ファイル転送),その他.

セキュリティ

天災,火災,停電,システムの故障,誤操作などのミス,外部あるいは内部利用者の盗用,改竄(かいざん),破壊などに対する対策を講じ,システムや情報の機密性,完全性,可用性を維持することである.

- ファイヤーウォール:内部ネットワーク(イントラネット)への不正侵入や破壊行為,各種サーバなどの防御などを行うためのソフトウエアやハードウエアのほか,その機能自体を示す.
- IDとパスワード:内部(病院などの施設内)ネットワークにおいてでもIDごとのアクセス権限の階層化などを実施することが望ましい.IDに対のパスワードは第三者が推測しにくくかつ十分な文字数であることが望ましい.
- 医療情報連携・保全基盤推進事業:自施設サーバの患者データ等診療情報の震災等による破壊・消失に対する診療情報保全策として比較的安全な地域にサーバを設置し診療情報をSS-MIX標準化ストレージに蓄積保存し,非常時に他の医療施設でも診療情報を利用できるようにする.

バッチ処理

データを一定期間蓄積し,ある時間や期日に一括処理する処理形態.給与計算など,コンピュータの利用効率は高いが応答時間は遅い.

リアルタイム処理

処理要求が発生したら即座に処理を行い結果を返す処

理形態．各種予約システム，緊急検査システムなど．常に待機状態にしておくためコンピュータの利用効率は低い．

タイムシェアリングシステム(time sharing system：TSS)

　個々の処理時間を短い時間に分割し，複数の仕事を少しずつ順番に並行して実行し，1台のCPUを複数のユーザが同時に使うようなシステム

オンライン処理

　遠隔地で発生した処理要求を通信回線(有線，無線)を用いて送受信して処理し，結果を返す．

病院情報システムを構成するサブシステム

① 診療部門システム
　・電子カルテシステム：真正性，見読性，保存性が確保されていなければならない．下記システムと連携して効果的に機能する．

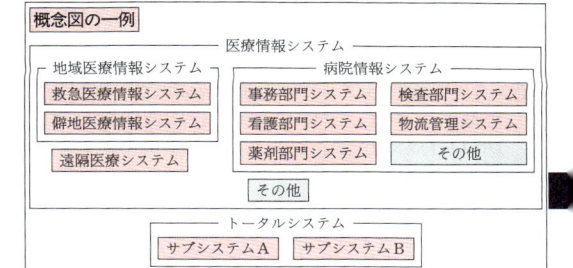

概念図の一例

医療情報システム
- 地域医療情報システム
  - 救急医療情報システム
  - 僻地医療情報システム
  - 遠隔医療システム
- 病院情報システム
  - 事務部門システム
  - 看護部門システム
  - 薬剤部門システム
  - 検査部門システム
  - 物流管理システム
  - その他
  - その他

トータルシステム
- サブシステムA
- サブシステムB

トータルシステムはさまざまなサブシステムから構成されている．

- オーダエントリシステム(オーダリングシステム)：診療に伴って発生する検査，処置，処方，予約などのオーダ(指示情報)をネットワークを介して各部門に送るシステム．発生源入力(医師による入力)が原則である．投薬ミスの防止，会計待時間の短縮などが期待される．
- 診療情報参照システム
- クリニカルパスシステム
- 予約システム

② 検査部門システム
- オーダの受付から検査データの出力までをコンピュータで管理するシステム
- 検体管理：容器に貼り付けられたバーコードシールにより管理…バーコードリーダで読み取り
- 自動分析器での測定結果は自動的にサーバ上のデータベースにオンライン入力され，結果報告
- 各種精度管理：過去のデータの蓄積や精度管理システムの利用により効果的に実現
- ※キーボードでの手入力などの人手の介入を減少させ，オンライン入力することにより，人為的ミスは減少する．

③ 放射線部門システム：X線フィルムなどを対象に画像情報を総合的に管理する．画像規格は主にDICOM-3である．
- PACS(picture archiving and communicaion system)
- RIS(radiological information system)
- レポーティングシステム

その他，看護部門システム，薬剤部門システム，事務部門システムなど多くのサブシステムにより構成．

地域医療情報システム(地域医療ネットワーク)

- 患者データ(ID, 生年月日, 性別, 診断名, 検査データなど)を地域医療施設で共有(1患者/1カルテ/1地域):患者データの一元管理
- 同一地域での医療の重複を省くことによる医療費の抑制,同時併用薬の相互作用による薬害の予防,患者の利便性の向上などが期待される.
- 実現にあたり医療施設間のやりとりにHL 7 によるデータ形式,ICD-10による疾病分類など多くの標準化が必要である.
- どこでもMY病院構想:全国どこでも自らの医療・健康情報を電子的に管理・活用することを可能にする2010年に政府が発表した構想.実現にはいわゆる電子カルテであるEMR(electronic medical record)を含むHER(electronic health record)の既実現が必須.

memo

公衆衛生学

公衆衛生学の意義
公衆衛生の歴史
健康・疾病・予防
① 公衆衛生の定義(C. E. A. Winslow)：公衆衛生は，共同社会の組織的な努力を通じて，疾病を予防し，寿命を延長し，身体的・精神的健康と能率の増進をはかる科学・技術である．
② 予防医学：一次予防，二次予防，三次予防
③ 疾病・障害の概念

人口統計と健康水準
人口静態統計(時点での観察)，国勢調査(5年ごとに，10月1日に)
- 日本の人口(平成25年，12,730万人)
- 人口ピラミッド(ひょうたん型)
- 人口の3区分(年少人口・生産年齢人口・老年人口)
- 労働力人口(就労者と完全失業者の合計)
- 労働力人口比率(労働人口/15歳以上人口)
- 将来推計人口

人口動態統計(期間での観察)
五事象(出生・死亡・死産・婚姻・離婚)
① 出生：出生率，粗再生産率，総再生産率，純再生産率
  - 将来人口予測(目安，純再生産率1，合計特殊出生率2.1)
② 死亡：65歳以上死亡数の死亡総数に対する割合，年齢調整死亡率，基準人口(昭和60年モデル人口)，主要死因(悪性新生物，心疾患，脳血管疾患)，乳児死亡率
③ 生命表：完全生命表・簡易生命表，平均余命・平均寿命

疾病・傷害統計
① 国民生活基礎調査：国民の保健,医療,年金,福祉,所得まで,国民生活の基礎的な事項を世帯面から総合的に把握する調査
② 患者調査：全国の医療施設を利用する患者の傷病などの状況を把握

疫学
疫学の考え方
・疫学の対象
・多要因原因説
・結果・要因の集積
・関連と因果

疫学調査法
・患者-対照研究(後向き研究)
・コホート研究(前向き研究)
・臨床試験(治療効果の評価)・無作為比較対照試験(RCT)
・スクリーニング検査(敏感度,特異度)

環境と健康
地球環境
① 地球環境破壊：オゾンホール,フロン,ダイオキシン,内分泌かく乱因子(環境ホルモン)
② 地球温暖化・温暖化ガス：二酸化炭素,フロン,メタンなど
③ 環境基本法：地球環境保全の積極的推進,国・地方公共団体事業者・国民の責務,環境基本計画,環境影響評価法

生活環境
① 室内環境：空気環境(空気の組成),一酸化炭素中毒,酸素欠乏症,呼気と二酸化炭素,感覚温度(ヤグ

ローの実効温度図表),WBGT,湿・温度,衣服
・シックハウス症候群:ホルムアルデヒド,トルエン,その他(新建材・家庭用品よりの化学物質)
・建築物における衛生的環境の確保に関する法律(ビル管理法),空気環境管理基準,特定建築物
② 上水:浄水法〔沈殿,ろ過,消毒(残留塩素)〕,水質基準,貯水槽水道水などの水質管理徹底
③ 下水:一次処理,二次処理,三次処理,活性汚泥法,BOD,COD,DO,SS など
④ 廃棄物の処理および清掃に関する法律:産業廃棄物(マニフェスト制度),一般廃棄物,特別管理廃棄物(爆発性,毒性,感染性など人の健康または生活環境に被害を生じるおそれのある廃棄物)

生物環境
① 感染の成立三要因(感染源,感染経路,感受性)
② 主な感染症:「感染症の予防及び感染症の患者に対する医療に関する法律」(感染症法)一類感染症(7),二類感染症(7),三類感染症(5),四類感染症,五類感染症,新型インフルエンザ等感染症,指定感染症,新感染症
③ 寄生虫:ヒト固有寄生虫症,人畜共通寄生虫症
④ 衛生昆虫,鼠族,人畜共通感染症
⑤ 感染症予防(三要因対策),検疫法(一類感染症など14),新興・再興感染症
⑥ 予防接種法:定期の予防接種……A 類疾病(12),B 類疾病(2)

物理環境
① 電離放射線(電磁線,粒子線),非電離放射線(紫外線,赤外線,レーザー光線)
② 寒冷・高温:低体温症,凍傷,熱中症

③ 気圧：高気圧障害，減圧障害
④ 騒音：聴力障害 C 5-dip，オージオグラム＜1,000，4,000 Hz＞
⑤ 振動：局所振動障害，全身振動障害，低周波空気振動

化学環境，典型七公害
① 大気汚染：一次汚染物質，二次汚染物質
② 水質汚濁：BOD，DO，浮遊物質 SS
③ 土壌汚染，騒音，振動，地盤沈下，悪臭
④ ダイオキシン類（TDI），内分泌かく乱化学物質

健康の保持増進

栄養保健
① 健康増進法：急速な高齢化の進展，疾病構造の変化を鑑み，国民の栄養改善，健康増進を図ることを目的としている．
② 国民健康栄養調査：毎年，身体状況，栄養摂取量，生活習慣の状況調査
③ 日本人の食事摂取基準：健康な個人または集団を対象に，健康の保持・増進，エネルギー・栄養素の欠乏症の予防，生活習慣病予防，過剰摂取による健康障害の予防の基準を示す．5 年ごとに改定

食品保健
① 食品添加物：食品の製造の過程においてまたは食品の加工もしくは保存の目的で，食品に添加，混和，浸潤その他の方法によって使用する物．
　・食品衛生法：飲食に起因する衛生上の危害発生を防止することを目的としている．
② 食中毒の分類：微生物（感染型，毒素型，ウイルス型），自然毒性（植物性，動物性），化学性（残留農薬，添加物，色素など）
③ 食品監視

④ 輸入食品

母子保健
・出生率，乳児死亡率，新生児死亡率，早期新生児死亡率，周産期死亡率，死産率，妊産婦死亡率，再生産率，早期新生児，新生児，乳児，幼児
① 母子保健法：妊娠の届出，母子健康手帳の交付
・健康診査：妊産婦健康診査，乳児健康診査，1歳6カ月児健康診査，3歳児健康診査
② 新生児マススクリーニング検査：先天性代謝異常検査，神経芽細胞腫，B型肝炎母子感染防止事業

学校保健
① 学校保健安全法：健康診査，就学時健康診断，定期・臨時健康診断
② 学校感染症：第1種(13種)，第2種(9種)，第3種(7種，その他)

成人保健
① 生活習慣病の発症と予防：三大生活習慣病(悪性新生物，心疾患，脳血管疾患)
② 国民健康づくり対策

老人保健
① 老人保健事業：健康手帳の交付，健康教育，健康相談，健康診査，医療など，機能訓練，訪問指導，他
② 高齢者福祉対策：療養型病床群，老人保健施設，特別養護老人ホームなど
③ 在宅医療：介護保険制度(在宅サービス，施設サービス)
・喫煙と健康：健康影響，受動喫煙，禁煙の効果

精神保健
① 精神保健福祉対策
・精神保健および精神障害者福祉に関する法律(精神

保健福祉法)
・精神障害者の医療・保護,社会復帰の促進,自立と社会経済活動への参加促進の援助,発生予防,精神的健康の保持・増進
・入院形態(精神保健指定医),任意入院,医療保護入院,措置入院など

産業保健
・業務上疾病
・労働衛生管理
・一般健康診断

衛生行政
・衛生行政:一般衛生行政(保健所の業務),労働衛生行政,学校保健行政,環境保全行政
・医療制度

国際保健
国際機関・医療協力
・世界保健機関(WHO)
・国際労働機関(ILO)
・国際協力事業団(JICA)

世界の保健状況
・世界の人口:世界人口の動向(70億人,2011年)(2050年91億人超の予測)

臨地実習見学実習施設
① 衛生行政施設:保健所,保健センター,国立・都道府県の環境科学研究所,検疫所
② 衛生検査所:検査センター,食品分析センターなど
③ 産業衛生施設:労働基準監督署,産業医(衛生管理者)のいる工場
④ 環境衛生施設:浄水場,下水処理施設,ごみ処理施設
⑤ 食品衛生関係施設:家畜保健衛生所,給食施設

⑥ その他：特定建築物（興行所など）

特殊健康診断の指針

有害作用	検査項目
放射線	RBC, WBC, 皮膚炎, 潰瘍, 爪の変化, 白内障の有無
紫外線	角・結膜炎, 眼痛, 流涙
赤外線	白内障, 水晶体混濁
レーザー光	網膜火傷・剥離・出血
騒音	聴力検査 1 kHz, 4 kHz (C 5 dip), 許容基準 85 dB 8 時間以内
鉛 Pb	全血比重, 尿 δ-ALA, 尿コプロポルフィリン
有機リン剤	血清コリンエステラーゼ活性, 多汗, 縮瞳
ベンゼン	RBC, WBC, 尿コプロポルフィリン, フェノール
ベンジジン	尿潜血反応, 尿沈渣中赤血球, 上皮細胞
ベンゼンのニトロアミノ化合物	血液比重, 尿中ウロビリノゲン, コプロポルフィリン, 糖

曝露の指標に用いられる早期発見のための検査法

有害作用	検査項目
鉛 Pb	（血液）鉛, 赤血球 δ-ALA-D 活性 （尿）δ-ALA, コプロポルフィリン
水銀 Hg	（血液）水銀 （毛髪）水銀 （尿）水銀, 潜血, 蛋白
マンガン Mn	（血中, 尿中）マンガン
クロム Cr	（血中, 尿中）クロム
カドミウム Cd	（血中, 尿中）カドミウム （尿）β_2-ミクログロブリン, 糖
砒素 As	（尿, 毛髪）As
ベンゼン	（尿）フェノール，（呼気中）ベンゼン
トルエン	（尿）馬尿酸
キシレン	（尿）メチル馬尿酸

関係法規

臨床検査技師等に関する法律
❶ **総則**(第2条定義):「臨床検査技師」とは,厚生労働大臣の免許を受けて,臨床検査技師の名称を用いて,医師又は歯科医師の指示の下に,人体から排出され,又は採取された検体の検査として厚生労働省令で定めるもの(以下「検体検査」という)及び厚生労働省令で定める生理学的検査を行うことを業とする者をいう.
❷ **免許**(第3条):臨床検査技師の免許は,臨床検査技師国家試験に合格した者に対して与える.
❸ **試験**(第11条):第2条に規定する検査に必要な知識及び技能(同条に規定する検査のための血液を採取する行為で政令で定めるもの(以下「採血」という.)及び同条に規定する検査のための検体(血液を除く.)を採取する行為で政令で定めるもの(第20条の2第1項において「検体採取」という.)に必要な知識及び技能を含む.以下同じ.)について行う.
❹-1 **業務**(第4章)
- 第18条 信用失墜行為の禁止
- 第19条 秘密を守る義務(親告罪)
- 第20条 名称の使用禁止(臨床検査技師でない者の)
- 第20条の2 臨床検査技師は,保健師助産師看護師法(第31条第1項及び第32条)の規定にかかわらず,診療の補助として採血及び検体採取(医師又は歯科医師の具体的な指示を受けて行うものに限る.)並びに第2条の厚生労働省令で定める生理学的検査を行うことを業とすることができる.

❹-2 医師又は歯科医師の指示の下に行う臨床検査技師の業務
① 検体検査:法律第2条
② 生理学的検査:法律第2条

省令で定める検体検査と生理学的検査

省令で定める検体検査

(1) 微生物学的検査
(2) 免疫学的検査
(3) 血液学的検査
(4) 病理学的検査
(5) 生化学的検査
(6) 尿・糞便等一般検査
(7) 遺伝子関連・染色体検査

省令で定める生理学的検査

(1) 心電図検査(体表誘導によるものに限る)
(2) 心音図検査
(3) 脳波検査(頭皮誘導によるものに限る)
(4) 筋電図検査(針電極による場合の穿刺を除く)
(5) 基礎代謝検査
(6) 呼吸機能検査(マウスピースおよびノーズクリップ以外の装着器具によるものを除く)
(7) 脈波検査
(8) 熱画像検査
(9) 眼振電図検査(冷水もしくは温水,電気または圧迫による刺激を加えて行うものを除く)
(10) 重心動揺計検査
(11) 超音波検査
(12) 磁気共鳴画像検査
(13) 眼底写真検査(散瞳薬を投与して行うものを除く)
(14) 毛細血管抵抗検査
(15) 経皮的血液ガス分圧検査
(16) 聴力検査(気導により行われる定性的な検査であって次に掲げる周波数および聴力レベルによるものを除いたものに限る):①周波数千ヘルツおよび聴力レベル30デシベルのもの,②周波数四千ヘルツおよび聴力レベル25デシベルのもの,③周波数四千ヘルツおよび聴力レベル30デシベルのもの,④周波数四千ヘルツおよび聴力レベル40デシベルのもの
(17) 基準嗅覚検査および静脈性嗅覚検査(静脈に注射する行為を除く)
(18) 電気味覚検査およびろ紙ディスク法による味覚定量検査

③ 診療補助行為:法律第2条及び第11条
❺ 衛生検査所(第20条の3)
① 検体検査を業として行う場所(病院,診療所などを除く).

検査のための採血および検体採取

法律第11条および政令第8条に規定する検査のための採血
(1) 採血部位：耳朶, 指頭および足蹠の毛細血管ならびに肘静脈, 手背および足背の表在静脈その他の四肢の表在静脈
(2) 採血量：1回につき20 ml以内, 場合により20 ml以上可(局長通達による)

法律第11条および政令第8条の2に規定する検体採取
(1) 鼻腔拭い液, 鼻腔吸引液, 咽頭拭い液その他これらに類するものを採取する行為
(2) 表皮ならびに体表および口腔の粘膜を採取する行為(生検のためにこれらを採取する行為を除く)
(3) 皮膚ならびに体表および口腔の粘膜の病変部位の膿を採取する行為
(4) 鱗屑(りんせつ), 痂皮(かひ)その他の体表の付着物を採取する行為
(5) 綿棒を用いて肛門から糞便を採取する行為

② 所在地の都道府県知事などの登録を受けなければならない.

❻ **罰則**(第21条, 第22条)：罰則の事項により6ヶ月以下の懲役または30万円以下の罰金などに処せられる.

❼ **検体検査の精度の確保に係わる基準**(第20条の3, 医療法第15条の2, 3)：安全で適切な医療の提供のため, 自ら検体検査を実施する病院, 診療所(歯科診療所も含む)または助産所, 検体検査業務を受託する機関(ブランチラボなど), 衛生検査所に, 検査用機械器具, 責任者の配置, 各種標準作業書・作業日誌・台帳の作成などの基準が定められている.

❽ **学校, 養成所指定規則, その他**
養成所指定規則：4年制大学, 3年制短期大学, 3年制専門学校, 4年制専門学校(夜間)

医事法規
医療法
- 病院:特定多数の者に医業,歯科医業をなす場所で20床以上の入院施設
- 診療所:19床以下の入院施設
- 地域医療支援病院:200床以上,紹介患者の受け入れと医療施設の共同利用
- 特定機能病院:高度の医療の提供,高度の医療技術の開発評価,高度の医療に関する研修の各能力を持つこと.10科以上の診療科,500床以上,紹介患者率30%以上

医師法
医師でない者の医業禁止,診療および診断書交付の義務,異常死体等の届出義務,処方箋の交付義務,診療録の記載および保存
- 歯科医師法:免許取得者以外の業務禁止,名称使用禁止
- 薬剤師法:薬剤師以外の調剤禁止名称使用禁止,調剤の求めに応ずる義務,医師等の処方箋によらずに調剤を禁止,処方箋に疑意など

保健師助産師看護師法
免許取得者以外の業務禁止,名称使用禁止

診療放射線技師法
免許取得者以外の業務禁止,医師,歯科医師の具体的指示を受け人体に対し放射線を照射,画像診断検査の実施(磁気共鳴画像診断,超音波診断,眼底写真撮影)

臨床工学技士法
免許取得者以外の名称使用禁止,医師の指示で生命維持装置の操作,保守点検の実施,診療の補助として上記操作の実施
- 視能訓練士法:免許取得者以外の名称使用禁止,散瞳薬点眼,眼底写真撮影,電気眼振測定

死体解剖保存法　解剖する地の保健所長の許可が必要，遺族の承諾が必要など
  ・献体法

薬事法規
毒物及び劇物取締法　毒物，劇物，特定毒物，禁止規定，取扱規定，表示規定

医薬品医療機器法　医薬品，医薬部外品，化粧品，医療機器，薬局(薬剤師が調剤の業務を行う場所)，劇薬，毒薬，医薬品の再評価

麻薬及び向精神薬取締法　麻薬免許，麻薬処方箋など
  ・覚醒剤取締法

保健衛生法規
地域保健法　基本理念，保健所の業務(必須事業14項目，任意事業)

母子保健法（「公衆衛生学」p. 386 参照）

学校保健安全法（「公衆衛生学」p. 386 参照）

高齢者の医療の確保に関する法律（高齢者医療確保法）（「公衆衛生学」p. 386 参照）

精神保健及び精神障害者福祉に関する法律　精神障害者の医療・保護，社会復帰の促進，自立と社会経済活動への参加促進の援助，発生予防，精神的健康の保持増進，精神保健指定医，保護者(後見人，保佐人，配偶者，親権者など)
  ・精神保健福祉士法：登録者以外の名称使用禁止，信用失墜行為の禁止を法定

臓器の移植に関する法律　脳死の判定は2人以上の医師の意見の一致が必要

予防衛生法規
感染症の予防及び感染症の患者に対する医療に関する法律（感染症法）（p. 266，「公衆衛生学」p. 384 参照）

予防接種法（一部改正あり）(「公衆衛生学」p. 384 参照)
検疫法（一部改正あり）(「公衆衛生学」p. 384 参照)
・狂犬病予防法
結核予防法（平成 19 年 6 月廃止）
環境衛生法規(「公衆衛生学」p. 383～385 参照)
食品衛生法
環境基本法
・水道法,・廃棄物の処理及び清掃に関する法律
公害健康被害の補償等に関する法律
労働衛生法規
労働基準法　国籍，信条，社会的身分による差別的労働条件の禁止，労働条件，労働時間 8 時間以内，休息，休日，年次休暇，時間外および休日の労働，女子
労働安全衛生法　産業医，総括安全衛生管理者，安全管理者，衛生管理者，安全衛生推進者など，安全委員会，衛生委員会，安全衛生委員会，有害業務
労働者災害補償保険法　労働者災害補償保険，業務災害，通勤災害，保険給付

memo

付図 《内分泌腺とその機能》

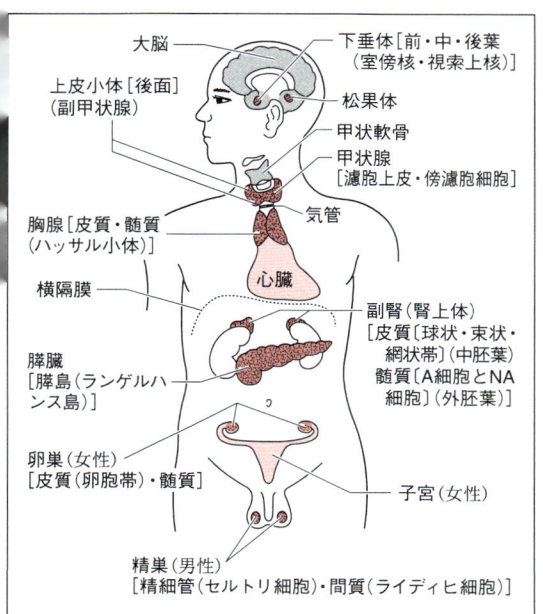

- 大脳
- 下垂体[前・中・後葉（室傍核・視索上核）]
- 上皮小体[後面]（副甲状腺）
- 松果体
- 甲状軟骨
- 甲状腺[濾胞上皮・傍濾胞細胞]
- 胸腺[皮質・髄質（ハッサル小体）]
- 気管
- 心臓
- 横隔膜
- 副腎（腎上体）[皮質（球状・束状・網状帯）（中胚葉）髄質[A細胞とNA細胞]（外胚葉）]
- 膵臓[膵島（ランゲルハンス島）]
- 卵巣（女性）[皮質（卵胞帯）・髄質]
- 子宮（女性）
- 精巣（男性）[精細管（セルトリ細胞）・間質（ライディヒ細胞）]

① 腺細胞から産生された分泌物は，血管に放出される（したがって，導管はもたない）
② 特定のホルモンにより，標的臓器（細胞）に働く．
③ 全身に物理的，化学的に作用し，構造・機能（発育成長・分化・生殖・代謝など）に影響を及ぼす重要な臓器である．
④ 神経内分泌細胞には，下垂体後葉と副腎髄質などがあり，非内分泌臓器には消化管・肺・泌尿器・子宮・乳腺などがある．

(城田惠次郎)

付表　　　　　　　　≪生化学的検査≫

No.	検査項目	検査方法	基準値
1	総蛋白(TP)	ビウレット法	6.5～8.0 g/dl
2	アルブミン(ALB)	BCG法	3.8～5.1 g/dl
3	A/G比	BCG法/ビウレット法	1.2～2.0
4	蛋白分画	セルロースアセテート膜電気泳動法	Alb　60.2～71.4% α_1　1.9～3.2% α_2　5.8～9.6% β　7.0～10.5% γ　10.6～20.5% A/G比　1.5～2.5
5	総ビリルビン	バナジン酸酸化法	0.2～1.0 mg/dl
6	ビリルビン分画	バナジン酸酸化法	直接ビリルビン 　0.0～0.3 mg/dl
7	(直接，間接)		間接ビリルビン 　0.1～0.8 mg/dl
8	血糖(グルコース)	HK法	70～109 mg/dl
9	アンモニア	奥田・藤井変法	30～80 μg/dl
10	尿素窒素(BUN)	ウレアーゼUV法	6～20 mg/dl
11	クレアチニン	アルカリピクリン酸法	0.6～1.3 mg/dl
12	尿酸 (UA)	ウリカーゼPOD法	男　3.7～7.6 mg/dl 女　2.5～5.4 mg/dl
13	中性脂肪(TG)	酵素法	50～149 mg/dl
14	リン脂質(PL)	酵素法	160～260 mg/dl
15	総コレステロール(T-cho)	酵素法	150～219 mg/dl
16	エステル型コレステロール(Ec-ho)	酵素法	90～200 mg/dl
17	遊離型コレステロール(F-cho)	酵素法	30～60 mg/dl
18	コレステロールエステル比	酵素法	73～77%
19	HDL-コレステロール	選択阻害法	男　41～86 mg/dl 女　41～96 mg/dl
20	ナトリウム(Na)	電極法	136～147 mEq/l
21	クロール(Cl)	電極法	98～109 mEq/l
22	カリウム(K)	電極法	3.6～5.0 mEq/l
23	カルシウム(Ca)	OCPC法	8.7～10.1 mg/dl

No.	検査項目	検査方法	基準値
24	無機リン(IP)	モリブデン酸直接法	2.4〜4.3 mg/dl
25	マグネシウム(Mg)	キシリジルブルー法	1.8〜2.6 mg/dl
26	鉄(Fe)	Nitroso-PSAP 法	男 54〜200 μg/dl 女 48〜154 μg/dl
27	総鉄結合能(TIBC)	Nitroso-PSAP 法	男 253〜365 μg/dl 女 246〜410 μg/dl
28	不飽和鉄結合能(UIBC)		男 104〜259 μg/dl 女 108〜325 μg/dl
29	銅(Cu)	比色法	68〜128 μg/dl
30	AST	UV 法	10〜40 IU/l
31	ALT	UV 法	5〜35 IU/l
32	LDH	Wroblewski-LaDue 法	200〜400 IU/l
33	ALP	PNP 基質法	80〜260 IU/l
34	γ-GTP	L-γ-グルタミル-3-カルボキシ-4-ニトロアニリド基質法	男 10〜50 IU/l 女 9〜32 IU/l
35	CK	ダブルカイネティック法	男 50〜200 IU/l 女 30〜180 IU/l
36	CK-MB	免疫阻止-UV 法	25 IU/l 以下
37	クレアチニンクリアランス	アルカリピクリン酸法	70〜130 ml/分
38	ICG 血中停滞率	比色法	15 分値 10%以下
39	ICG 血漿消失率		0.15〜0.22
40	PSP 排泄試験	Chapman-Halsted 変法	15 分値 25〜50% 30 分値 40〜60% 60 分値 50〜75% 120 分値 55〜85%
41	酸素分圧(PaO$_2$)	電極法(Clark 電極)	80〜100 mmHg
42	二酸化炭素分圧(PaCO$_2$)	電極法(Stow-Severinghaus 電極)	35〜45 mmHg
43	血漿重炭酸イオン(HCO$_3^-$)	演算	22〜26 mEq/l
44	BE(過剰塩基)	演算	±2 mEq/l
45	pH	電極法(ガラス電極)	pH 7.35〜7.45

検査方法・基準値は,施設により異なる場合あり.

≪血液学的検査≫

No.	検査項目	検査方法	基準値
1	白血球数	電気抵抗検出法	$3,500 \sim 9,800/\mu l$
2	赤血球数	電気抵抗検出法	男 $427 \sim 570 \times 10^4/\mu l$ 女 $376 \sim 500 \times 10^4/\mu l$
3	血色素量(Hb)	SLS-Hb法	男 $13.5 \sim 17.6 \, g/dl$ 女 $11.3 \sim 15.2 \, g/dl$
4	ヘマトクリット値(Ht)	赤血球パルス波高値検出法	男 $39.8 \sim 51.8\%$ 女 $33.4 \sim 44.9\%$
5	血小板数	電気抵抗検出法	男 $13.1 \sim 36.2 \times 10^4/\mu l$ 女 $13.0 \sim 36.9 \times 10^4/\mu l$
6	全血比重	硫酸銅法	男 $1.055 \sim 1.063$ 女 $1.052 \sim 1.060$
7	網赤血球数	フローサイトメトリー法	男 $2 \sim 27\%$ 女 $2 \sim 26\%$
8	好酸球数	DC検出法(自動化法)	$70 \sim 440/\mu l$
9	血液像	鏡検法	白血球分類 桿状核好中球 $0 \sim 6\%$ 分葉核好中球 $32 \sim 73\%$ 好酸球 $0 \sim 6\%$ 好塩基球 $0 \sim 2\%$ 単球 $0 \sim 8\%$ リンパ球 $18 \sim 59\%$ 赤血球分類 大小不同（－） 多染性（－） 奇形（－）
10	赤血球沈降速度	Westergren法	1時間値 男 10 mm 以下 女 15 mm 以下
11	フィブリノゲン量	トロンビン法	$150 \sim 400 \, mg/dl$
12	プロトロンビン時間(PT)	Quick一段法 (散乱光度法)	$10.0 \sim 13.0$ 秒
13	活性化部分トロンボプラスチン時間	Langdell法 (散乱光度法)	$25.0 \sim 40.0$ 秒
14	カルシウム再加時間	凝固時間測定法	$90.0 \sim 180.0$ 秒
15	FDP	ラテックス凝集法	$10 \, \mu g/ml$ 以下

≪髄液検査≫

No.	検査項目	検査方法	基準値
1	外見	肉眼的観察法	水様無色透明
2	比重	屈折計法	1.005〜1.007
3	反応(pH)	試験紙法	7.4〜7.6
4	タンパク定量	ピロガロールレッド法	10〜40 mg/dl
5	糖定量	酵素法	50〜75 mg/dl
6	クロール定量	電量滴定法	120〜125 mEq/l
7	細胞数	視算法 F-R 計算板法	1/3〜10/3/mm³

memo

《免疫学的検査》

No.	検査項目	検査方法	基準値
1	IgG	ラテックス凝集免疫法	880〜1800 mg/dl
2	IgA		126〜517 mg/dl
3	IgM		52〜270 mg/dl
4	IgD		9 mg/dl 以下
5	IgE	EIA	250 IU/ml 以下
6	C反応性蛋白(CRP)	ラテックス免疫比濁法	0.30 mg/dl 以下
7	血清アミロイドA蛋白	ラテックス凝集免疫法	8 μg/dl 以下
8	血清補体価(CH 50)	CH 50 法	30.0〜40.0 CH 50 U/ml
9	C1q	ネフェロメトリー	8.8〜15.3 mg/dl
10	C3	ラテックス凝集免疫法	84〜151 mg/dl
11	C4		17〜40 mg/dl
12	C5	ネフェロメトリー	8.0〜15.0 mg/dl
13	C6		2.5〜4.5 mg/dl
14	C7		2.4〜4.6 mg/dl
15	C8		5.5〜8.9 mg/dl
16	C9		2.7〜7.3 mg/dl

検査方法・基準値は，施設により異なる場合あり．

memo

和文索引

あ

アース 8,366
アーチファクト 8,22
アイソザイム 119
アウトラインフォント 369
アザン染色 185
アシドーシス 106
アジソン病 127
アスペルギルス属 262
アセンブラ言語 375
アゾ色素の感度 113
アナフィラキシー型 282
アナログデータ 368
アニオンギャップ 81
アプリケーションプログラム 379
アミラーゼ 117
アミロイドの染色 200
アメーバ類 69
アルカリアゾBil法 113
アルカリ性尿 66
アルカリ性ホスファターゼ 118
アルシアン青染色 189,212
アルデヒド反応 62
アルドステロン 127
アルブミン/グロブリン比 116
アレルギー 110
──疾患 6
アレルギー性紫斑病 327
アンチトロンビン 340
アンドロゲン 111
アンモニア 82
亜硝酸塩 60
悪性腫瘍 6
悪性の判定 216

い

悪性リンパ腫 350
圧挫伸展標本 349
圧挫法 208

1.5 アンヒドログルシトール 89
1次反応 151
I型アレルギー 282
I誘導 8
イオン(陽)交換樹脂法 111
イオン交換クロマトグラフィー法 124
イオン交換樹脂法 125
イオン選択電極法 80,81
インスリン 86,294
インターネット 377
インドール 66
──テスト 229
インドシアニングリーン試験 130
インピーダンスマッチング 358
位相 22
医師法 392
医療廃棄物 144
医療法 392
胃液 78
──検査 78
異型度 215
異型度の記載法 215
異型度判定 215
異好抗体 281
異常小体染色 222
異常免疫グロブリン症 290
移行上皮細胞 63
一次元交換電気泳動法 333
一定系統誤差 136
一般生検 166

悪性リンパ腫 350
一般染色 182
一般廃棄物 144
咽頭粘液 240
咽頭の検査手順 240
陰圧法 327

う

ウイルス抗原 265
ウイルス性肝炎 125
ウイルス・マイコプラズマ感染症 273
ウィルソン病 85
ウエスタンブロット法 280
ウエスト症候群 25
ウエッジ法 314
ウラ検査 296
ウリカーゼ-POD法 109
ウリカーゼ-UV法 109
ウリカーゼ・カタラーゼ法 109
ウレアーゼ・インドフェノール法 105
ウレアーゼ・グルタミン酸デヒドロゲナーゼ 105
ウロビリノゲン 59,60,61
──検出法 72
ウロビリン検出法 72
右脚ブロック 10
右軸変位 9
右室肥大 12
右心房負荷 12
運動神経伝導速度 29
運動単位 27

え

エオジン染色 182
エステル比 93
エストラジオール 294

―401―

エストロゲン	91	カタラーゼテスト	229	核所見	216
エチレンオキサイド滅菌	231	カテコールアミン	127	核蛋白分解亢進	110
エラスターゼ1	286	カラードプラ法	42	喀痰	77,220,239
エラスチカ・ワンギーソン染色	186	カラム法	108	——検査	77
エントロピー	367	カリウム	80	——の検査手順	239
衛生行政	386	カルシウム	81	活性化部分トロンボプラスチン時間	331
衛生検査所	391	カルシトニン	127	活動電位	27
栄養障害	6,115	カルジオリピン	99	褐色細胞腫	5
疫学	382	——抗体	270	学校保健法	385,393
——調査法	382	——・レシチン抗原	270	干渉波形	27
円柱	64,65	カルノア液	168,172	肝	130
炎症	336	ガス希釈法	33	肝炎ウイルスマーカー	276
演算装置	372	ガフキー号数	221	肝吸虫卵	69
演算増幅器	360	ガラス板法	270	肝硬変	98,106,110, 111,117,119,125,335
遠沈法	207	カルジオリピン抗体	270	肝疾患	2,114
お		カルノア液	172	肝蛭卵	69
オーダリングシステム	380	下垂体後葉ホルモン	57	冠不全	14
オートクレーブ	231	化膿巣	245	乾燥固定	209
オートスメア法	207	可溶性IL-2レセプター	6	乾熱滅菌	231
オームの法則	353	可溶性フィブリンモノマー複合体	338	患者-対照研究	382
オーラミン染色法	221	顆粒円柱	65	患者調査	382
オイル赤O染色	202	画素数	369	間接クームス法	301
オキシダーゼテスト	229	芽胞染色	222	間接抗グロブリン試験	301,307
オキシダント	382	回帰直線	135	寒冷凝集反応	267,281
オスミウム酸	172	回収試験	135	感音難聴	40
オペレーティングシステム	374	海外渡航者	67	感染症	5,116,383
オメテ検査	295	開放回路法	33	感染症法	384,393
オルセイン染色	196	開放性膿	245	感染性廃棄物	144
オレイン酸	102	階調ビット数	369	感染防止	168
オンライン処理	379	蛔虫卵	69	感度	141
小川培地	225	解糖阻止剤	160	還元法	108
黄体化ホルモン	294	潰瘍性大腸炎	5	環境基本法	382
——放出ホルモン	126	外側陰影	43	眼振電図検査	390
大型血小板	320	外部(補助)記憶装置	371	眼底検査	38
音響陰影	43	外部雑音	361	眼底写真検査	390
音響増強	43	外部精度管理法	139	眼底出血	39
か		拡散能力	34	癌胎児性抗原	286
カイロミクロン	95	拡散法	110	癌の遺伝子検査	287
		核酸染色	192	**き**	
		核磁気共鳴	53	キシリジルブルー法	83

索 引

キナーゼテスト　272
キャッシュメモリ　370
キャリブレータ　160
キャンプテスト　174
キレート脱灰　170
キレート滴定法　82
キロ　367
ギムザ染色
　　204,211,314,346
ギラン・バレー症候群
　　28
気圧　384
気導聴力　40
希釈尿　57
希釈法　253
記憶装置　370
起因菌　234
基準値平均法　138
基礎絶縁　365
基礎代謝　36
　　——検査　390
寄生虫　237,383
　　——検査　67
　　——卵　70
期外収縮　9
機械語　375
機能的残気量　32
偽血小板減少症　320
拮抗阻害　155
逆行性測定法　30
丘波　25
吸光光度法　148
吸光度　148
吸虫類　69
急性肝炎　122
急性期反応物質
　　287,288
急性血栓性静脈炎　330
急性呼吸不全　7
急性心筋梗塞
　　2,121,125
急性膵炎　120,123
急性脳損傷　125
急性白血病
　　324,347,351,352
嗅覚検査　41

巨人症　4
巨赤血球　319
巨大血小板　320
共役酵素　151
胸骨左縁短軸断面像
　　46
胸骨左縁長軸断面像
　　46
鏡検　216
強拡大　318
行政解剖　170
凝固法　332
凝固線溶　329
凝集反応　267
蟯虫卵　69
菌血症　242
菌数定量培養　235
筋萎縮性側索硬化症
　　28
筋ジストロフィー　28
　　——症　108
筋電図　27
　　——検査　388
銀電極法　81

く

クッシング病　4
クラスⅠ機器　365
クラスⅡ機器　365
クラミジア　6,264
クリオグロブリン
　　267,290
クリオスタット　177
クリスタル紫液　220
クリューバー・バレラ
　　染色　199
クレアチニナーゼ　107
クレアチニン　106
クレアチニンディミ
　　ナーゼ　107
クレアチンキナーゼ
　　120
クレチン症　4
クロージングボリウム
　　35
クロール　81

　　——検査　75
クロスマッチ　301
クロライドメータ法
　　81
グメリン法　60
グラム陰性桿菌
　　239,246
グラム陰性球菌　250
グラム陰性菌　224
グラム染色（法）
　　196,220,235
グラム陽性桿菌　250
グラム陽性球菌　250
グラム陽性菌　223
グリセリン　90,96
グリセロリン脂質　99
グリメリウス染色　201
グルカゴン　86
グルコースオキシダー
　　ゼ法　86
グルコース脱水素酵素
　　法　87
グルココルチコイド
　　127
　　——オスミウム酸
　　172
グルタルアルデヒド
　　172,232
グロコット染色　196
グロブリン反応　75
偶然誤差　136

け

ケトン体　59,61
ゲイン　43
ゲル内二重免疫拡散法
　　291
下水　383
形態異常精子　73
系統解剖　170
系統誤差　136
経口グルコース負荷試
　　験　132
経皮的血液ガス分圧検
　　査　390
蛍光抗体法　180

蛍光染色	339	
蛍光偏光免疫法	128	
頸動脈	54	
劇症肝炎	106,111,123	
欠神発作	25	
血液	242	
——ガス		
	36,129,364	
——寒天	225	
——寒天培地	225	
——疾患	4	
——培養手順	242	
・造血器腫瘍細		
胞抗原分析	351	
血球算数法	310	
血色素原	62	
血小板	324,333	
——凝集能		
——形態異常	320	
——減少症	327,335	
——数	320	
——第3因子能	326	
——第3因子利用試		
験	325	
——停滞率	325	
——粘着能	324	
——放出能	326	
——無力症		
	325,326,327,328	
血漿カルシウム再加凝		
固時間	333	
血漿浸透圧	130	
血清 IgE 定量	282	
血清総蛋白	115	
血清鉄	85	
血清補体価	292	
血栓症	336,338	
血栓性静脈炎	339	
血中 CO_2 分圧	129	
血中 O_2 分圧	129	
血中脂質成分	90	
血糖	86	
血尿	61	
血餅収縮能	326	
血友病	335,341	
——A	332	
結合組織染色	185	
結節性甲状腺腫	52	
健康増進法	384	
健康の定義	381	
検査の標準化	163	
検査部門システム	380	
検体ブランク	161	
検体検査	388	
検量係数	155	
検量物質	160	
検量用 ERM	163	
嫌気性菌	228,240,251	
嫌気培養	228	
顕微鏡標本	165	
原因菌	238	
原子吸光法		
	82,83,84,85	
原虫	5,66,237,265	
原虫類	70	
原発性マクログロブリ		
ン血症	290	

こ

5類感染症	257	
V型アレルギー	282	
コーティング固定	209	
コールドアクチベー		
ション	267	
コアグラーゼテスト		
	229	
コッサ染色	193	
コッサ反応	193	
コホート研究	381	
コメットエコー	43	
コリンエステラーゼ		
	119	
コルチコイド	91	
コルチゾール	127	
コルチコトロピン放出		
ホルモン	126	
コレステロールオキシ		
ダーゼ	92	
コレステロールデヒド		
ロゲナーゼ	92	
コンゴー赤染色	200	
コントロール図	164	
コントロール・サーベ		
イ	139	
コンビネーション測定		
	287	
ゴナドトロピン放出ホ		
ルモン	126	
小形条虫卵	69	
小型血小板	320	
呼吸機能検査	389	
呼吸機能障害	2	
呼吸性アシドーシス		
	129	
呼吸性アルカローシス		
	129	
固定	166	
固定液	172	
固定小数点表現	369	
固定法	171,208	
古典経路	292	
誤差許容限界	136	
広節裂頭条虫卵	69	
甲状腺	53	
——機能亢進症		
	93,103,119	
——機能低下症		
	93,98,103	
——刺激ホルモン		
	395	
光源性てんかん	20	
交差適合試験	301	
好塩基球数	310	
好気培養	228	
抗C3d 抗体法	283	
抗核抗体	285	
抗核蛋白抗体	285	
抗凝固剤	309	
抗菌剤	255	
抗グロブリン試験	283	
抗酸菌	240,259	
——染色	196	
抗酸性染色	220	
抗ストレプトリジンO		
価測定	272	
抗体中和法	333	
抗体パネル	352	

抗利尿ホルモン 126	サーモグラフィ 56,364	産業保健 386
拘束性換気障害 33	サイドローブ 43	酸・塩基平衡 6
高 Ca 血症 14	サイロキシン結合グロブリン 294	酸性尿 66
高 K 血症 14	サフラニン液 220	酸性ホスファターゼ 118
高 Na 血症 130	サブシステム 380	酸素飽和度 129
高圧蒸気滅菌 231	サブロー寒天 226	
高級言語 375	サラセミア 349	**し**
高血糖 130	サンドイッチ法 338,340	10/20 法 17,18
高速液体クロマトグラフィ法 9	サンフォード法 348	10 進2進変換 369
高値/低値チェック法 139	サンプリング時間 369	シーハン症候群 4
項目間チェック法 139	サンプリング周波数 369	シアンメトヘモグロビン法 313
鉤虫卵 69	サンプリング定理 369	シェーグレン症候群 6
酵素活性 153	サンボーン型分析装置 36	システム開発技術 374
──測定体系 163	さざなみ波 25	シッフ試薬 190
酵素抗体法 180,204,213	左脚ブロック 10	シフト JIS コード 369
酵素組織化学 177	左軸変位 9	シフラ 21-1 286
酵素的分析法 155	左室肥大 12	シャールズ・シャールズ法 81
酵素反応分析法 151	左心房負荷 12	シリアル方式 81
酵素標準物質 163	差動増幅器 359	シングルビーム式 149
酵素法 82,83,108,111,151,155	再興感染症 383	ジアセチルモノオキシム法 104
酵素免疫測定法 268	再生不良性貧血 324,350	ジアゾ化法 122
酵素免疫法 128	採血 79,390	ジニトロクタル酸 86
酵母様真菌 261	──のコツ 309	ジフテリア 240
膠原病 6	──法 304	ジュールの法則 353
合成基質法 342	細菌学的検査 67	ジリノレオイルグリセロール法 123
国際単位 154	細胞診染色 272	司法解剖 170
国民健康栄養調査 384	細胞化学染色 316	死産 381
国民生活基礎調査 382	細胞刺激型 282	死体解剖保存法 393
黒色真菌 263	細胞質所見 216	死亡 381
骨髄異形性症候群 322	細胞質内顆粒 217	糸球体腎炎 108
骨髄像 321	細胞診 205	糸状菌 261
骨髄増殖性疾患 326	──の染色法 210	自然睡眠 20
骨電導力 40	細胞診免疫検査法 293	使用探触子 42
骨軟化症 381	細胞塗抹法 207	脂質蛋白 90
婚姻 381	細胞配列 219	脂肪円柱 65
混合性結合組織病 6	細網線維染色法 187	脂肪酸 101
混合性難聴 40	擦過細胞診 205	脂肪染色 72,177,202
	皿電極 28	脂溶性ビタミン 90
さ	産業廃棄物 144	視覚誘発電位 26
3 相性波 22		試験管内抗原抗体反応 267
Ⅲ型アレルギー 282		
Ⅲ誘導 8		

試験管法	296	重量法	147	心電計	8		
試験紙による尿検査	58	縮小条虫卵	68	心電図記録	8		
試験紙法	105	出生	381	心電図検査	8,388		
試薬ブランク値	160	出力装置	372	心電図波形	9		
次亜塩素酸ナトリウム	232	術中細胞診	206	心電図判読	9		
自家融解	171	術中迅速検査	166,177	心拍数	9		
自己抗原	283	純音聴力検査	40	心房細動	10		
自己抗体	283	順行性測定法	29	心房粗動	10		
自己免疫	283	初速度分析法	156	神経・筋疾患	5		
──疾患	283	初発酵素	151	神経線維の染色	199		
自己免疫性溶血性貧血	305	女性ホルモン	91	神経伝導速度	31		
自動凝固機器	344	徐波	21	真菌	240		
自動血球計数機	344	徐波化	20	──検査	261		
自動塗抹標本作製機器	345	小赤血球	319	──染色	221		
自動白血球分類装置	345	小児脳波	21	振動	384		
自律神経発作	24	消化管出血	2,106	診療所	392		
事象関連電位	27	消化管ホルモン	127	診療部門システム	379		
時定数	355	消化器出血	67	診療放射線技師法	392		
──回路	354	消毒	231	診療補助行為	388		
磁気共鳴画像検査	55,390	消毒剤	232	新興感染症	383		
磁気テープ装置	371	硝子円柱	65	新生児黄疸	114		
磁気ディスク装置	371	猩紅熱	240	新生児マススクリーニング検査	385		
実効増幅度	360	上気道感染症	240	親水性	99		
湿固定	208	上水	383	人工の3区分	381		
室内環境	382	上皮円柱	65	人口静態統計	381		
弱拡大	318	上皮細胞	64	人口統計	381		
手術検体	166	条虫類	69	人口動態統計	381		
主試験	301	情報処理	368	人口ピラミッド	381		
腫瘍関連抗原	286	情報量	367	人体寄生虫卵	68		
腫瘍マーカー	286,335	食事摂取基準	384	迅速検査	238		
受酸素士	353	食中毒	384	迅速脱灰	174		
終末点法	155	食品衛生法	384	腎	131		
集細胞法	207	食品添加物	384	腎臓の染色	197		
集卵法	70	食品保健	384	腎不全	108		
充満法	49	心音図	15				
重症肝疾患	334	──検査	388	**す**			
重症肝障害	110,332	心筋梗塞	12,339				
重症筋無力症	6,28	心筋障害	124	スカトール	67		
重心動揺計検査	390	心雑音	15	スキロー培地	225		
重炭酸イオン	129	心室興奮時間	10	スクリーニング検査	382		
		心室細動	10	ステファン・ボルツマンの法則	364		
		心尖部左室長軸断面像	46	ステロイドホルモン	91		
		心尖部四腔断面像	46	ストレプトリジンO			
		心尖部二腔断面像	46				

索　引

	272	
スパイログラム	33	
スパイロメトリー	32	
スピロヘータ	5,265	
スピンエコー法	55	
スフィンゴリン脂質		
	99	
スポロトリックス属		
	265	
すり合わせ法	207	
ズダンIII染色	63,202	
ズダン黒染色	202	
水質汚濁	384	
睡眠深度	21	
睡眠脳波	20	
睡眠賦活	20	
膵	131	
——疾患	2	
——臓ホルモン	126	
髄液	220,233,243	
——圧亢進	74	
——圧低下	74	
——検査	74	
——検査手順	244	
髄膜炎	243	

せ

セキュリティ	378	
セファリン	99	
セルブロック法	207	
セルロースアセテート膜電気泳動法		
	117,124	
セルロプラスミン	85	
正確さの評価	141	
正規分布	134	
正常眼底	38	
正常甲状腺	52	
——像	52	
正常心エコー像	47	
正常精子	73	
正常乳房像	45	
正中神経伝導速度	29	
生活環境	382	
生活習慣病	385	
生検材料	165	

生産年齢人口	381	
生食法	301	
生体機能検査	130	
生体内成分の染色	195	
生物学的活性測定法		
	338	
生命表	127	
成人保健	385	
成長ホルモン	126	
——放出ホルモン		
	126	
制御装置	372	
性ホルモン	127	
整流回路	362	
精液検査	73	
精神運動発作	27	
精神保健	385	
精神保健福祉法	393	
精度管理システム	144	
精密さの評価	141	
赤血球	63	
——形態異常	65	
——抗体	302	
——数	310	
——抵抗試験	348	
——浮遊液	298	
——分布幅	343	
赤血球円柱	77	
接合菌類	262	
先天性 PI 欠損症	342	
先天性第XIII因子欠損症		
	334	
先天性胆道閉塞	336	
先天性プロテインC欠損症		
	342	
専用ソフトウエア	375	
染色体異常	347	
染色体分析	346	
穿刺液	233,245	
——検査	76	
——の検査手順	245	
穿刺吸引細胞診	206	
閃光刺激	20	
潜血	61,62	
——反応	71	
線虫類	69	

線毛虫類	70	
線溶系	336	
全自動血液凝固測定装置		
	330	
全身性エリテマトーデス		
	6,271,349	
前立腺癌	118	

そ

ソフトウエア	373	
ソマトスタチン	126	
ゾリンガー・エリソン症候群		
	5	
組織傷害型	282	
組織内病原体	196	
疎水性	99	
双極肢誘導	8	
双極針電極	28	
双極誘導	20	
双値法	137	
早期心室興奮症候群		
	12	
走査型電子顕微鏡	178	
相関	135	
総コレステロール	90	
総胆管拡張症	336	
総蛋白定量	75	
総鉄結合能	85	
騒音	384	
造血器疾患	4	
増幅器	358	
増幅度	358	
臓器移植法	390	
速波	21	
測定体系	163	

た

タイムシェアリングシステム		
	379	
ダイオード	355	
ダイオキシン	384	
ダイナミックレンジ		
	43	
ダブルビーム式	149	
多剤耐性緑膿菌	257	
多重反射	43	

多発性筋炎	125
多発性骨髄腫	290, 330
唾液の検査	307
代謝障害	6
代謝性アシドーシス	129
代謝性アルカローシス	129
体液性免疫	288
体質性黄疸	114
体性感覚誘発電位	26
体積測定法	147
体プレチスモグラフ法	33
対数正規分布	134
帯域除去器	362
帯域濾波器	362
大気汚染	383
大赤血球	319
大発作型てんかん	25
第XIII因子	333
──欠乏症	335
第2経路	292
第一次予防	381
第二次予防	381
第三次予防	381
脱灰	174
脱灰法	173
脱脂法	173
脱水症	115
単極胸部誘導	8
単極肢誘導	8
単極誘導	17
単純脂質	90
単純性紫斑病	327
単純光散乱法	336
炭酸ガス培養	228
胆疾患	2
胆汁成分	72
胆汁酸溶解テスト	230
蛋白	61
──摂取不足	111
蛋白分解酵素法	301
男性ホルモン	91

ち

チール・ネルゼン染色法	196
チール・ネルゼン法	220
チールの石炭酸フクシン液	220
チオシアン酸第二水銀法	81
チタンイエロー法	83
チョコレート寒天	225
チョコレート寒天培地	227
チンメルマン反応	127
地域医療情報システム	381
地域医療ネットワーク	381
地域保健法	393
地球温暖化	382
地球環境	382
──破壊	382
知覚神経伝導速度	40
逐次実行型コンピュータ	370
中央演算処理装置	370
中性脂肪	95
中性ホルマリン液	172
中和反応	67
虫体	67
虫卵	67
長期臥床者	108
超音波	42
──検査	390
聴覚検査	40
聴力検査	390
聴性誘発電位	26
直接抗クームス法	267
直接抗グロブリン試験	267, 305, 306
直接除蛋白法	111
直接塗抹法	70, 207
直接法	112

直列接続	353
沈降線	291
沈降反応	267
沈殿法	70

つ

追加保護手段	365
追加誘導	9
通信装置	373
通信プロトコル	376
痛風	110

て

テロメラーゼ活性	287
データ量	369
ディスク拡散法	253
ディスク濃度勾配法	253
ディスプレイ装置	372
デジタルデータ	368
デルタチェック法	138
てんかん	23
低K血症	14
低Na血症	130
低域遮断周波数	355
低級言語	375
停滞試験	324
滴定法	82
鉄	84
鉄欠乏性貧血	349
伝音難聴	40
伝染性単核症	281
電界効果型トランジスタ	357
電気泳動法	124, 125
電気軸	9
電気脱灰	174
電気の安全	365
電極液	36, 86, 105
電源回路	362
電子カルテ	379
電子顕微鏡検査	178
電子メール	
電離放射線	383

索引

と

トランスアミナーゼ 122
トランジスタ 356
トランスジューサ 363
トランスフェリン 85
トリオレイン 97
トリクロロ酢酸 173
トリグリセリド 95
トリピリジルトリアジン 84
トリプトファン反応 75
トレッドミル法 15
トロンビン 329
——・アンチトロンビンIII複合体 338
トロンビン時間 332
トロンボエラストグラフ 334
トンネルダイオード 356
ドキュメント 374
ドプラ法 42
ドライケミストリー 110
——試験紙法 104
ドリフト 361
塗抹検査 235
努力性肺活量 32
東洋毛様線虫卵 69
透過型電子顕微鏡 178
透過度 148
透過率 148
等張尿 58
等張ホルマリン液 172
等電位化システム 365
糖化アルブミン 85
糖脂質 90
糖質染色 189
糖尿病 6,88, 89,93,95,98,103,294
凍結切片 177
——作製 166
同心型針電極 28

同相除去率 359
同定用血球 304
洞不全症候群 10
動静脈交叉現象 39
動脈硬化症 95,98
銅 85
特異的IgE定量 282
特異度 141
特殊菌検査 236
特殊健康診断 387
特殊染色法 316
特殊誘導 9
特別管理産業廃棄物管理責任者 145
特別管理産業廃棄物管理票 146
特別管理廃棄物 144
毒素抗毒素中和反応 267
特発性血小板減少性紫斑病 324
食食能試験 348

な

ナイセル法 222
ナトリウム 80
ナンバープラス法 138
内因性凝固因子活性 333
内因性クレアチニンクリアランス 131
内部記憶装置 371
内部雑音 361
内部精度管理 137
内部電源機器 365
内分泌 132,294
——細胞の染色 201
捺印細胞診 206
捺印法 207

に

2点測定法 154
II型アレルギー 282
II誘導 8
ニトロプルシッドナトリウム反応 60

ニューモシスチス・カリニ 262
二波長測光 149
日本住血吸虫卵 68
日本臨床化学会勧告法 157
逃げ角 176
入力装置 370
乳酸 88
——脱水素酵素 121
乳房 50
——超音波検査 50
尿 57,220,235
——pH 58
——検査 60
——浸透圧 58
——蛋白 58
——沈渣 63
——の検査手順 235
——比重 57
——保存法 58
尿細管再吸収障害 110
——細胞 64
尿素合成低下 106
尿素窒素 104
尿糖 58,89
尿崩症 4,108
尿路感染症原因菌 235
妊娠反応 292

ね

ネオクプロイン法 86
ネットワークトポロジ 376
ネフローゼ 116
——症候群 5,93,106,117,119
熱画像検査 56,390
熱雑音 361
年少人口 381
粘液水腫 14

の

ノイマン型コンピュータ 147
ノック式ピペット 147

ノンパラメトリック 134	排気量分画 32	ビリルビン 60,61,112
のせガラス法 295	肺活量 32	——検出法 72
能動素子 355	肺吸虫卵 69	——酸化酵素法 113
脳死判定基準 23	敗血症 242	ピペット検定 147
脳波 16,23	廃棄物 144	ピルビン酸 88
——検査 387	——処理 382	ピロリ菌の染色 196
濃縮尿 58	梅毒 270	びまん性甲状腺 52
膿 220,245	——血清反応 270	引きガラス法 207,314
——の検査手順 245	——凝集法 270	引き角 176
	培地 234	比重 61
は	培養 235	比色法 113,126
ハードディスク 371	——法 234	比濁法 332
ハッカーの変法 220	媒介剤 175	比例系統誤差 136
ハミルトン法 81	薄切法 176	皮膚糸状菌 261
ハム雑音 81	剥離細胞診 205	肥満症 103
ハンガチウ・ダイヘル抗体 281	激しい嘔吐 7	非開放性膿 245
ハンチ反応 109	橋本病 6	非拮抗阻害 155
バイオハザードマーク 145	白血球 61,62	非蛋白性窒素成分 104
バイト 368	——形態異常 320	非働化 268
バス 372	——数 310	砒モリブデン酸法 86
バセドウ病 6	——分類 318	微好気培養 228
バソクプロイン法 85	——円柱 63	微生物検査 233
バソフェナンスロリン法 124	白血病 4,350	微分回路 354
バソプレシン 126	発色性合成基質法 341	鼻腔 240
バッチ処理 378	針生検 165	——の検査手順 240
パーキンソン症候群 28	反応促進剤 113	光磁気ディスク装置 372
パーパート法 348	半定量 339	光ディスク装置 372
パイログロブリン 290	半導体 355	必須脂肪酸 101
パスワード 378	汎用ソフトウエア 375	百日咳 240
パネルセル 304		氷点降下法 130
パパニコロウ染色 210	**ひ**	表面マーカー 350
パラフィンブロック 176	ヒト絨毛性ゴナドトロピン 292	標準12誘導法 8
——の薄切 176	ヒト絨毛性性腺刺激ホルモン 62	標準化対応法 163
パラフィン包埋 175	ヒトヘモグロビン 71	標準物質 160
パラメトリック 135	ヒドロキシコルチコイド 127	標準偏差 134
パラレル方式 373	ヒプスアリスミア 292	病院 390
パルスオキシメータ 364	ビクトリア青染色 187	——情報システム 379
パルスドプラ法 42	ビタミンD 83	病原大腸菌 238
パンチ生検 166	ビタミン欠乏症 7	病的結晶 66
	ビット 367	病理医 165
	ビット/秒 373	病理解剖 169
	ビットマップ画像 369	病理検査室 165
	ビューレット法 115	病理組織検査 165
		——の手順 167

病理組織標本	165	
病理部	165	
貧血	4,111	
頻脈	9	

ふ

ファイヤーウォール	378
フィスケサバロウ法	83
フィッシュバーグ濃縮試験	62
フィブリノゲン	329
——測定	332
フィブリン	329
——安定化因子	333
——分解産物	339
フィルター回路	362
フィルター源	273
フェニルリン酸法	118
フェリチン	84
フォーゲス・プロスカウエルテスト	229
フォイルゲン反応	192
フォトダイオード	356
フォルスマン抗体	281
フォンタナ・マッソン染色	195,201
フリッカ雑音	361
フルクトサミン	89
フローサイトメトリー	350
フローボリウム曲線	33
フロッピーディスク	371
フロン	382
ブアン液	172
ブドウ球菌	58,59
——非発酵菌	247
ブラインドテスト	242
ブランク-リュクロ法	173
ブリッジ整流回路	362
ブレッカー法	310
ブロムクレゾールグリーン色素結合法	115
ブロムサルファレイン試験	131
ブロメリン法	301
プラスミノゲン	336
プラスミンインヒビター	342
プラスミン・プラスミンインヒビター複合体	340
プラトー法	40
プリンタ	372
プログラム群	374
プログラム言語	375
プロテインC	341
プロトロンビン	329
プロトロンビン時間	329
不活性化	268
不規則抗体	306
——スクリーニング	304
不飽和鉄結合能	85
負荷心電図	14
負帰還増幅器	360
浮動小数点表現	369
普通染色法	314
部分性運動発作	24
副甲状腺ホルモン	83,127
副試験	301
副腎皮質	91
——刺激ホルモン	127
腹部エコー	45
複合脂質	90,99
糞便検査	67
糞便培養法	70
分画比	116
分光光度計	148
分子病理学	179
分泌液	245
——の検査手順	245
分裂赤血球	319

へ

ヘマトキシリン液	183
ヘマトキシリン染色	182
ヘマトクリット値	313
ヘモグロビンA_{1c}	88
ヘモグロビン濃度	313
ヘリコバクター・ピロリの染色	204
ベクトル画像	370
ベルリン青染色	194
ベンジル-G5-PNP法	120
ペニシリウム属	262
ヘキソキナーゼ法	86
平均赤血球容積	343
平衡機能検査	38
平坦脳波	23
並列接続	354
閉鎖回路法	33
閉塞性黄疸	2,93,114,124
閉塞性換気障害	33
変換器	363
変形赤血球	63
変動係数	134
扁桃	240
扁平上皮細胞	64
便	237
——潜血	2
——の検査手順	237
鞭虫卵	69
鞭毛染色	222
鞭毛虫類	70

ほ

ホール法	195
ホイートストーン・ブリッジ回路	354
ホルマリン液	172
ホルモン	126
ボディアン染色	199
ボラス法	35
ポーターシルバー反応	127

ポール・バンネル抗体 281	末端肥大症 4	免疫グロブリン 288
ポール・バンネル反応 281	松原法 84	免疫疾患 6
ポルフィリン尿 62	慢性肝炎 122	免疫阻害法 125
保健師助産師看護師法 392	慢性骨髄性白血病 347	免疫組織化学 177
補助記憶装置 371	慢性腎不全 5	——染色 180
補体 292	**み**	免疫電気泳動パターン 291
——(C3, C4)定量 292	ミオクローヌスてんかん 20	免疫電気泳動法 267, 291, 335
——価測定 292	ミオクローヌス発作 25	免疫同種抗体 306
——活性化経路 292	ミカエリス・メンテンの式 152	免疫比濁法 269
——結合反応 267	ミクロショック 365	免疫比ろう法 269
——成分測定 292	ミクロトーム 176	免疫複合体 282
母児不適合妊娠 302	ミクロヘマトクリット法 307	——型 282
母子保健 385	ミューラー液 172	免疫法 332
母子保健法 385, 393	ミラーイメージ 43	**も**
放射線部門システム 379	味覚検査 41	モノクローナル抗体 351
房室ブロック 10	脈波 16	モリブデンブルー法 83
紡錘波 25	——検査 389	モル吸光係数 148
墨汁染色 221	**む**	モンタージュ 20
ま	ムタロターゼ 87	文字コード 374
マイクロフォニック雑音 361	ムチカルミン染色 212	毛細血管抵抗検査 390
マイコプラズマ 264	無γグロブリン血症 116	網赤血球自動計数機 344
——抗体 281	無機物の染色 193	網赤血球数 310
——肺炎 281	無機リン 82	**や**
マグネシウム 83	無鈎条虫卵 69	ヤッフェ(Jaffé)反応 107
マクロショック 365	無水式測定法 36	薬剤感受性検査 263
マスター2階段運動負荷試験 14	無トランスフェリン血症 117	薬剤253
マッソン・トリクローム染色 185, 197	**め**	薬剤耐性菌 263
マニフェスト 146	メチラポン試験 133	**ゆ**
マラカイトグリーン法 83	メチル緑・ピロニン染色 192	ユーグロブリン溶解時間 336
マルチバイブレータ 363	メチレン青液 221	ユーザインターフェース 374
マルチ・ルール管理法 137	メトピロン試験 133	ユーティリティプログラム 374
マンニット食塩培地 225	メラー法 222	ユング型ミクロトーム 176
末梢血液像 318	命題 368	輸血検査 295
	滅菌 231	
	免疫化学的分析 267	
	免疫学的測定法 342	

索 引

輸血副作用 302
輸入真菌 262
有水式測定法 36
遊離サイロキシン 294
遊離トリヨードサイロキシン 294
誘導脂質 90
誘発筋電図 29
誘発睡眠 20
誘発電位 26

よ

Ⅳ型アレルギー 282
4-ニトロフェニルリン酸法 118
ヨードでんぷん反応 72
ヨウ素滴定 86
予防接種法 383
陽圧法 327
溶解反応 267
溶菌反応 267
溶血性黄疸 114
溶血反応 267
溶血レンサ球菌感染症 272
横川吸虫卵 69

ら

ライト・ギムザ染色 314
ライト染色 314
ラクトフェノール・コットンブルー染色 221
ラテックス凝集光学的測定法 269
ラテックス凝集法 333,335,339

ラテックス免疫比濁法 339
ランゲ法 60
ランダムアクセス 371
ランツ・ランダール法 272
ランバート・ベールの法則 148
卵円形脂肪体 64
卵胞刺激ホルモン 303

り

リアルタイム処理 378
リウマトイド因子 284
リケッチア 5,264
リバルタ反応 76
リパーゼ 123
リン脂質 90,99
リンパ球サブセット 350
リンパ系腫瘍 351
リンモリブデン酸法 86
利得 358
利尿剤 130
離婚 380
瘤状 25
両親媒性脂質 99
量子化ビット数 369
臨床検査技師等に関する法律 388
臨床検査技師の業務 388
臨床検査技師の免許 388
臨床工学技士法 392
臨床試験 382

る

ルゴール液 220

累積和法 137

れ

レート法 156
レイフソン法 222
レガール法 59
レクチン経路 292
レシチン 99
レジスタ 370
レジデントガス 35
レッシュ・ナイハン症候群 110
レノックス症候群 25
レフレルのメチレン青染色 196
レンズ効果 43
連続計測法 154
連続波ドプラ法 42

ろ

ロイシンアミノペプチダーゼ 122
ロケット電気泳動法 336
ロザン法 60
ろう様円柱 65
濾過法 207
濾波回路 362
老人性紫斑病 327
老人保健 385
老人保健法→高齢者医療確保法 392
老年人口 381
論理演算 368

わ

渡辺の鍍銀法 187

欧文索引

A

α-フェトプロテイン 286
α 波 21
A/D 変換 368
A/D 変換器 369
A/G 比 116
ABO 血液型検査 295
ACP 6, 118
ACTH 127
——試験 133
Actinomyces 239
actomyosin 326
ADH 126
AEP 26
AFP 6, 286
AIDS 279
ALP 118
——アイソザイム 124
ALT 123
AMY 119
ANA 285
APC 341
APTT 332
ARC 279
ASCII 369
Aspergillus 239
AST 122
AT III 341
ATLV 抗体検査 280
AVI 370
$_aV_F$ 8
$_aV_L$ 8
$_aV_R$ 8

B

β-ラクタマーゼ 254
β 波 21
Bacillus 223
Bacteroides 224
BASIC 375

BCG 色素結合法 115
BE 129
Bence Jones 蛋白 58, 290
Bernard-Soulier 症候群 325, 326
Bessey-Lowry 法 118
BF 形表着部 366
Bil 112
binary 368
bit 367
BLNAR 257
BMP 370
BMR 37
BOD 法 113
bps 373
Branhamella catarrhalis 224
BSP 試験 131
BTB 乳糖寒天培地 237
buildup 20
BUN 104
byte 367
B 型肝炎 3
——検査 273
B 細胞 293

C

θ 波 21
C-ペプチド 294
C. difficile 238
C 3 292
C 4 292
Ca 81
CA 15-3 6, 286
CA 19-9 6, 286
CA 125 6, 286
CAD 369
Campylobacter 224, 237, 251
——属 228
Candida 223

CAP 139
Cary-Blair 培地 237
Ca 負荷試験 133
CBB 法 58
Ccr 131
CDH 92
CD-ROM 371
CEA 6, 286
CF 形表着部 366
CH 50 292
——測定 267, 268
ChE 119
Cherry-Crandall 法 123
Chlamydia trachomatis 264
CK 120
——アイソザイム 125
Cl 81
Clark-Collip 法 82
Clostridium 223
Clq 固相法 283
CL 抗体 270
CM 93
CML 347
COBOL 375
COD 92
CPR 294
CPU 371, 372, 373
Cre 106
CRH 126
CRP 287
Cryptococcus neoformans 223
C-R 回路 354
Cu 85
CUI 374
CV 35, 134
CYFRA 6
C 言語 374
C 反応性蛋白 287, 288

D

δ-Bil	113
δ波	21
DIC	334,336,337,338,339,340
DICOM-3	370
Diego	305
digit	368
Donath-Landsteiner反応	267
Down症候群	340
dpi	358
DUPAN-2	286
D^u	301
D^u試験	300
D抗原陽性	297

E

E_2	294
EBCDIC	369
EDTA法	173
EGIL	352
EIA	128,268
ELISA法	335,338,340
ELT	336
*Enterococcus*属	249
enzyme immunoassay	268
EPRシステム	365
ERP	27
ESBL	257

F

FXIII	333
FAB分類	322
Fanconi症候群	110
FCM	350
FD	371
FDP	338
Fe	84
FET	357
FFA	101
FISH法	346
FMテスト	338

Folin-Wu法	86
FORTRAN	375
FPIA	128
FRC	32
FreeT_3	294
FreeT_4	294
FSF	333
FSH	294
FTA-ABSテスト	270

G

γ-GTP	121
γ-Sm	6,286
γ-グルタミルトランスペプチダーゼ	121
γ波	21
G 5-CNP法	120
Gecklerの分類	220
GH	126
GIF	370
glucose	86
Goldbarg法	122
GOT	123
GPT	123
GnRH	126
GUI	374
G分染法	346

H

H. pylori	204
*Haemophilus*属	228
Haemophilus influenzae	224
Hagedorn-Jensen法	86
HA抗体検査	275
HbA$_{1c}$	88
HBc抗体検査	274
HBe抗原検査	274
HBe抗体検査	274
HBs抗原検査	273
HBs抗体検査	273
HBV	273
hCG	62,292
HCO$_3^-$	129

HCV-RNA	278
HCV抗体検査	276
HD	371
HDL	94
HDL-コレステロール	93
Helicobacter pylori	224,252
*Helicobacter*属	228
HE染色	182
HIV抗体検査	279
HK-グルコース-6-リン酸脱水素酵素法	86
HKピルビン酸キナーゼ法	87
HK法	86
HMG-CoA還元酵素	90
HPLC法	89
HTLV-I抗体	280

I

ICD-10	381
ICG試験	130
ID	378
IgA	288
IgD	288
IgE	288
IgG	288,289
IgM	288
IMC厚	54
IP	82
IRI	294
ISE法	80,81
ISFET	364
ITP	328
Ivyらの法	328

J

Jacobs	305
Jaffé反応	107
JISコード	369
JPEG	370

K

K-complex	25
katal	154
Kidd	305
Kind-Aramstrong 法	118
Kind-King 法	118
Klinefelter 症候群	347
17-KS	127

L

L. monocytogenes	222
L-γ-グルタミル-3-カルボキシ-4-ニトロアニリド法	121
L-γ-グルタミル-4-ニトロアニリド法	121
L-ロイシル-4-ニトロアニリド法	122
LAIA	269
LAN	376
LAP	122
Lazy activity	23
LD	121
LDH・UV 法	123
LDL	93
LD アイソザイム	124
Legionella	224
Legionella pneumophila	252
Le^a 抗体	304
LE 因子	285
LE 細胞試験	349
LE テスト	285
LH	294
LHRH	126
Lineweaver-Burk の式	153
Listeria monocytogenes	223,230

M

M-E 法	113
M/E 比	321
MCV	28
MCH	313
MCHC	313
MCV	313,343
MDS	322,347
Mg	83
MO	372
MPEG-1	370
MPEG-2	370
mRF 法	283
MRI	55
MRSA	257
MT	371
MUMPS	375
MUP	27
Mycobacterium	223
Mycoplasma pneumoniae	240,264
M 蛋白	290
M 蛋白血症	117
M モードスキャン	48

N

N. gonorrhoeae	224,228
Neisseria	224
NH₃	110
NIA	269
Nitroso-PSAP	84
NMR	55
NPN	104
NSE	6,286
N 型半導体	355

O

o-CPC 法	82
o-トリジン法	86
OGTT	132
17-OHCS	127
Oliver 法	120
OP アンプ	360
OS	373
Ouchterlony 法	267,291

P

p 53 遺伝子	287
P 300	27
PA	280,286
PaCO₂	129
PAM 染色	197
PaO₂	129
PAP	6,286
partial D	301
PAS 染色	190,212
PAS 反応	190,212
Paul-Bunnell 反応	267,281
PA 反応	267
PA 法	279
PC	341
PDW	343
pH	61
PI	342
PIC	340
PICT	370
PIVKA	335
PIVKA-II	6,286
PL	99
PLase C	100
PLase C	100
plasma recalcification time	333
plasminogen	336
PLG	336
PMI	381
PMR	381
PO 法	58
PQ 時間	9
Prescott-Brodie 染色	63
ProGRP	6
protein C	341
PRSP	257
PSA	6,286
Pseudomonas aeruginosa	224
PSP 排泄試験	62
PTAH 染色	203
PT 延長	331

索 引

Putnum 法	58	
P 型半導体	355	
P 波	9	

Q

QRS 幅	9
QT 時間	9
QuickTime	370
Q 分染法	346

R

RAHA	284
Rantz-Randall 法	267
RAST	282
RA テスト	284
RDW	343
REM 睡眠期	25
RF	284
——定量	284
Rh(D)確認試験	300
Rh(D)血液型検査	296
Rh 陰性型	297
Rh 血液型	296
Rh 陽性型	297
Rickettsia	264
RIST	282
Rosalki 法	120
RPR カードテスト	267, 270

S

S. aureus	229, 230
S. pneumoniae	223
SCC	6, 286
SCV	29
SDI	140
SEP	26
SFMC	338
SLE	349
Somogyi-Nelson 法	86

Spirochaeta	265
SRID 法	267, 341
SS 寒天	225
SS 寒天培地	227
Staphylococcus	223, 229
——属	249
STC	43
Sternheimer(S) 染色	63
ST 区間	9
Streptococcus	223, 239
——属	228, 249

T

T_3	294
T_4	294
Tangier 症	95
TAT	338
TCBS 寒天	225
TCBS 寒天培地	227
TEG	334
TG	95
thromboelastography	334
TIA	269
TIBC	85
TIFF	370
TP	115
——抗体	270
TPHA	267
——テスト	270
TPPA テスト	270
TPTZ 法	84
TSH	294
TSI	225
——寒天培地	227
TSS	377
Turner 症候群	347
T 細胞	293
T 波	9

U

UIBC	85
UN	104
Unicode	369
USB フラッシュメモリ	371
UV 法	105, 120, 123

V

V. parahaemolyticus	224
V_1	8
V_2	8
V_3	8
V_4	9
V_5	9
V_6	9
Van Slyke 法	36
VEP	26
Vibrio	238
Vibrio cholerae	224
VLDL	93, 95
VMA	6
von Willebrand 病	325, 328
VRE	257
VRSA	257

W

WAN	376
WB 法	280
weak D	301
Widal 反応	272
Wright-Lilienfeld の変法	327
WWW	378

X

$\bar{x}$-R 管理図法	137

Y

Yersinia	238

memo

memo

memo

memo

memo

臨床検査臨地実習 マニュアル　第3版	ISBN978-4-263-22161-7

2000年 5月25日　第1版第1刷発行
2003年 2月 1日　第2版第1刷発行
2005年 2月 1日　第2版第2刷発行
2006年 5月10日　第3版第1刷発行
2020年 1月10日　第3版第10刷発行

編著者　　元井　敏邦（もとい　としくに）
　　　　　成惠　正裕（なりえ　ただひろ）
　　　　　野木村　英文（のぎむら　ひでふみ）
　　　　　狩西　大（かりにし　おお）
　　　　　鈴木　今三（すずき　いまみ）

発行者　　白石　泰夫

発行所　　医歯薬出版株式会社

〒113-8612　東京都文京区本駒込1-7-10
TEL. (03) 5395-7620(編集)・7616(販売)
FAX. (03) 5395-7603(編集)・8563(販売)
https://www.ishiyaku.co.jp/
郵便振替番号 00190-5-13816

印刷・三報社印刷／製本・榎本製本
乱丁，落丁の際はお取り替えいたします

© Ishiyaku Publishers, Inc., 2000, 2006
Printed in Japan

本書の複製権・翻訳権・翻案権・上映権・譲渡権・貸与権・公衆送信権（送信可能化権を含む）・口述権は，医歯薬出版(株)が保有します．
本書を無断で複製する行為（コピー，スキャン，デジタルデータ化など）は，「私的使用のための複製」などの著作権法上の限られた例外を除き禁じられています．また私的使用に該当する場合であっても，請負業者等の第三者に依頼し上記の行為を行うことは違法となります．

JCOPY ＜出版者著作権管理機構　委託出版物＞
本書をコピーやスキャン等により複製される場合は，そのつど事前に出版者著作権管理機構（電話 03-5244-5088，FAX 03-5244-5089，e-mail:info@jcopy.or.jp）の許諾を得てください．

元素の

周期	族 亜族 列	I (+1) a	I (+1) b	II (+2) a	II (+2) b	III (+3) a	III (+3) b	IV (+4) a	IV (+4) b
1	1	1 H 水素 1.00797							
2	2	3 Li リチウム 6.939		4 Be ベリリウム 9.0122		5 B ホウ素 10.811		6 C 炭素 12.01115	
3	3	11 Na ナトリウム 22.9898		12 Mg マグネシウム 24.312		13 Al アルミニウム 26.9815		14 Si ケイ素 28.086	
4	4	19 K カリウム 39.102		20 Ca カルシウム 40.08			21 Sc スカンジウム 44.956		22 Ti チタン 47.90
4	5		29 Cu 銅 63.54		30 Zn 亜鉛 65.37	31 Ga ガリウム 69.72		32 Ge ゲルマニウム 72.59	
5	6	37 Rb ルビジウム 85.47		38 Sr ストロンチウム 87.62			39 Y イットリウム 88.905		40 Zr ジルコニウム 91.22
5	7		47 Ag 銀 107.870		48 Cd カドミウム 112.40	49 In インジウム 114.82		50 Sn スズ 118.69	
6	8	55 Cs セシウム 132.905		56 Ba バリウム 137.34			57—71 ランタニド		72 Hf ハフニウム 178.49
6	9		79 Au 金 196.967		80 Hg 水銀 200.59	81 Tl タリウム 204.37		82 Pb 鉛 207.19	
7	10	87 Fr フランシウム [—]		88 Ra ラジウム [—]			89—103 アクチニド		

① 元素記号の左側の数字は原子番号, 下の数字は原子量.
② 〔 〕内の数字は最も安定な同位元素の質量数.
③ 亜族 a は典型元素, 亜族 b は遷移元素.
④ ▨ は非金属元素, □ は金属元素.

期　表

)	VI(−2)		VII(−1)		(0)	VIII	
b	a	b	a	b	a	a	b
					₂He ヘリウム 4.0026		
	₈O 酸素 15.9994		₉F フッ素 18.9984		₁₀Ne ネオン 20.183		
	₁₆S イオウ 32.064		₁₇Cl 塩素 35.453		₁₈Ar アルゴン 30.948		
₂₃V ニジウム 0.942		₂₄Cr クロム 51.996		₂₅Mn マンガン 54.9381		₂₆Fe 鉄 55.847	₂₇Co コバルト 58.9332	₂₈Ni ニッケル 58.71
	₃₄Se セレン 78.96		₃₅Br 臭素 79.909		₃₆Kr クリプトン 83.80		
Nb ニオブ 2.906		₄₂Mo モリブデン 95.94		₄₃Tc テクネチウム (−)		₄₄Ru ルテニウム 101.07	₄₅Rh ロジウム 102.905	₄₆Pb パラジウム 106.4
	₅₂Te テルル 127.60		₅₃I ヨウ素 126.9044		₅₄Xe キセノン 131.30		
Ta ンタル 0.948		₇₄W タングステン 183.85		₇₅Re レニウム 186.2		₇₆Os オスミウム 190.2	₇₇Ir イリジウム 192.2	₇₈Pt 白金 195.09
	₈₄Po ポロニウム (−)		₈₅At アスタチン (−)		₈₆Rn ラドン (−)		

邦暦・西暦・年齢早見表

邦暦		西暦	年齢	邦暦		西暦	年齢	邦暦		西暦	年齢
大正	8	1919	101	昭和	28	1953	67	昭和	62	1987	33
	9	**1920**	**100**		29	1954	66		63	1988	32
	10	1921	99		**30**	**1955**	**65**	平成	64/1	1989	31
	11	1922	98		31	1956	64		**2**	**1990**	**30**
	12	1923	97		32	1957	63				
	13	1924	96		33	1958	62		3	1991	29
	14	**1925**	**95**		34	1959	61		4	1992	28
	15/1	1926	94		**35**	**1960**	**60**		5	1993	27
昭和	2	1927	93						6	1994	26
	3	1928	92		36	1961	59		**7**	**1995**	**25**
	4	1929	91		37	1962	58		8	1996	24
	5	**1930**	**90**		38	1963	57		9	1997	23
					39	1964	56		10	1998	22
	6	1931	89		**40**	**1965**	**55**		11	1999	21
	7	1932	88		41	1966	54		**12**	**2000**	**20**
	8	1933	87		42	1967	53				
	9	1934	86		43	1968	52		13	2001	19
	10	**1935**	**85**		44	1969	51		14	2002	18
	11	1936	84		**45**	**1970**	**50**		15	2003	17
	12	1937	83						16	2004	16
	13	1938	82		46	1971	49		**17**	**2005**	**15**
	14	1939	81		47	1972	48		18	2006	14
	15	**1940**	**80**		48	1973	47		19	2007	13
					49	1974	46		20	2008	12
	16	1941	79		**50**	**1975**	**45**		21	2009	11
	17	1942	78		51	1976	44		**22**	**2010**	**10**
	18	1943	77		52	1977	43				
	19	1944	76		53	1978	42		23	2011	9
	20	**1945**	**75**		54	1979	41		24	2012	8
	21	1946	74		**55**	**1980**	**40**		25	2013	7
	22	1947	73						26	2014	6
	23	1948	72		56	1981	39		**27**	**2015**	**5**
	24	1949	71		57	1982	38		28	2016	4
	25	**1950**	**70**		58	1983	37		29	2017	3
					59	1984	36		30	2018	2
	26	1951	69		**60**	**1985**	**35**	令和	31/1	2019	1
	27	1952	68		61	1986	34		**2**	**2020**	**0**

年齢は満計算で誕生日を基準とする。誕生日までは1歳を減じる。